耳鼻咽喉病症中医特色外治疗法

韩秀丽◎著

中国纺织出版社有限公司

内 容 提 要

本书以中医整体观念为指导，以脏腑经络学说为理论基础，吸取了现代先进的诊疗技术与方法，强调辨病与辨证相结合、局部辨证与整体辨证相结合、内治与外治相结合。全书共十一章，主要介绍了耳科、鼻科、咽喉科的常见病症与一般检查方法，并详细阐述了中医外用治疗法、针灸疗法、推拿疗法在治疗耳鼻咽喉病症中的实践应用，对开展中西医结合、科研、教学、师承多有助益，对发扬我国传统医学文化、弘扬我国中医药外治疗法有一定推动作用。

图书在版编目（CIP）数据

耳鼻咽喉病症中医特色外治疗法 / 韩秀丽著. --北京：中国纺织出版社有限公司，2021.6（2025.1重印）

ISBN 978-7-5180-8534-7

Ⅰ.①耳… Ⅱ.①韩… Ⅲ.①耳鼻咽喉病—中医治疗法 Ⅳ.①R276.1

中国版本图书馆 CIP 数据核字（2021）第 083412 号

策划编辑：史 岩　责任编辑：段子君
责任校对：高 涵　责任印制：储志伟

中国纺织出版社有限公司出版发行
地址：北京市朝阳区百子湾东里 A407 号楼　邮政编码：100124
销售电话：010—67004422　传真：010—87155801
http://www.c-textilep.com
中国纺织出版社天猫旗舰店
官方微博 http://weibo.com/2119887771
三河市悦鑫印务有限公司印刷　各地新华书店经销
2021 年 6 月第 1 版　2025 年 1 月第 2 次印刷
开本：710×1000　1/16　印张：20
字数：321 千字　定价：99.00 元

前　言

　　耳鼻咽喉不仅是听觉、平衡觉、嗅觉的感觉器官，也是进食和呼吸的要道，在中医称为五官。这些器官、官窍结构精细，功能独特，彼此相互沟通，疾病相互影响，且与整个机体有着广泛的密切联系，与人的生命活动密切相关，为内在脏腑开窍于头面肌表的官窍，是机体与外界物质与信息相互交流的窗口通道。耳鼻咽喉功能失常发生病变轻者会给生活带来不便，重者可能危及生命。近年来，随着现代医学的迅猛发展，医学新设备和新技术不断涌现，推动了耳鼻咽喉科学的迅猛前进，耳鼻咽喉科学的各个方面都取得了巨大的进步。

　　中医学认为，人体是一个有机的整体，耳、鼻、咽、喉虽位居人体头面、头颈部，为外在的独立器官，但通过经络的循行与内在的五脏六腑存在着密切的联系。另一方面，耳、鼻、咽、喉俱为较深在的孔窍，必须借助于特殊的器械才能观察，这一切决定了中医耳鼻咽喉科学既具有中医学的一般共同特点，又具有自己的专科特点：它以中医整体观念为指导思想，以脏腑经络学说为理论基础，吸取了现代先进的诊疗技术与方法，强调辨病与辨证相结合、局部辨证与整体辨证相结合、内治与外治相结合。因此，学习中医耳鼻咽喉科学，必须具备扎实的中医理论基础，同时还必须具备中医内科学和外科学等相关学科的知识。

　　中国中医药的外治法是中华民族在长期生产生活实践中，在与疾病做斗争中逐步形成并不断丰富发展的治疗手段之一，与内治法并行，为中华民族的繁荣昌盛做出了巨大的贡献。耳鼻咽喉虽内属脏腑，但因其居于头面、开口于体表，又有其相对独立性，同时方便局部给药或运用外治法，所以外治法在耳鼻咽喉科有其能直达病所、便捷有效等优势特点。中医耳鼻咽喉科领域是中国中医药学一个组成部分，其外治法的大量文献资料皆散在于数千年历代古典医籍之中，凝聚着中华民族几千年来与疾病做斗争的光辉成果，是祖先留给我们的宝贵物质财富和精神财富。

　　由于作者本人研究古典医籍的经验不足、学识浅薄等多种因素，书中必多谬误，切望读者批评指正。如果本书对发扬祖国医学遗产或对开展中西医结合、科研、教学、师承及有中级以上职称的中医师、中西结合医师小有助益与借鉴，本人将感到莫大的欣慰。

韩秀丽

2021 年 4 月

目 录

第一章 耳鼻咽喉口齿的生理功能及特点

第一节 耳的生理功能及特点

耳司听觉闻五音,关系密切心与肾,

耳主平衡辨体位,气血肝肾脏腑正。

耳的生理功能有两个:第一,司听觉,闻五音。第二,主平衡,辨体位。

肾开窍于耳,耳司听觉的功能与肾关系最为密切,耳能辨五音又由心主神所司。耳主平衡的功能有赖于气血充沛,尤其是肝肾阴精的充沛,肾精充沛和肝气疏泄条达,阴阳平和,耳的平衡功能正常。

第二节 鼻的生理功能及特点

鼻肺呼吸通天气,鼻主嗅觉辨五气,

鼻司清化御邪毒,能助发音通肺气。

第一,鼻属肺系,是肺系的门户,通天气,即与外界相通,吸纳天地之精气,以卫养五脏,有调节呼吸之气的温度和湿度的作用。

第二,鼻与肺心关系密切,鼻主嗅觉,辨"辛燥焦香腐"五气。

第三,鼻为肺窍,外通天气,是人体抗御外邪侵袭的藩篱;鼻司清化、御邪毒,能温润吸入的清气,清肃与驱逐外邪。

第四,鼻通肺气,助发音,声音出于喉,声音由口鼻、会厌、唇舌的开阖共鸣,形成洪亮清晰的语声。

第三节 咽喉的生理功能及特点

咽喉吞咽行水谷,共鸣发音有声户,

管理开阖行呼吸,保护气道防邪毒。

第一,咽喉司吞咽、行水谷,是指水谷饮食经过咀嚼后,必须经过咽的吞咽运行才能进入食管下达胃腑,因此咽司吞咽的功能与脾胃关系密切。

第二,咽喉能发音共鸣是喉咙内有声户。声户是发音的主要器官。声音的强弱与肺肾关系密切,声音的有无与心肺关系密切。心主神志,心为声音之主;肝主疏泄主筋,而声户属筋,肝气条达,气机升降有序,筋有所主,则声户发声功能正常。

第三,咽喉司开阖,行呼吸,需脏腑功能正常。

第四,咽喉保护气道,防御邪毒,咽喉为肺胃之所系,六淫、疫疠之邪从口鼻而入,必经过喉关,而喉关是防御邪毒的藩篱。

第四节 口齿唇舌的生理功能及特点

口摄食物磨谷物,分泌津液消化助,

舌辨五味助语音,齿颌构架面容著。

第一,口唇齿舌主迎粮,摄入食物,磨碎谷物,依赖于脾气健旺,肾精充沛,心气与血脉之调和。

第二,口腔的金津、玉液分泌涎液以助脾胃消化,与脾主运化水谷、化生气血的功能密切相关。

第三,舌辨五味、知五谷,与心脾关系密切。口、唇、齿、舌助发音,使语声清晰流畅。

第四,口的上、下颌骨构成口腔支架,周围肌肉构成口腔外形,上能保护大脑器官,又有靓丽面容的功能。

第二章 耳鼻咽喉口齿与脏腑经络的关系

第一节　耳鼻咽喉口齿与脏腑的关系

一、耳与脏腑的关系

> 耳肾心肝胆肺脾,耳肾同病表里应,
> 肾亏精脱眩晕鸣,年老耗精肾虚聋。
> 心之客窍寄于耳,心肾相交听聪明,
> 耳病治心补心血,滋肾清心宁心神。
> 肝胆经脉绕于耳,肝胆火犯耳鸣聋,
> 痛脓眩晕耳肿胀,气逆窍闭通肝胆。
> 耳与肺气两相通,耳病补肺宣肺共。
> 耳中脾经络脉入,脾病眩晕耳胀脓。

耳与脏腑的关系为:耳是肾的外窍,与肾、心、肝胆、肺、脾关系密切。

(一)耳与肾

肾主耳,耳为肾之窍,耳为肾之官;耳与肾属表里相应,肾精充沛耳窍聪慧,肾病则耳病,耳病往往提示肾亏。肾精亏损则眩晕,耳鸣,耳聋,耳内长期流脓、耳内胀塞感;老年人或虚损性耳鸣耳聋往往因肾亏。故耳病从肾论治,用滋肾填精、滋肾降火、温肾利水等法治之。

(二)耳与心

心寄窍于耳,耳为心之客窍。心主神明,耳司听觉,受心之主宰,即耳之辨音有赖于心神。心主火,肾主水,心肾相交而水火相济则听觉聪明。耳病治心当补心血、滋肾宁心,清心开窍,宁心安神。

(三)耳与肝胆

足少阳胆经循耳后,肝之络脉络于耳,肝胆互为表里,肝为肾之子,肝肾精血同源,肾主耳,故肝肾亏虚则耳鸣耳聋,耳眩晕;肝胆之火犯耳窍则耳胀,耳肿,耳痛,耳流脓,耳鸣耳聋,耳眩晕。

因此,耳病从肝胆论治。从肝论治则清肝泻火,疏肝解郁,平肝息风,滋补肝肾等;从胆论治则和解少阳,行气通窍,清利肝胆湿热。气逆窍闭治在肝胆。

(四)耳与肺

肺主气,肺气贯于耳,耳内之气机赖肺之气机出入正常。同时肺与肾金水相通,肾气不足往往致肺气虚,故肺与耳的功能关系密切。故有些耳病从肺论治,用补益肺气、疏风宣肺等治法,或将肺肾同治。

(五)耳与脾

脾经之络脉入耳中,脾为后天之本,脾胃健运,气血生化充沛,脾能升清阳降浊阴,则精微荣耳;脾失健运则浊阴不降,出现耳胀、脓耳、耳眩晕等。耳病从脾论治则用清胃泻火、燥湿利湿、补脾益气、健脾利湿、益气升阳等治法。

二、鼻与脏腑的关系

鼻为肺窍系肺气,风寒燥热肺气虚,

鼻塞喷嚏流鼻涕,疏宣温润益气表。

鼻与脾胃鼻准脾,湿热烂疮涕黄稠,

健脾祛湿泻伏火,补中益气摄血疗。

胆上通脑下通鼻,胆与鼻梁两侧应。

鼻渊鼻衄嗅觉异,清利肝胆养肝阴。

鼻与肾来肾与肺,鼻窍得养肾精注,

肾虚鼻瓤鼻槁衄,温补肾阳滋肾阴。

鼻为心肺之门户,心主辨嗅脉神明,

心火肺病患鼻病,清心活血通百脉。

（一）鼻与肺

鼻为肺之窍，又为肺之官，肺主鼻，肺气通于鼻，肺气充沛则肺鼻互相协调，完成其生理功能。肺主宣发肃降，肺气宣发正常，则鼻窍通利，肺气清利则嗅觉灵敏。肺的功能失调则鼻病，鼻病亦影响肺的宣发肃降功能，出现鼻塞、流涕等。故鼻病从肺论治：疏风宣肺，温补肺脏，养阴润燥，益气固表等。

（二）鼻与脾胃

鼻的准头属脾土，两鼻翼与胃相应。脾胃功能正常则鼻的津血充盈而生理功能正常。脾胃病致鼻病。脾胃湿热引起鼻前庭红赤烂，鼻疮，鼻涕黄稠，当健脾祛湿，泻脾胃伏火；因脾虚气虚，气血失于统摄所致鼻病当补中益气、益气摄血等。

（三）鼻与肝胆

胆为奇恒之府，上通于脑，脑为髓海，下通于鼻，胆与鼻梁两侧相应，肝与鼻梁相应，肝胆的病理表现为肝胆热盛，如鼻渊、鼻衄。鼻病从肝胆论治，当清泻肝胆湿热、滋养肝阴等。

（四）鼻与肾

鼻与肾通过督脉而间接络属，肺主鼻，肺肾金水相生，肺肾阴精上注滋养鼻窍而生理功能正常，肾气充沛上而温煦鼻窍，鼻腔固护正常。肾阴虚，虚火上灼则鼻槁、鼻衄；肾气虚，鼻失温煦而鼽嚏。鼻病从肾论治，当温肾阳、滋肾阴等。

（五）鼻与心

鼻为心肺之门户，心主嗅，与心主血脉和主神明的功能有关，心火亢盛或心肺有病则引起鼻病。鼻病从心论治，当活血祛瘀、清心泻火、补益心脾等。

三、咽喉与脏腑的关系

喉为肺苗音呼吸，肺虚津亏咽喉疾，
疏风宣肺清热毒，清肺养阴补肺气。
咽吞胃纳脾胃腐，脾胃实热咽喉肿，
清泻胃火养胃津，补中利膈大便通。

咽喉肾脏经络属,气阴虚火咽喉病,

咽喉病变声音哑,降火温阳滋肾阴。

咽与肝为肝之使,猝然发瘖肝病起,

疏肝解郁清肝火,行气化痰从肝治。

注

(一)咽喉与肺

喉为肺之苗,下接气道,与肺相通。肺司呼吸,喉为气道,互相配合,共同完成呼吸运动和语言声音。肺经邪气壅滞,则咽喉失于肺之宣发肃降,而咽喉痛痒、失音、吞咽不利等。肺脏虚损,气津亏损不足引起咽喉疾病。从肺论治当疏风宣肺、补肺益气。如风邪袭肺,或清热解毒以治肺经热盛;肺气虚弱当补益肺气;阴虚肺燥当养阴清肺。

(二)咽喉与脾胃

咽主吞咽,胃主受纳,脾胃主腐熟水谷。脾胃实热,上攻咽喉则咽喉红肿疼痛,甚则吞咽困难。咽喉病从脾胃论治,当清泻胃火、养胃生津、补中益气、利膈通便等。

(三)咽喉与肾

有直接和间接的络属关系(直间属),足少阴肾经之脉入肺中,循喉咙挟舌本,在经络上有直接联系。肺肾金水相生,肾为声音之根,肾精充沛,水升火降,则咽喉清利,声音洪亮清楚,这是肾与咽喉间接联系。肾阴虚则咽痛,声音嘶哑。咽喉疾病从肾论治,当滋养肾阴、温补肾阳、引火归元等。

(四)咽喉与肝

咽为肝之使,肝气条达则咽喉的生理功能正常。足厥阴肝经之脉,循喉咙之后,上入颃颡。肝的疏泄功能正常,气机调畅,则咽喉通利。猝然发瘖多因肝病所致。咽喉的一些感觉异常也多与肝气失于条达有关。咽喉病痰结证可从肝论治,当疏肝解郁、清泻肝火、行气化痰等。

四、口齿与脏腑的关系

口齿唇舌联脏腑，脾胃大肠心肝肾。

脾气通口知五谷，口齿口唇查脾病，

舌为心苗知五味，牙肾肝胆详查病。

口齿唇舌与脾胃、大肠、心、肝、肾的关系密切。

（一）口齿唇舌与脾胃

口为脾之外窍，脾气通于口，脾和则口能知五谷。临床上观察口唇的变化来诊查脾胃病。

（二）口齿唇舌与心

舌为心之苗窍，为心之官，心和则舌能知五味。

（三）口齿唇舌与肾

肾为五脏六腑之根，肾主骨生髓，齿为骨之余。肾的病变可影响口齿，肾虚则齿病。肾精虚衰则齿失所养而牙齿疏松动摇。口齿唇舌与肝胆也有一定联系，肝胆病变可引起口齿唇舌发病。

第二节　耳鼻咽喉口齿与经络的关系

手足阳经循于耳，心包入耳阴经络。

手足三阳阳跷脉，任督心经皆入鼻。

咽喉心包膀胱绕，任冲阴阳维跷脉，

口齿冲任督脉汇，脾胃大小三肾肝。

请与《针灸学四易歌诀》的相关内容互参。

一、有 7 条经脉直接循行于耳

耳是经脉聚会之处，五脏六腑通过经络的循行，与耳相联系，《灵枢·邪气脏腑病形篇》说："十二经脉，三百六十五络，其气血皆上于面而走空窍，……其别气走于耳而为听。"因此耳通过经脉的直接或间接循行与内在人体各器官组织广泛的联系，而经络循行所属之不同，使人体各个部位和器官在耳廓上均有其相应点，因此在临床上将耳廓分区隶属于人体各器官组织，并延伸出了耳穴。近年来，在临床上用耳针、耳穴压豆等治疗全身性疾病也逐渐形成系统。

直接循行于耳的经脉主要有 6 条阳经及手厥阴心包经：

足少阳胆经，其分支从耳后分出，进入耳中走耳前至目外眦后方。

手少阳三焦经，其分支从耳后分出，进入耳中走耳前至目外眦。

足阳明胃经，环绕口唇，下交承浆，分别沿下颌的后下方经大迎，循颊车，上耳前，沿发际到前额。

手太阳小肠经，其分支从缺盆沿颈上颊至目锐眦入耳中。

足太阳膀胱经，其分支从巅分出，向二侧下行至耳上角。

手厥阴心包经出耳后，合少阳完骨之下。

另有手足少阴、太阴、阳明，足厥阴，足少阳之络脉循耳。

二、有 12 条经脉交互循行于鼻

鼻位居阳中之阳，是血脉多聚之处，又是清阳交会之处。手足三阳经及阳跷脉都循行于鼻，同时任督脉与心经也循行鼻部。

直接循行于鼻的经脉有：

手阳明大肠经，其支脉从缺盆上颈，通过颊部，入下齿龈中，循出绕上唇，左右交叉于人中，分布于鼻孔二侧。

足阳明胃经，起于鼻之二旁，向上行，左右相交于鼻根，旁纳足太阳的经脉，向下沿鼻外侧，入于齿龈内。

手太阳小肠经，其支脉从颊部至眼眶的下部到鼻，再至眼内眦。

足太阳膀胱经，起于鼻旁目内眦，自上过额交会于头顶。

足少阳胆经，其支脉从目外眦，下行至大迎，会合于手少阳经到达目眶下。

手少阴心经,其支脉挟咽,经面部,沿鼻旁上联目系。

督脉,由巅顶沿前额下行鼻柱,至鼻尖到上唇。

任脉,环绕口唇,上至龈交,分左右循鼻旁到二目下。

阳跷脉,从颈外侧、上挟口角,循鼻外侧到达目内眦。

三、有16条经脉直接循行于咽喉

咽喉为人体的要冲,是经脉循行交会之处,在十二经脉中,除手厥阴心包经和足太阳膀胱经间接通于咽喉外,其余经脉皆直接通达;另有任脉、冲脉、阴维脉、阳跷脉循行咽喉。

直接循行的经脉有:

手太阴肺经,入肺脏,上循咽中,横出腋下。

手阳明大肠经,从缺盆上走颈部,挟口入下齿中。

足阳明胃经,其支者,从大迎前下人迎,循喉咙入缺盆。

足太阴脾经,从脾脏上络于胃,横过膈,上行挟于食道两旁,循经咽喉连于舌根。

手少阴心经,其支者从心系,挟食道上循咽喉,连于目系。

手太阳小肠经,其支者从缺盆循颈,经咽喉上颊。

足少阴肾经,其直者,从肾上贯肝膈,入肺中,循喉咙挟舌本。

手少阳三焦经,从肩上走颈,过咽喉,经耳上角到颊部。

足少阳胆经,从耳后,循颈过咽,下肩至缺盆;其支者,从颊车,下走颈,经咽喉至缺盆。

足厥阴肝经,属肝、络胆,上贯膈,分布于胁肋,循喉咙之后,上入颃颡。

任脉、冲脉,均循经进入缺盆,出结喉旁,上至目内眦。

阳跷脉,从肩部,循颈部,过咽上挟口角。阴跷脉行至咽喉。

阴维脉,阳维脉与任脉汇于颈部行至咽喉。

四、口齿唇舌与10条经脉关系极为密切

主要是冲脉、任脉、督脉、脾、胃、大肠、小肠、三焦、肾和肝经。

手阳明大肠经,其支者,从缺盆上颈贯颊,入下齿中,还出挟口,交人中,左之

右,右之左,上挟鼻孔。

胃足阳明之脉,入上齿中,还出挟口环唇,下交承浆。

脾足太阴之脉,入腹属脾络胃,上膈,挟咽,连舌本,散舌下。

小肠手太阳之脉,其支者,从缺盆循颈上颊,至目锐眦。

肾足少阴之脉,其直者,入肺中,循喉咙,挟舌本。

三焦手少阳之脉,其支者,过客主人前,交颊,至目锐眦。

肝足厥阴之脉,其支者,从目系下颊里,环唇内。

冲脉、任脉者,皆起于胞中,其浮而外者,循腹上行,会于咽喉,别而络口唇。

督脉起始于胞中,经头顶、额部、鼻部、上唇,到唇系带处。

第三章 耳鼻咽喉口齿疾病的病因病机

第一节 耳鼻咽喉口齿疾病的主要病因

> 耳鼻喉口六淫侵,时邪疫疠异气侵,
>
> 外伤致病异物伤,劳倦内伤情志病,
>
> 饮食伤害痰饮瘀,官窍疾病病相传。

耳鼻咽喉口齿病的外因为:风、寒、热、湿、燥邪,时邪疫疠,异气,外伤,异物所伤致病;内因为劳倦内伤,情志致病,饮食所伤,痰饮瘀血,官窍相邻疾病相互传变而生耳鼻咽喉口齿病。

第二节 耳鼻咽喉口齿疾病的主要病机

> 耳鼻咽喉口齿证,脏腑火热外邪侵。
>
> 气滞血瘀痰凝结,虚证脾胃肺肾损。

各种致病因素引起脏腑功能失调,导致耳鼻咽喉口齿的病变分为实证、虚证和虚实夹杂证。

一、实证

见于外邪侵袭、脏腑火热、痰湿困结、气滞血瘀等。

(一)外邪侵袭

外邪侵袭导致伤风鼻塞、耳胀、喉痹、唇风、牙痛等。风热夹湿致旋耳疮、鼻疳等。燥邪犯肺致鼻槁。时行疫疠致白喉等。

(二)脏腑火热

如肺经蕴热致鼻疳、鼻衄、鼻鼽等。胃腑炽热致耳疖、耳疮、脓耳、耳鸣耳聋、鼻渊、鼻鼽等。心火上炎致鼻衄、口疮等。热入心包可致黄耳伤寒等。

(三)痰湿困结

痰湿困结致耳廓痰包、舌下痰包、鼻痰包、鼻菌、梅核气、咽喉瘤、咽喉菌、舌菌、颃颡岩等。

(四)气滞血瘀

见于耳损伤、鼻损伤、咽喉损伤、口齿损伤等引起的外伤性血瘀。气滞血瘀致耳胀、耳聋、耳鸣、鼻窒、瘖喉、咽喉瘤、咽喉菌、颃颡岩、唇菌、舌菌等。

二、虚证

以肺脏虚损、脾胃虚弱、肾脏亏虚多见。

(一)肺脏虚损

肺气虚，卫外不固致鼻鼽。肺气虚无力鼓动声门致声疲、喉瘖。肺阴虚致鼻槁、喉痹、乳蛾、喉癣、牙宣等。

(二)脾胃虚弱

脾胃虚弱而清阳不升致耳鸣、耳聋、耳眩晕。脾气虚弱无力鼓动声门则喉瘖。脾气虚弱而失于摄血则声疲、衄鼻。脾胃虚弱而化源不足则鼻鼽。

(三)肾脏亏虚

肾脏亏虚而肾精失于濡养则耳鸣、耳聋、耳眩晕。肾阴虚则鼻槁。肾阴虚而虚火上炎则鼻衄、喉痹、喉瘖、喉癣、牙松牙痛、牙龈萎缩等。肾阳虚而寒水上犯则耳眩晕。肾阳虚而鼻失温养则鼻鼽。

第四章 耳鼻咽喉临床常见症状

第一节　耳部症状

症状是患者机体或精神方面的感觉和表现。耳部症状或其邻近组织器官和全身病变的局部表现,主要有耳痛、耳溢液、耳聋、耳鸣等。分述如下。

一、耳痛

耳痛是临床上常见的症状。耳痛的程度轻重不一,与疾病的性质和患者对疼痛的敏感性有关。按耳痛的病因可分为两类:第一类,属耳部病变,称耳源性耳痛,耳部检查时必有异常发现;第二类,耳部没有病变,称反射性耳痛,是耳部邻近或远处病变所引起的耳痛,耳部检查多无异常发现。据估计有半数的成年人属反射性耳痛,这是因为分布于耳部的感觉神经较多,如三叉神经、舌咽神经、迷走神经和颈神经。

耳痛常被患者描述为烧灼痛、跳痛或阵发性刺痛,持续时间可为短暂性、间歇性或持久性。不同病因的耳痛各有其特点,分述如下。

(一)耳源性耳痛

1.各种耳外伤

外力使耳廓造成血肿或裂伤,异物进入外耳道引起皮肤损伤或鼓膜穿孔。根据损伤的情况,都会有不同程度的耳痛。中耳损伤,多数仅损伤鼓膜,如直接戳伤、取异物机械伤。外耳道压力突然增高,如打耳光、冲击波、跳水、腐蚀性液体等,都可使鼓膜损伤;如挤伤鼓室可造成颅底骨折,可致鼓室积血等。中耳损伤耳痛较重,常伴随耳鸣、头晕。耳痛及耳聋的程度与鼓膜损伤的大小及耳蜗受损程度有关。

2.耳带状疱疹

耳带状疱疹又称为疱疹性膝状神经炎,是病毒感染所致。按病情不同分为三型:耳廓疱疹、耳廓疱疹并发面瘫、耳廓疱疹并发面瘫及听神经症状。发病初期耳部不适、灼热或僵硬感、低热、轻度头疼等。继之耳部出现阵发性疼痛,逐渐加重,有的患者耳痛无法忍受。此时耳廓、外耳道甚至鼓膜可出现红肿,数日后局部皮肤出现疱疹,面瘫多在一个月内恢复。如累及听神经,则可发生耳鸣、耳聋或伴有眩晕、恶心、呕吐等前庭神经症状。

3.外耳道疖

外耳道疖又称局限性外耳道炎,疖肿发生于外耳道软骨部,因该处有毛囊、皮脂腺、耵聍腺,皮肤损伤后,常因葡萄球菌侵入而发病。主要症状是跳动性耳痛,张口、咀嚼、打哈欠时耳痛加重,常放射到头部,因痛影响睡眠。婴儿因不会讲话,常表现为哭闹不安,如触动耳部,疼痛更甚。疖肿位于外耳道后壁者,炎症可向耳后扩散而肿胀,使耳后沟消失,或耳后乳突皮肤红肿,可被误诊为急性乳突炎。一般发病5~6d后,疖肿溃破,外耳道流出少量血脓,耳痛随之减轻。

4.化脓性耳廓软骨膜炎

化脓性耳廓软骨膜炎是严重的外耳疾病。常在耳廓外伤后发生细菌感染,以绿脓杆菌及葡萄球菌居多。早期耳廓灼热感,继而局部肿胀、疼痛,并迅速加剧,呈持续性的耳痛,用一般的止痛药物也很难制止,且有全身不适,并有发热。耳廓红肿、增厚、触之坚硬,而缺乏弹性,触之疼痛更甚。脓肿形成时,耳廓表面呈暗红色,或有局限性隆起,或有波动感。脓肿破溃后,疼痛减轻,可形成瘘管长期不愈。

5.疱性鼓膜炎

疱性鼓膜炎是病毒感染引起的鼓膜急性炎症,病变限于鼓膜及外耳道近鼓膜处的皮肤。常发于感冒、流感或麻疹之后。多为突然耳深部疼痛,呈持续性刺痛或胀痛,可有同侧头痛,小儿可有哭闹不安。大疱破裂后,外耳道流出血性或浆液性分泌物后,疼痛缓解。

6.耵聍栓塞

耵聍栓塞又称耵耳,为耵聍堵塞外耳道引起的疾病。耵聍俗称耳垢、耳屎,本为耳道之正常分泌物,多可自行排出,不发生堵塞和引起症状。若耵聍分泌过多或排出受阻,耵聍凝结成核,阻塞耳道,则成耵耳,即耵聍栓塞。外耳道可见棕黑色或黄褐色块状物堵塞外耳道,有松软如泥,有坚硬如石。应注意和胆脂瘤鉴别。

7.胆脂瘤

外耳道胆脂瘤:病因不明,可能与外耳道皮肤受到各种病变的长期刺激(如耵聍栓塞、炎症、异物、真菌感染等)致使局部皮肤生发层中的基底细胞生长活跃,角化上皮细胞脱落异常增多,或受重力影响生长性下垂,或其排出受阻,便堆积于外耳道,形成团块。随时间推移,其中心腐败、分解、变性,产生胆固醇结晶,而形成胆脂瘤。胆脂瘤对周围组织或骨质有一定压迫和侵蚀性,所以外耳道胆脂瘤可并发胆脂瘤型中耳乳突炎,也可引起周围性面瘫。

胆脂瘤型中耳炎:多与慢性化脓性中耳炎有密切的关系。中耳发炎长期流脓,鼓膜受脓液腐蚀,穿孔,外耳道表皮易沿穿孔进入中耳腔及乳突腔。其上皮层角化,反复脱落、积累形成炎性胆脂瘤,胆脂瘤不断压迫周围骨质,使之吸收形成空腔。且细菌繁殖产生酶类,进一步腐蚀周围骨质,导致炎症扩散,甚至影响颅内。

8.急性化脓性中耳炎

患者多有上呼吸道感染,细菌经咽鼓管进入中耳。因鼓室积脓或黏膜肿胀,刺激神经末梢而产生剧烈耳疼痛。在鼓膜没有发生穿孔前,耳深部锐痛,或跳动性疼痛,在打喷嚏、咳嗽、吞咽时耳痛加重。其疼痛可放散至患耳同侧颈部、头顶部、牙齿或整个半侧头痛。如为婴儿,可出现哭闹不安、拒食。当鼓膜自行穿孔或切开鼓膜,脓液排出后,耳疼痛骤减,全身的症状也随之改善。

9.急性化脓性乳突炎

是乳突气房化脓性炎症,主要发生于儿童,现很少见。为急性化脓性中耳炎的并发症,鼓室炎症经鼓窦而致乳突气房积脓。耳痛的特点为急性中耳炎后,耳痛持续不减,并呈跳动性疼痛。有明显的耳后(乳突区)红肿、压痛。

10.中耳癌

一般早期耳胀痛,可能为肿瘤的压迫,或骨质破坏所致。主要是跳动性疼痛,可向面、乳突、枕部放散性疼痛,有时剧烈疼痛使患者难忍受,夜间更甚。耳痛的程度与局部检查所见不相称,是本病的特点。

(二)反射性耳痛

耳部有丰富的感觉神经末梢,如三叉神经第 3 支的耳颞支分布在耳屏、外耳道前、上壁外部分的耳轮皮肤;迷走神经耳支和舌咽神经、面神经分支相接,并共同分布于耳甲腔、外耳道后壁、耳廓后、内方及附近的乳突皮肤;耳大神经后支分布在耳廓的前后部,并有枕小神经分布在耳廓皮肤;鼓膜外层的神经分布与外耳道相应的区域相同,鼓膜内层和鼓室的感觉均受鼓室神经丛支配。由于耳部有丰富神经的分布,而这些神经同时支配其他部位的感觉,所以远处的病变可引起反射性耳痛。

1.鼻与口腔疾病

如鼻窦炎、高位鼻中隔偏曲、上颌窦肿瘤、急性鼻咽部炎症、龋齿、阻生牙、牙周病、口腔溃疡、牙根脓肿、口腔肿瘤及下颌关节病等,均可通过三叉神经引起反射性耳痛。

2.咽部疾病

如急性咽炎、急性扁桃体炎、扁桃体周围脓肿、咽旁及咽后脓肿、扁桃体手术后、茎突过长、咽部溃疡或咽部肿瘤等,因舌咽神经受累,传至鼓室神经丛引起反射性耳痛。

3.喉部疾病

如急性会厌炎、喉软骨膜炎、喉脓肿、喉结核、喉癌、下咽癌等,通过喉上神经迷走神经耳支引起反射性耳痛。甚至肺、支气管疾病经迷走神经分支的反射,也可引起耳痛。

4.颈部疾病

如颈关节盘病、颈椎关节炎、胸锁乳突肌纤维组织炎,通过第2和第3颈神经,引起反射性耳痛。

再者耳部的感觉神经的炎症、神经痛等,均可引起耳部疼痛。

临床上,若患者主诉耳痛,而耳部正常,应仔细检查咽、喉、口腔等处,寻找病因。

二、耳溢液

耳溢液又称耳漏,是指外耳道有异常的液体存积或外流,其液体可来自外耳道、耳部周围组织、中耳、迷路或颅内,这是耳病常见的症状。应分清楚耳溢液性质、色泽、气味。

正常的外耳道有少量的皮脂腺、耵聍腺分泌出一些物质及上皮脱屑,而有些人的耵聍生物化学成分有变异,分泌出黄色的油状物,这也属于正常。单纯外耳道病变引起耳溢液是没有黏液成分的,任何黏液或混杂有黏液成分的分泌物必然来自中耳,这是因为外耳道只有复层鳞状上皮,而无分泌上皮。

(一)耳溢液的性质

耳溢液的性质有浆液性、黏液性、脓性、血性、混合性或脑脊液性。实际上,大多数患者耳溢液有两种以上的性质,或在某些病变发展过程中,由一种变为另一种。

1.浆液性

为淡黄色,微混浊,含有蛋白质、少量的白细胞及脱落细胞,可凝结成块状,常见于外耳道湿疹、急性中耳炎的早期;疱性鼓膜炎,在大疱破溃后,流出的液体呈血性浆液或浆液性;中耳炎有过敏性改变时,中耳的黏膜呈苍白水肿,浆液性分泌物增多,外溢,含有嗜酸性白细胞。

2.黏液性

由于中耳炎和腺体的化生,黏液腺分泌亢进,耳溢液中含有大量黏液,可拉长呈丝状,随着炎症的好转,黏液成分逐渐减少,多见于无混合感染的慢性单纯性中耳炎;因外伤或感染的腮腺炎症,有瘘管通向外耳道时,亦有黏液性分泌物。

3.脓性

是化脓性炎症的产物,分泌物含有大量的脓细胞和组织崩解物。纯脓性,常见于外耳道疖、外耳道炎;化脓性中耳炎急性期,从鼓膜穿孔处流出黏液脓,常有搏动性;中耳炎合并硬脑膜脓肿、侧窦脓肿或脑脓肿,有较多的脓或臭脓;耳周淋巴结、囊肿化脓或腮腺化脓,向外耳道破溃时,可流出大量脓液。

4.血性

多见于耳外伤、外耳道乳头状瘤、中耳癌及颈静脉体瘤糜烂溃破时;外耳道或中耳黏膜损伤可发生纯血性耳溢液。

5.混合性及水样性

颞骨骨折伴脑膜损伤时,若脑脊液混有血液则耳溢液呈红色水样液体,而无血液混入时呈水样液体。

(二)耳溢液色泽、气味和量

1.耳溢液色泽

因细菌感染的种类不同而异,如绿脓杆菌感染,其脓呈铜绿色;金黄色葡萄球菌或肺炎球菌感染,其脓呈黄色,较黏稠;溶血性链球菌或嗜血杆菌感染,其分泌物呈淡红色,较稀;真菌感染,常因菌种不同而脓的颜色也不一样,如呈黑色、黑褐色、黄褐色,在耳分泌物中可出现霉膜。

2.耳溢液气味

浆液性或黏液性耳溢液一般无臭味。慢性单纯性化脓性中耳炎的分泌物,可有轻微的臭味,但经清理治疗后,多减轻或消失;臭味多因为脱落细胞上皮和细菌腐败所致,如胆脂瘤性中耳炎有特殊的臭味;中耳癌因有渗血及组织坏死,脓液有恶臭;如死骨形成或有骨坏死溃疡,也有臭味。

3.耳溢液的量

常因病因及其性质不同而有区别,如急性化脓性中耳炎,鼓膜自行穿孔或切开鼓膜排脓,其数量较多,在穿孔处可见到搏动性溢脓,也见于中耳炎合并硬脑膜外脓肿、侧窦脓肿的患者有大量的脓液,呈搏动性溢出。在临床上应特别注意,凡耳流脓突然减少或突然增多,并伴有头痛、发热、白细胞增多或有颅内压增高的体征时,应考虑到颅内并发症的发生;外耳道疖,脓头破溃后可有少量的脓栓,脓量不多;腮腺化脓感染,溃破到外耳道时,可流出大量的脓液;胆脂瘤中耳炎如局限于上鼓室者,可见到少量干酪物,如为鼓膜松弛部穿孔而又被干痂覆盖时,若不仔细清除极易漏诊,须引起注意。

三、耳聋

听觉系统的传音或感音部分发生病变时,都可发生听力障碍,其所致的听力减退,统称耳聋。在耳聋较轻时,声音增强可听到声音者,为听力减退或重听;耳聋严重时,甚至完全丧失听力,称为全聋。小儿自幼全聋,丧失了学习语言的机会,因聋致哑,而成为聋哑人。

耳聋按性质可分为器质性和功能性两大类。器质性耳聋,根据病变的部位,可分为传导性聋、感觉神经性聋和混合性聋三种。传导性聋病变在外耳、中耳或少数的耳蜗损害,使声波传入内耳受到阻碍,常见的疾病如外耳道闭锁,耵聍栓塞,外耳道异物,急、慢性中耳炎,鼓室硬化症等;感觉神经性聋病变部位在耳蜗、听神经或听中枢,常见的疾病如突发性聋、噪声性聋、中毒性聋、老年性聋等;混合性聋,是由于传音系统和感音系统均受损害,根据病变部位及侵犯的程度不同,有传导为主或感音为主的混合性聋。功能性耳聋有癔症性聋、精神性聋和伪聋。

四、耳鸣

耳鸣是指外界无响声,而感觉耳内有声音,它是听觉紊乱的一种现象。患者感耳内或颅内有响声,如铃声、哨声、汽笛声、轰鸣声、嗡嗡声、蟋蟀叫声、蝉鸣声等。耳鸣多属噪声,有间歇性或持续性,一耳或双耳,轻者患者毫不在意,重者扰人不安影响睡眠或使人难以忍受。耳鸣仅是一种表现,可由多数耳的疾病及许多全身疾病所引起。几乎每个人在极安静的环境中留心细听都有耳鸣,有些生理性的动作,如咀嚼、呼吸及吞咽时都会听到有声音。只是人们习以为常,不称为耳鸣。

五、耳眩晕

因内耳疾病,耳窍平衡功能失调而引起的眩晕,称为耳眩晕。其特点是头晕目眩、如坐舟车、天旋地转。西医学的内耳疾病所引起的眩晕,如梅尼埃病、良性阵发性位置性眩晕、前庭神经炎、药物中毒性眩晕、迷路炎等,均可参考本病辨证施治。

(1)眩晕伴有耳鸣、面红目赤、口苦咽干、急躁易怒者,多属肝胆阳上扰清窍。

(2)眩晕伴有头重、头胀、低音调耳鸣,胸闷呕恶、纳呆倦怠者,多属痰湿中阻。

(3)经常眩晕,耳鸣,听力减退,或耳胀闷,劳作后眩晕发作或加重,或有心悸、气短、乏力者多为气血不足之证。

(4)眩晕常常发作,伴有高音调耳鸣,听力减退以高频明显,记忆力减退,腰膝酸软,多为肾元亏损之证。

(5)眩晕伴有耳流脓,多系脓耳变证。如为初病,脓黄,耳痛剧,多为肝胆火热蒸灼耳窍;如为久病,脓清稀,多为脾虚湿困;若脓呈豆腐渣样且臭秽,多为肾元亏损、湿毒内困之证。

第二节　鼻部症状

鼻部疾病可发生多种症状,常见有鼻塞(鼻阻塞)、鼻溢液、嗅觉障碍、鼻源性头痛、共鸣障碍等。分述如下。

一、鼻塞(鼻阻塞)

鼻塞,即鼻阻塞,是鼻腔发生机械性阻塞或因鼻腔、鼻咽部有病变时,阻碍了气体流通,患者自觉有鼻呼吸不通畅时,称为鼻阻塞。

鼻阻塞是鼻部疾病常见的症状之一。由于病因、病变部位和程度的关系,可为一侧性或两侧性,短暂性或持续性,交替性或阵发性,部分性或完全性,突然发生或逐渐加重的鼻阻塞等。

鼻阻塞的原因,多为病变使鼻腔的通道变窄所致。

(一)鼻黏膜病变

黏膜水肿、黏膜肿胀,有黏稠的分泌物或痂皮及瘢痕的粘连等引起的鼻阻塞,有的虽无机械性的狭窄,如萎缩性鼻炎,由于鼻腔通道变为直管形,而不是正常的抛物线形,并有鼻黏膜纤毛运动功能的减退或消失,使患者有鼻阻塞的感觉,即使清除鼻腔的痂皮,患者仍感觉有鼻阻塞。

(二)鼻腔结构改变

如鼻中隔偏曲、畸形、血肿、脓肿、鼻甲肥大、鼻息肉及鼻肿瘤等疾病引起的鼻阻塞。

(三)鼻腔静脉压增高

当侧卧时,位于下方一侧鼻阻塞,其原因是下方一侧鼻静脉压增高,鼻甲被动充血、肿胀。当恢复为仰卧时,鼻阻塞症状消失,称为位置性鼻阻塞。也有的当仰卧时,出现双侧鼻阻塞者,这提示鼻黏膜的静脉压增高,如头位抬高或坐起时,鼻阻塞缓解或消失。

由于鼻阻塞长期张口呼吸,吸入的干燥或过冷的空气未经鼻腔的调节,常会引起口唇、口腔、咽喉、气管和下呼吸道的急性或慢性炎症,并出现相应的症状。

鼻阻塞常伴有鼻溢液和鼻黏膜纤毛的运动障碍,容易发生继发性感染,或经鼻咽侧壁的咽鼓管累及中耳时,可出现耳鸣、耳闷和传导性听力减退。长期鼻阻塞的患者常有头昏、头痛、记忆力减退、失眠、多梦、注意力不能集中等全身症状。由于张口呼吸的阻力明显减小,在胸内不能形成足够的负压,肺活量也减少,不利于肺泡的气体交换,会出现慢性缺氧,使心脏负担加重,对老年或虚弱的患者,可有引起低氧血症和诱发心脏病的可能性。

除以上各种病因外,如鼻腔异物、结石、腺样体肥大及鼻咽部肿瘤等,均可发生鼻阻塞。因此,对鼻阻塞的患者要认真对待,针对病因,采用不同的治疗方法,设法恢复正常的经鼻呼吸。

二、鼻溢液

鼻溢液是鼻部疾病常见的症状之一,在正常情况下,鼻黏膜的腺体,如浆液腺、黏液腺、浆黏液腺、杯状细胞和嗅腺,都会产生少量黏液,以维持鼻腔黏膜纤毛运动,调节吸入的空气的温度和湿度及辅助嗅觉的功能。一般成年人每日从鼻腔分泌物中排出水分 500~1 000mL,部分水分随呼吸气流而蒸发,另一部分则由鼻黏膜纤毛运动,屏往鼻咽部咽下或咯出。当鼻有病变时,分泌物的量和性质也发生变化,根据溢液的状态可判断出何种鼻病及其程度,按其性状可分为水样、浆液性、黏液性、黏脓性、血性、脑脊液性等数种。

(一)水样溢液

呈透明清水样,为血管渗出液及黏液混合分泌物,内含有脱落的上皮细胞、白细胞、少量的红细胞及黏蛋白。多见于急性鼻炎的早期、血管运动性鼻炎及过敏性鼻炎的发作期,但后者分泌物中含多量的嗜酸性白细胞。

(二)黏液性溢液

在正常鼻腔仅有少量分泌物覆盖黏膜表面,呈半透明状,内含有黏蛋白。当感情冲动,或受到物理性及化学性刺激时,可分泌大量的黏液。鼻腔有慢性炎症如慢性鼻炎或急、慢性鼻窦炎等时,也可使黏液性分泌物增加。

(三)黏脓性溢液

为黏液和脓的混合物,常见于慢性鼻炎、慢性鼻窦炎或急性鼻炎的恢复期。

(四)脓性溢液

有的分泌物呈绿黄色、混浊,有臭味,内含大量的坏死白细胞。多见于炎症侵及骨质,如齿源性上颌窦炎、额骨骨髓炎、上颌骨骨髓炎、鼻腔异物及恶性肿瘤伴部分坏死时常伴有恶臭脓性分泌物。

(五)血性溢液

血性溢液是指鼻分泌物中带血,表现为鼻涕中有血丝或血涕,常见于鼻腔异物、鼻腔结石、溃疡、急性鼻炎、萎缩性鼻炎、鼻腔鼻窦或鼻咽部肿瘤等。鼻涕有血性物,可为鼻腔后部、鼻窦及鼻咽部恶性肿瘤的早期症状,应提高警惕,以免漏诊。

(六)脑脊液鼻溢液

脑脊液经额窦、筛窦或筛板的瘘孔流入鼻腔,再经鼻前孔流出时称为脑脊液鼻溢,又称脑脊液鼻漏。脑脊液无色透明、呈水样,内含葡萄糖,不含黏蛋白,久置后不会自行凝结,可经化验方法鉴别。脑脊液鼻漏常见于颅底骨折、鼻窦外伤、先天性脑膜脑膨出症等,有时可为鼻部手术的并发症。

(七)鼻痂皮、血痂或脓痂

常由于鼻分泌物干燥形成。慢性鼻前庭炎常有表皮结痂;慢性干燥性鼻炎鼻腔前部常见有薄干痂;小儿鼻窦炎黏液脓性分泌物常存积在鼻腔前部,或在鼻前庭处结成脓痂;干酪性鼻炎和鼻窦炎可经常排出干酪性物质,并有臭味;萎缩性鼻炎鼻腔宽大,并附有干痂,有臭味,用力撮鼻时可排出大块筒状痂皮,常伴有少量鼻血。特异性感染,如麻风、鼻硬结症等,鼻黏膜呈萎缩性变或有结痂现象。

三、嗅觉障碍和恶臭

嗅觉障碍，包括完全缺失，即不能嗅出任何气味；部分缺失，有些气味可以嗅出来；嗅觉减退；嗅觉过敏，即对气味敏感性提高；幻嗅，无特殊气味时也可嗅到不快的气味。

（一）一般情况

1.鼻黏膜短暂性问题

鼻黏膜短暂性的肿胀、充血，如急性鼻炎、过敏性鼻炎、血管运动性鼻炎的急性发作期所引起的鼻阻塞，常有暂时性嗅觉减退或缺失。

2.鼻腔慢性疾病

如鼻息肉、鼻甲肥大、鼻中隔偏曲等，可直接或间接地影响嗅区的通气，可使嗅觉逐渐减退或缺失。

3.鼻黏膜萎缩变性

其病变累及嗅区时，可致嗅觉减退或缺失，如链霉素或其他药物中毒、头颈部放疗后、老年性鼻黏膜萎缩等。

4.颅内病变或外伤

如颅底骨折、脑肿瘤、垂体瘤、脑膜瘤等，使嗅球、嗅索、嗅通路和嗅皮质中枢受到损害时，出现嗅觉障碍。

5.鼻黏膜长期接触有害气体

如溴气、氯气或吸烟，可致嗅觉减退或缺失。流行性感冒病毒感染，可致嗅神经末梢损害，有的出现永久性失嗅。

6.大脑皮质疾病引起幻嗅

多发生在神经性精神性疾病，如精神分裂症、抑郁症、癔症或慢性乙醇中毒等。

（二）特殊情况

另外一种恶臭嗅觉，是由于体内某种原因产生实际存在的恶臭味。这种恶臭嗅觉的患者和他人都觉得有臭气味，有时可仅为他觉性的臭味，而患者自己不感觉有恶臭味。常见有以下几种病。

1.萎缩性鼻炎

晚期为臭鼻症,常有他觉性恶臭,尤其是夏季更为严重,与其接近者极易察觉。但患者本人多不自觉有恶臭味。这是因为鼻腔嗅区黏膜的损害而丧失嗅觉功能所致。

2.干酪性鼻炎

又称干酪性臭鼻症,其特点是鼻腔或鼻窦内充满有奇臭干酪样或豆腐乳状的腐败物质,并有头痛、牙痛、脓血性鼻液,其嗅觉减退。晚期可破坏骨质,造成面部畸形。

3.鼻腔异物

多见于儿童,一侧鼻腔流出血脓臭味分泌物,可伴有黏膜感染故有臭味。患儿多不自诉,常被他人察觉才到医院就诊。

4.骨髓炎

婴幼儿上颌骨骨髓炎,常在眶下缘或上颌牙槽处发生瘘管,分泌物有臭味;额骨骨髓炎,有时眼眶内上角发生瘘管,排出臭脓。

5.牙源性上颌窦炎

成年人化脓性上颌窦炎可因牙根感染所致,排出的分泌物多有臭味。

四、鼻源性头痛

因外鼻、鼻腔、鼻窦疾病引起的头痛,称为鼻源性头痛。其疼痛多为鼻根、前额、眼眶或面部的隐痛、钝痛或胀痛,但很少引起全头痛。

(一)鼻源性头痛的特点

头痛与鼻部疾病有关,并伴有鼻部症状,如鼻阻塞、流脓涕、嗅觉障碍等;头痛可有时间性,如急性上颌窦炎引起的头痛,早晨轻,下午重,而急性额窦炎上午头痛严重,下午减轻;头痛有一定部位,如急性上颌窦炎引起的头痛,位于同侧面颊部或伴上列牙齿疼痛,而急性蝶窦炎引起的头痛,位于头顶部或伴眼球深部钝痛;在低头、弯腰、咳嗽、过劳、愤怒、饮酒等受到刺激时,引起头部静脉压增高,可使头痛加重;鼻腔应用血管收缩剂或黏膜表面麻醉后,鼻腔通气或引流改善时,头痛减轻或消失。

(二)性质与程度

浅表而有烧灼感的头痛,一般为浅表软组织损害;深部而呈钝性的头痛,多为深部病变;血管舒缩功能失调,引起头颅动脉异常扩张,可发生跳动性头痛;发作性、闪电样、尖锐而剧烈头痛或面痛,多属于神经性疼痛。引起鼻源性头痛常见的有以下几种疾病。

1.鼻疖

多发于鼻前庭,常见于局部外伤,糖尿病或抵抗力低下的患者。发病初期感到鼻部灼热及胀痛,继而局部有剧烈跳痛,还常伴有畏寒、发热、头痛,全身不适等症状。病情较重者,感染可向周围扩散,此时可见鼻翼、鼻尖、上唇明显肿胀热痛,严重者可并发海绵窦血栓性静脉炎。

2.急性鼻窦炎

除牙源性与外伤性鼻窦炎外,所有的鼻窦炎都是鼻炎的并发症。其所致的头痛系因黏膜充血、肿胀和窦口引流受阻而引起的阻塞性头痛;鼻窦开口被阻塞,窦内空气逐渐被吸收,窦腔造成负压时,可引起真空性头痛;窦内负压过久,黏膜血管扩张,血浆渗出,窦内充满液体压力增高时,可出现张力性头痛。各种急性鼻窦炎引发的头痛有以下的特点。

(1)急性额窦炎。其疼痛在患侧额窦部、眼眶内上方。头痛有周期性,早晨起床后数小时有严重的头痛,下午减轻,傍晚缓解或消失,如炎症不消退,第2天重复同样发作。头痛的周期性与额窦的特点有关。坐、立位时脓液向下移动,阻塞了额窦开口,窦腔内空气被吸收而出现真空性头痛。待窦口开放脓液排出,空气进入窦腔后头痛缓解或消失。

(2)急性上颌窦炎。由于炎症黏膜的肿胀和分泌物的增多,窦口被阻塞,早期出现上颌窦区疼痛,可累及眼眶、额部、上列牙处疼痛。其头痛并不严重,常为隐痛、钝痛或胀痛,以午后为重,夜间缓解。

(3)急性筛窦炎。有重度急性鼻炎的症状,头痛位于鼻根深部及眉间处,常在患侧内眦角有闷痛,眶内有胀感等,有时疼痛放射到颞部或头顶部。

(4)急性蝶窦炎。常和筛窦炎同时发生,故称为急性筛蝶窦炎。因蝶窦位置较深,如发炎时常表现为眼球后方或枕部钝痛,有时可放射到头顶、额或颞部。

（5）慢性化脓性鼻窦炎。一般无明显头痛，如有头痛，常表现为钝痛或头部沉重感。前组鼻窦炎多表现为前额部和鼻根部胀痛或闷痛，而后组鼻窦炎的头痛在头顶部、颞部或后枕部。牙源性上颌窦炎者常伴有同侧上列牙痛。

（6）航空性鼻窦炎。也称气压创伤性鼻窦炎，主要症状是在乘飞机下降时，突然感到头痛或面部鼻窦区疼痛，可伴有鼻出血。额窦的鼻额管细长而弯曲，故容易受损害，上颌窦次之，其他鼻窦很少受影响。

（7）鼻中隔偏曲。中隔高位偏曲、嵴突或伴有一侧鼻甲肥大，持续压迫鼻黏膜，刺激了三叉神经，可致反射性头痛。

（8）鼻肿瘤。因肿瘤阻碍鼻窦排脓，造成真空性的头痛；肿瘤本身向周围浸润扩大，直接侵犯感觉神经，如上颌窦恶性肿瘤，可引起牙痛。肿瘤一旦侵及破坏颅底，可引起难以忍受的剧烈头痛。

五、共鸣障碍

人的共鸣器官有鼻腔、鼻窦、鼻咽腔、口腔、喉腔、咽腔和胸腔等。其中口腔和咽腔由于肌肉运动，可以改变其形状，称为可调共鸣腔，而鼻腔、鼻窦、鼻咽腔比较固定，称为固定共鸣腔。凡共鸣腔，不论肌肉运动障碍、神经肌肉麻痹、肌肉痉挛、结构异常、先天畸形、占位病变、炎症肿胀等，都可影响共鸣。以下原因可引起共鸣障碍。

（一）闭塞性鼻音

正常发育时，鼻腔、鼻窦因疾病可影响正常的共鸣作用，如果所发出的声音不能通过两侧鼻腔时，仅从口腔发出的声音，称为闭塞性鼻音。常见疾病如伤风感冒、多发性鼻息肉、肥厚性鼻炎、小儿增殖体肥大、先天性鼻后孔闭锁、鼻及鼻咽肿瘤、软腭与咽后粘连等，使鼻腔闭塞而失去共鸣作用。

（二）开放性鼻音

鼻和咽部的共鸣作用是否正常，取决于腭咽闭合功能，如腭咽在发音时不能闭合，则出现开放性鼻音。常见疾病如腭裂、软硬腭穿孔、软腭缩短、软腭麻痹等。

口腔、咽腔、下咽部有病变时也会影响发音，如常见的扁桃体周围脓肿，因影响软腭的运动,在发音时会发出口中含物的声音。

第三节　咽部症状

咽部疾病的症状,主要由咽部疾病所引起,也可由咽部邻近器官或组织病变所致或为全身疾病的局部表现。咽部疾病的主要症状有咽痛、吞咽困难及咽部异物感等。

一、咽痛

咽痛为咽部常见的症状,多因局部感染或为全身疾病在咽部的表现。咽是极为敏感的器官,其感觉神经纤维来自舌咽神经、三叉神经、副神经及迷走神经。其中,鼻咽部和口咽部的痛觉,系由舌咽神经咽支、三叉神经上颌支及蝶腭神经的分支、副神经和颈交感神经节的分支等所组成的咽丛支配的。咽喉部的痛觉由迷走神经的分支——喉上神经所支配。口腔的痛觉主要由三叉神经分支所支配。食管的感觉由迷走神经和交感神经支配。

任何局部或全身因素刺激痛觉神经末梢时,其冲动传入岩神经节,再经延髓、丘脑和大脑皮质的痛觉中枢而产生咽痛。其疼痛程度取决于疾病的部位、性质及范围,并与患者对疼痛的敏感性有关。由于与邻近器官间的神经联系,邻近器官的疾病也可引发反射性的咽部疼痛。其疼痛有刺痛、钝痛、烧灼痛、隐痛、胀痛、撕裂样痛或搏动性跳痛等,可为阵发性或持续性疼痛。一种是自发性咽痛,即在无吞咽动作时感到疼痛,吞咽时加重;另一种是继发性咽痛,即在吞咽时才产生疼痛。自发性咽痛多能指出疼痛的部位,而咽喉部疾病多属此类。

(一)可引起咽痛的咽部疾病

1.急性咽炎

轻者咽部微痛,重者可剧痛,尤其在进食吞咽时疼痛明显。

2.急性扁桃体炎

初感咽喉干燥不适,继而有咽痛,吞咽或咳嗽时加重,常引起反射性耳痛。化脓性扁桃体炎,多为溶血性链球菌感染所致。常伴有发热、头痛等,腭扁桃体陷窝有脓性渗出物,可有颌下淋巴结肿大,并有压痛。

3.扁桃体周围脓肿

全身症状较重,发冷发热,咽痛多在一侧,吞咽、咳嗽时加重,张口困难,口臭,说话时似口中含物。可见患侧软腭及舌腭弓上部明显红肿、隆起,晚期穿刺有脓。

4.咽后脓肿

为咽后壁与颈椎之间的化脓性炎症,多见于幼儿,畏寒、高热,颈活动受限,因剧烈咽痛而拒食,吞咽困难,口涎外溢,婴儿吮奶时,易呛入鼻内或吸入呼吸道,引起咳嗽,甚至出现窒息。成人主诉吞咽时疼痛加重,常引起反射性耳痛。咽后壁向前隆起,穿刺有脓,X线颈侧位片可显示脓肿腔。

5.咽旁脓肿

是咽间隙化脓性炎症,多发生于咽异物、外伤或咽急性炎症之后,有咽痛,患侧颈痛及头痛,伴有明显吞咽困难,若炎症波及翼内肌,可引起张口困难。在咽侧肿胀处穿刺抽脓,可明确诊断。

6.病毒性疱疹性咽炎

主要发生于儿童,起病急,发热、咳嗽、流涕、咽痛、头痛。见咽后壁、软腭黏膜和扁桃体表面有小疱疹,溃破后形成小的溃疡。吞咽时咽疼痛更重。

7.咽白喉

为白喉杆菌感染,多见于儿童,起病慢,发热、疲乏、咽痛。扁桃体及咽黏膜表面有浅灰色或黄色伪膜,黏着较紧,用力除去易出血。

8.急性传染病

如猩红热、麻疹、水痘等,并发咽炎,可致咽痛。

9.咽真菌病

如念珠菌、放线菌、隐球菌属,发生咽部感染而致的咽痛。

10.咽肿瘤

咽或声门上部良性肿瘤,一般不引起咽痛,如发生咽痛者,几乎都是恶性肿瘤。咽癌或喉咽癌以咽痛为主要症状,但早期咽痛不明显,或为一侧性轻度咽痛。如感染溃烂或深部浸润时,咽痛逐渐加重,可放射到同侧面部或颈部。

11.咽外伤

食物粗糙、过热、过硬所致的咽黏膜损伤,常发生于舌腭弓、软腭、悬雍垂或会厌等处,引起不同程度的咽痛。咽的热灼伤或化学腐蚀伤虽不多见,但可引起剧烈的咽痛。如发生感染化脓或溃疡其疼痛更甚,可出现吞咽困难或呼吸困难或其他全身症状。

12.咽异物

一般都有明确的异物病史,异物引起的咽痛程度取决于异物的大小、形状、部位、组织损伤的程度及有无感染等。

13.咽结核

多继发于肺结核,咽黏膜散在结核性浸润病灶或溃疡,咽痛剧烈,有明显的吞咽困难。

(二)引起咽痛的咽邻近及全身疾病

1.口腔疾病

智齿冠周炎,常发生于 20 岁左右的青年人,第三磨牙阻生或冠周炎症,如向舌侧或咽部扩展,可引起咽痛。如翼下颌间隙(其位置在智齿的下方)的感染,咽痛加剧,伴吞咽、张口困难。口底蜂窝织炎,也称卢德维颈炎,因下颌牙齿的感染,其病变在颈前部,下颌骨和舌骨之间,常有吞咽疼痛及吞咽障碍。

2.鼻部疾病

其疼痛不严重,常因鼻炎、鼻窦炎所致的鼻阻塞,使患者张口呼吸或鼻分泌物后流刺激咽部,而致咽部疼痛。

3.喉部疾病

如晚期喉结核、喉癌,病变侵及喉黏膜或杓部,在吞咽时可发生剧烈咽痛。如环杓关节炎可发生吞咽时疼痛,急性会厌炎或会厌脓肿也可引起咽痛。

4.颈部疾病

如颈动脉鞘炎、颈部纤维组织炎、颈淋巴结炎、颈椎病等,也可引起咽痛。

5.食管疾病

食管异物、外伤性食管炎、食管化学腐蚀伤等,都可引起不同程度咽痛。

6.血液疾病

如急性白血病、粒性白细胞缺乏症,常因咽峡炎和咽部溃疡而有明显咽痛。血象检查可确诊。

7.急性传染病

如麻疹、猩红热、水痘、流行性脑膜炎、伤寒等,早期发生咽峡炎或溃疡可致咽痛。

8.舌咽神经痛

以阵发性咽痛为主,常在谈话、饮食、咳嗽时,诱发剧烈的咽痛,持续时间短暂。

9.茎突过长综合征

由于茎突过长或角度异常,刺激了邻近的血管或神经,引起咽痛,可伴有耳痛或颈部痛。X线摄片有助于诊断。

二、吞咽困难

吞咽困难是指正常吞咽功能发生障碍,其程度视病变的性质和轻重而不同,轻者仅感吞咽不畅或饭团难以咽下,须用汤水才能咽下,而重者可滴水难进,口涎外流。短期的或轻度的吞咽困难,对身体无明显影响,而长期严重的吞咽困难将使患者缺乏营养、极度消瘦和饥饿等。

(一) 吞咽动作

吞咽是很复杂的动作,可分为三期,但三期并无任何停顿,只要第一期开始,其余两期自然连续,成为连锁运动。

1.口腔期

食物经过咀嚼滑润,由颊、腭、咽、舌诸肌协调动作,将食物团送到舌背达到咽部。

2.咽期

食物到咽部,此时声门关闭、呼吸暂停、舌骨及喉上提,会厌下垂到水平位,食管入口环咽肌松弛开放,咽缩肌收缩,食物进入食管。

3.食管期

食物团通过食管肌的蠕动,到达贲门,而贲门括约肌松弛,使食物入胃。食管上 1/3 段为横纹肌,中 1/3 段为混合肌,下 1/3 段为平滑肌,横纹肌运动快速有力,故食物在食管上段通过的速度较下段快些。

(二) 吞咽反射

除第一期外,其余两期都是通过反射机制来完成。食物通过口腔、咽部和食管时,刺激各部的感受器,使传入冲动经三叉神经第 2 支、舌咽神经及迷走神经的咽支分别进入延髓。传出冲动主要通过迷走神经、副神经和舌神经分别支配舌、咽、喉及食管上段的肌肉。此外,吞咽中枢与呼吸中枢在延髓内的位置相互靠近。它们之间的密切联系可以保证每次吞咽动作时都能准确地关闭声门和暂停呼吸,因此正常的吞咽过程毫无紊乱现象,不会出现困难。发生吞咽困难有以下原因。

1.痛性吞咽困难

吞咽困难可为咽痛所引起,任何有咽痛的疾病,多少都有吞咽困难的现象。咽痛剧烈,其吞咽困难也越严重。如口腔急性炎症、黏膜溃疡、牙周炎、舌炎、口底蜂窝织炎、口腔癌等。咽和喉的疾病如急性咽炎、急性扁桃体炎、急性会厌炎、疱疹性咽炎、各种咽部溃疡和脓肿等,都有明显吞咽困难,也称为炎症性吞咽困难。其中扁桃体周围脓肿、咽旁脓肿、咽后脓肿、会厌脓肿,吞咽困难更为严重。此外,喉软骨膜炎、急性环杓关节炎、喉结核等,也都会引起吞咽困难。

2.梗阻性吞咽困难

咽、喉、食管及纵隔部的良性或恶性肿瘤,无论腔内阻塞或从腔外压迫食管到一定程度时,均可引起吞咽困难。食管内梗阻,见于食管异物、食管癌、食管烧灼伤、食管炎、食管瘢痕狭窄、食管下咽憩室、严重食管静脉曲张、贲门痉挛、先天性食管蹼或狭窄等,均可引起吞咽困难。食管外压迫引起的吞咽困难,如甲状腺瘤、巨大的咽旁肿瘤、颈部大的淋巴结转移癌、纵隔障肿瘤、主动脉瘤、肺门肿瘤、颈椎骨增生等。

3.吞咽神经、肌肉失调性吞咽困难

可为肌肉与神经的病变所致。软腭在吞咽功能中起到重要作用,在吞咽时软腭上提运动以关闭鼻腔,使食物不致向鼻腔反流。当炎症肿胀影响软腭运动或软腭瘫痪时,鼻咽腔不能关闭,使吞咽压力减弱和食物向鼻腔反流,而引起吞咽困难。当咽部和软腭感觉丧失、软腭前方感觉障碍,应当考虑三叉神经有损害;舌腭弓、咽腭弓和扁桃体的感觉由舌咽神经支配;咽侧壁、咽后壁由舌咽神经或迷走神经支配。当支配这些部位的神经因白喉毒素、脊髓痨、颅底肿瘤等而受到伤害时,可影响吞咽反射,出现吞咽困难。中枢性病变,如延髓瘫痪、脑动脉硬化、脑出血、脑栓塞等症也可致吞咽困难。

三、咽部异物感

咽部异物感,是患者诉述咽部有多种多样异常感觉的总称,如诉述梅核样异物阻塞感,咽之不下,咳之不出,或上下移动,或固定不动。咽各种异常感觉可为间歇性,也可呈持续性,或时有时无,常在疲劳后加重。

咽部异物感部位可在咽喉中央或两旁或某一侧,以在甲状软骨和环状软骨的平面上居多,位于胸骨区次之,位于舌骨平面者极少见。尚可由以下疾病引起:

(一) 咽部疾病

慢性咽炎、咽部角化症、扁桃体炎、扁桃体瘢痕或结石或脓肿、悬雍垂过长、咽部异物、舌扁桃体肥大、咽部良性或恶性肿瘤等。

(二) 鼻部疾病

慢性化脓性鼻窦炎,因脓性分泌物流向鼻后孔长期刺激咽部,或鼻部炎症引起鼻阻塞而张口呼吸致咽部干燥,都可引起咽异物感。

(三) 喉部疾病

早期声门上癌、咽喉癌、风湿性环杓关节炎、喉上神经炎、会厌囊肿、喉软骨膜炎、血管神经性喉水肿等,都会引起咽异物感。

(四) 食管疾病

咽食管憩室、外伤性食管炎、反流性食管炎、食管痉挛或食管弛缓症等。早期食管癌的症状常呈进行性逐渐加重,特别进食时咽异物感明显,而空咽时可无症状,这是与功能性疾病所致的咽异物感鉴别的重要依据。

(五)颈椎疾病

颈椎关节炎、颈椎骨质增生症、颈椎间盘脱出症,可压迫颈神经致咽异物感。甲状腺肿、茎突综合征也可引起咽异物感。

(六)远处器官疾病

如心脏扩大、高血压性心脏病、心包积液、肺肿瘤、肺脓肿、主动脉硬化、胃十二指肠溃疡、慢性肝胆病等,也可引起咽异物感。

(七)其他

如全身因素引起的疾病,甲状腺功能亢进或减退、变态反应性疾病、消化不良、烟酒过度、风湿病、严重缺铁性贫血、自主神经功能失调、更年期综合征等,均可引起咽异物感。

第四节　喉部症状

喉部以软骨作支架,由软骨、肌肉、韧带和黏膜构成精细的器官,有发声、呼吸等多种功能。当发生病变时,这些功能受到影响而出现障碍,如声嘶、呼吸困难、语言障碍、喉鸣等。

一、声嘶

声嘶症状的出现,无论是全身或局部的病因,都提示声带组织形态或运动功能异常,轻者仅有声调变低、变粗糙,重者发音嘶哑,严重者仅能耳语,甚至完全失声。喉部有病变未累及声带时,则无声嘶症状,但如有声嘶症状则必有喉病。

喉的正常发声必须具备以下条件:在喉内肌群的协调作用下,声带具有一定的紧张度,并可随意调节;声带具有一定的弹性,随呼吸动作而自由颤动;声带边缘光滑整齐,发声时两侧声带向中线靠拢,也应密切配合;喉的发声功能之所以能精细而协调地完成,还必须有正常的神经支配。如果喉黏膜或神经肌肉有轻微的病变或功能失调,都会影响声带的紧张度、弹性、活动性或边缘光洁度,都可发生不同程度的声嘶。

声嘶起病急速者常为神经性喉水肿;在上呼吸道感染后出现的声嘶,并迅速加重,则多为急性喉炎;声嘶进行性加重,常见于喉肿瘤;如出现永久性声嘶,则多为喉瘢痕所引起。

声嘶可能是唯一的症状,也可有伴随症状如咳嗽、咳痰、咽部异物感、咽喉痛、呼吸困难、吞咽困难、发热等,这些症状都是重要的诊断线索。喉内的任何病变都可影响呼吸、保护和发声功能而出现症状,但呼吸和保护功能在病变相当严重时才受到影响,而发声功能在有轻微病变时就会受到影响。因此声嘶的早期出现可促使患者较早求医。声嘶有时可能为严重病变的早期表现,必须仔细检查与严密观察。声嘶常见的疾病与病因如下。

(一) 喉急性炎症

如急性喉炎、喉水肿、喉软骨膜炎、喉脓肿等,都可引起声嘶。常见的为急性喉炎,小儿急性喉炎较成人的症状为重,除声嘶外,并有发热、咳嗽、呼吸作响,吸气有时喘鸣,可发生喉梗阻的各种症状。白天症状较轻,夜间较重,有时出现呼吸困难。喉白喉,多继发于咽白喉,多见于儿童,发病初期,发音粗糙,逐渐加重,咳嗽呈哮吼声。如喉黏膜肿胀或有伪膜形成,即可出现喉梗阻的各种症状,发音常软弱无力,甚至失声。

(二) 喉慢性炎症

如慢性单纯性喉炎、声带小结、萎缩性喉炎等。特异性感染,如喉结核、喉梅毒、喉狼疮、喉硬结症、喉麻风等,多无全身症状,但声嘶持续较久。以单纯性喉炎多见,其发音粗糙,音调较正常为低,初为间歇性,渐变为永久性,声嘶常于晨起时较重,患者常感喉部微痛不适及干燥感,有时出现刺激性咳嗽。检查时见喉黏膜慢性充血,两侧对称,轻者声带呈淡红色,重者呈弥漫性暗红色,边缘增厚,有时杓间隙黏膜也出现增厚。声带小结以声嘶为其主要症状,常见于教师、歌唱者及用嗓子多者。发音在一定范围内走调,常为低音调。早期患者易发破音(发毛),或间歇声嘶,如不及时休息,继续用声,最后只能发出粗糙低音。检查时可见两侧声带前1/3

与中 1/3 交界处有对称性小结,呈灰白色,表面光滑。

(三)急性传染病

如麻疹、猩红热、伤寒、天花、流感等,属全身性疾病。常伴有急性喉炎,其炎症明显,声嘶较重,常发生在儿童,有发热、恶寒、不适等全身中毒症状,并伴喘鸣及呼吸困难等。

(四)喉外伤

如挫伤、切割伤、爆炸伤、穿通伤、刺伤、挤压伤等,破坏了喉内结构,引起声嘶或其他症状。

(五)喉良性肿瘤

包括非真性肿瘤的增生组织,如声带息肉、囊肿、黏膜肥厚、淀粉样变等,可直接影响声带的运动,并致声嘶,可能与局部慢性炎症、变态反应或创伤有关。真性肿瘤,如喉乳头状瘤、纤维瘤、血管瘤、脂肪瘤、神经鞘膜瘤、软骨瘤等。声带息肉是引起声嘶的常见病,多发生于用声过度或发声不当,与职业有关,小学教员、营业员发病较多。声嘶的程度与息肉生长的位置、大小有关。一般呈持续性声嘶,进展缓慢。间接喉镜下可见灰白色和表面光滑,多呈圆形带蒂的肿物,附着在声带游离缘。

(六)喉恶性肿瘤

声嘶是喉内癌最早出现的症状,为进行性,逐渐加重,最后可完全失声,如有浸润水肿,可有呼吸困难。但喉外癌出现声嘶,则病变多属晚期。喉癌前期病变,如黏膜白斑、喉角化症,成人喉乳头状瘤容易发生癌变。喉恶性肿瘤以鳞癌最常见,腺癌及肉瘤少见。

(七)声带麻痹

喉中枢性麻痹引起的声嘶比周围性麻痹为少,其比率约为 1:10。由于左侧喉返神经的行径长,其发病率比右侧高约 3 倍。喉肌运动神经,来自迷走神经的喉

返神经与喉上神经,起源于延髓神经疑核。核上性喉麻痹的疾病,有脑外伤、脑血管意外、脑脓肿、脑肿瘤等;核性喉麻痹,因脑干的两疑核相距较近,病变常可致双侧声带麻痹;周围性神经损害致声带麻痹,有迷走神经干、喉上神经、喉返神经的病变或损害,如颅底外伤、颈外伤、甲状腺手术、颈部恶性肿瘤、甲状腺癌等;纵隔疾病损伤喉返神经,如纵隔肿瘤、食管癌、先天性心脏病、高血压性心脏病、心室肥大、心包炎等;肌源性损害,如重症肌无力、皮肌炎等;严重的感染,化学物的中毒等。凡声带麻痹均影响发音。耳鼻咽喉应详细检查,常可找到病因的线索。

(八) 喉先天畸形

如喉蹼,声嘶的程度根据其范围及位置而定,范围大者出生后在啼哭时出现声嘶、发声微弱或失声,可伴有呼吸困难或喘鸣。喉含气囊肿,也称喉膨出,其声嘶多发生于咳嗽或喉内增加压力后,当用力呼吸时,囊内充气多时,阻塞了喉部,可出现呼吸困难。

(九) 其他原因

如喉异物、喉水肿、喉室脱垂、环杓关节炎、喉损伤性肉芽肿、癔症性声嘶等疾病,都可引起声嘶。

二、呼吸困难

呼吸困难是指患者呼吸时很吃力、空气不足及窒息的感觉,并有呼吸频率、深度和节律的变化,可伴有呼吸辅助肌的加强和循环功能的变化,严重者出现缺氧、发绀等症状。

(一) 呼吸困难的分类

呼吸困难根据临床上的表现,可分为吸气性呼吸困难、呼气性呼吸困难及混合型呼吸困难三种类型。

1.吸气性呼吸困难

主要表现为吸气困难,吸气时费力,呼吸频率变化不大或稍减慢,吸气阶段延长,吸气动作加强,肺换气量并不增加。吸气时由于空气不易进入肺内,使胸腔内负压加大,胸廓周围软组织出现凹陷,胸骨上窝、锁骨上窝及剑突下发生凹陷,称为三凹征。严重者,吸气时出现肋间隙凹陷。主要由口腔、咽部、喉部及颈段气管发生狭窄或阻塞的疾病所引起。

2.呼气性呼吸困难

主要表现为气体呼出困难、费力,呼吸动作加强,呼气时间延长,呼气动作由被动性变为主动性,呼吸速率缓慢,呼气时可有哮鸣声,严重时出现缺氧。主要因细小支气管狭窄,或阻塞或痉挛及声门下阻塞的疾病,如支气管哮喘、肺气肿及某些支气管炎等。

3.混合型呼吸困难

主要表现为吸气及呼气均困难、费力,气体进出都困难,呼吸表浅,呼吸频率加快,呼吸时一般不发出声音,也无三凹征。但如以吸气性呼吸困难为主者,则可出现凹陷。主要因为肺泡面积缩小,呼吸运动受限或上下呼吸道均有狭窄或阻塞的疾病所致。

为了对这三种呼吸困难有个明确认识,并判断其严重程度,将其分为四度。一度,患者在安静时无明显呼吸困难,在活动或哭闹时,出现呼吸困难,有吸气延长、喘鸣现象;二度,无论安静与否都有呼吸困难,活动时加重,尚能入睡,无烦躁不安,缺氧症状不明显;三度,除有二度呼吸困难表现外,出现烦躁不安,不能入睡,常被憋醒,吸气时喉鸣,三凹征明显,缺氧严重;四度,呼吸极度困难,由于缺氧,面色发绀、苍白、出冷汗,甚至昏迷,如不及时抢救,可因窒息及心力衰竭而死亡。

(二)呼吸困难的临床表现

呼吸困难原因很多,本科疾病引起的呼吸困难大多属吸气性呼吸困难。现将各种疾病所致的临床表现分述如下。

1.小儿急性喉炎

多发生在学龄前的儿童,常继发于上呼吸道感染之后,首先出现声嘶,咳嗽,呼吸有响声,哭闹喉鸣。重者有吸气性呼吸困难,鼻翼扇动,如不及时治疗,则可出现烦躁不安、脉快、面色苍白、发绀等缺氧症状。

2.急性喉气管支气管炎

多发生于1~3岁抵抗力差的幼儿,或继发于麻疹、流感等急性传染病。常夜间突然发病,病情迅速加重,初为上感症状,有高热,继而出现声嘶、喘鸣、哮吼性咳嗽,呼吸困难,吸气时出现三凹征。晚期中毒症状明显,呼吸极度困难,表现为烦躁不安,面色苍白,冷汗,呼吸浅而快,心率快,此时若不积极治疗,可因缺氧,呼吸心力衰竭而危及生命。

3.急性喉水肿

喉水肿是指声门上区及声门下区的喉黏膜水肿,由多种原因引起的一个体征。以喉变态反应或血管神经性喉水肿引起的,病情发展甚速,有呼吸困难、喘鸣、声嘶,较重者则有喉梗阻的症状。发生急性喉水肿,应尽快查明病因,根据喉梗阻的程度适当处理。

4.喉外伤

颈部外伤常波及喉部,如挫伤、刺伤、割伤、喉部骨折、烧灼伤、化学腐蚀伤,可引起呼吸困难、喘鸣、声嘶等症状。除血流入呼吸道引起的呼吸困难外,也可有因喉软骨移位、黏膜血肿及水肿等所致的呼吸困难。

5.喉异物

喉部异物过大,嵌入声门,常可立即窒息而亡。若异物未完全阻塞喉腔,可发生吸气性呼吸困难,并有咳嗽与喘鸣。

6.喉肿瘤

包括恶性、良性肿瘤,如纤维瘤、软骨瘤、巨大息肉、乳头状瘤、喉癌等,待肿瘤逐渐增大阻塞声门时,则出现进行性呼吸困难等症状。

7.喉咽脓肿

如咽后脓肿、咽侧脓肿、会厌脓肿等,首先出现吞咽困难,发音含糊不清、咽喉疼痛,待病情加重时,则出现呼吸困难等症状。

8.气管阻塞压迫性疾病

如颈部、纵隔、食管的肿瘤,气管异物或肿瘤等。影响呼吸时,都会出现不同程度的呼吸困难。病变越靠近喉部,呼吸时喘鸣和喉的上下移动越明显。

9.肺受压性疾病

如血胸、气胸、渗出性胸膜炎等所致的呼吸困难,呼吸表浅、快速,因辅助呼吸肌须充分作用以扩张胸腔,增加呼吸深度,使肺泡易于充气,故吸气性呼吸困难明显。

10.心源性呼吸困难

左心衰竭引起的呼吸困难常在平卧时加重,直坐或半卧位减轻或消失;右心衰竭引起的呼吸困难,除了有呼吸困难表现外,常有下肢浮肿等。

11.中毒性呼吸困难

如糖尿病酮中毒和尿中毒,常出现呼吸深长的呼吸困难,呼吸有特殊的气味,严重者可有昏迷。

三、语言障碍

语言的形成必须具备以下解剖、生理条件基础:要有正常的听觉及视觉,能正确反映信号;大脑半球一侧有良好语言中枢;神经核联络通畅;小脑协调功能正常;语言器官发育正常。

语言障碍见于临床各科,发病年龄和进展快慢各不相同。如听觉、学语、精神、协调功能、口腔发育、喉功能、呼吸和其他诸因素,对语言障碍均有一定的作用。语言障碍常见于神经系统疾病,其常累及语言中枢。外周神经疾病常造成呼吸肌、喉肌麻痹而影响发音。

(一)学语滞后

学语滞后,是指儿童学语能力明显落后于相应年龄正常儿童,严重者有语言困难。儿童语言的发展年龄还没有统一的标准,一般认为,出生后即有啼哭,说明发音器官正常,但只是简单的声音;3~4个月时,对外界声音有语言反应,能发出"咿""呀"声;6个月时,开始摹仿单词;1岁时,开始说简单的词,叫出最熟悉的物件或人称,如"妈妈",但含糊不清;2岁时,能说的词汇增多,能说出2个以上各词连接起来的词组或短句,学说话的积极性特别高;3~4岁时,说话相当清楚了,每个幼儿的具体情况也不相同。一般女孩语言的发展比男孩早而快。

儿童学语滞后有以下几种原因:智力发育不全,常伴有学习困难;听力丧失,一般要延迟至3~4岁才发现听力有问题;环境因素,小儿听力、智力都正常,但与外界接触少,缺少语言刺激;脑器质性病变;语言器官异常,如唇裂、腭裂等。

(二)失语症

失语症常由于大脑皮质语言中枢受损害,以左侧大脑半球为多。如脑血管疾病、脑肿瘤、传染病、脑外伤及退行性病变等。

1.感觉性失语症

患者不了解、不认识说话和文字的意义,但听觉正常。患者经常答非所问,并说话很多,但听者不了解其内容,也有的患者说话很流利,有语法,但语句中常用词不当,或语无伦次等。

2.运动性失语症

也称表达性失语症,患者内心明白,但说不出来,即能理解他人语言内容,但不能用语言表达自己的意思,其发音器官正常。

运动性失语症,可伴有失写症,手写不出文字;或失用症,不能穿衣服、刷牙、梳头等;也有呈混合性失语,即感觉和运动性失语同时存在,完全不能诵读或书写。

(三)构语困难

构语困难,也称语声失常或构语障碍。构语活动,主要接受脑神经支配,若神经核以上、神经核或神经末梢受损害,其所支配的肌肉出现运动障碍,而致构语困难,可出现语声模糊、咬字不准、说话不清楚等。但患者一般听力与理解能力均正常。

1.核以上病变

多数脑神经核通过锥体束接受两侧大脑皮质的支配,故一侧的锥体束病变不会引起语言障碍,因此只有双侧的损害才有明显的构语障碍。病因为皮质退变、缺血,中年后的双侧内囊病变或血管病变引起构音器官肌内麻痹。其临床表现为说话缓慢、吃力,语言含糊生硬,有爆发音,常有吞咽困难、气哽、流涎及步态迟缓等。

2.核性、核以下肌性病变

主要是Ⅶ、Ⅹ、Ⅻ脑神经损害,这些神经与说话有关,如有损害可出现语声失常。面神经麻痹,尤其是双侧麻痹,严重影响唇音和唇齿音,造成语言不清。迷走神经损害,如发生在高位常引起双侧软腭麻痹,致软腭不能关闭鼻咽而出现开放性鼻音。舌下神经损害,如单侧损害,引起同侧舌肌麻痹,症状较轻,并可逐渐代偿,而双侧损害可致永久性语言失常,表现为说话缓慢而不清晰,常伴有吞咽困难。肌源性构语困难,如重症肌无力,说话多易疲劳,可出现发音模糊、低哑甚至说不出声。

3.锥体系病变

如帕金森病,若累及语言肌,可产生语言失常症状,说话缓慢、语声单调、咬字不清,尤其唇音及唇齿音更明显。语言分节不良,有时语声发抖或急促爆发音。

4.小脑病变

小脑及其神经通路对随意运动有协调作用,如小脑受损害,失去小脑的控制,可致发音模糊、韵律不合、语言拖长、音强不均匀、时有爆发音、时高时低快慢不均。其原因是语言肌群的共济失调。见于小脑变性、多发性硬化症、小脑肿瘤和退行性病变等。

(四) 发声失常

发声失常,也称发声困难,多为喉部病变所致的声音改变,如气息声、漏气,轻者为声嘶,重者为声哑,也可表现为失声。

1.功能性失声

也称癔症性失声,常因急性或长期精神压抑而发生,一般起病突然。其表现为患者虽不发声,但咳嗽、哼、呵或无意发笑时却有声音。对身心健康人,碰到突发事件时,也会有瞬间瞠目结舌现象,但能很快恢复正常。

2.生理性变声

进入青春期除体重身高迅速增长外,第二性征开始出现,男性表现为喉迅速发育,声带逐渐增长,再加上咽腔、口腔、鼻腔等共鸣器官体积增大,声音也随之变化。男性变化比女性明显,其声调变低、变粗,逐渐由童声变为成人声音,也有变成男声女调者。

3.老人语言

由于老年人声带肌纤维减少,声带松弛,弹性减低,使发出的音声变小,发声无力,语言微弱而有颤抖。

4.滥用嗓音

是指过度喊叫、说、唱等,可引起发声失常,出现不同程度的嘶哑。如大喊大叫,声带受到较强气流的冲击而损伤。有的人患声带小结或声带上皮增生,都与滥用嗓音有关。

5.喉病变

声带各种病变是引起发声失常的常见病因,如炎症、畸形、血肿、水肿、息肉、结节、肿瘤、声带麻痹等。

(五) 口吃

口吃,俗称结巴子或结巴,属于语言功能障碍,但无任何器质性病变,是由于大脑对发音器官的支配与调节失去相应协调的关系。其原因有模仿、惊吓、教育不当、年龄、精神刺激等。儿童口吃,常因模仿他人的口吃,或打骂受惊吓,或过分的严厉、斥责而引起;成年人的口吃多有神经质。也有人认为,习惯用左手的人,若强制改为右手,易发生口吃。

其表现为语言节律失调,字词部分重复、字词分离、发声延长。往往在谈话开始时延迟、阻断、紧张、重复或延长声调。还常伴有面肌或手指抽搐动作,在情绪紧张时发生或加剧。由于口吃者恐惧、不安、羞耻等心理活动影响,有时出现心跳加快、肌肉紧张、出汗,有的人甚至在严寒季节,说起话来也会满头大汗,出现唾沫四溅、手脚发抖、全身肌肉紧张现象。口吃者智力并不低下,在独自一人时不论说话、朗诵、唱歌等均完全正常。本病易诊断,可进行语言治疗。

四、喉鸣

喉鸣也称喉喘鸣,是由于多种病因引起的喉或气管腔发生狭窄,在用力呼吸时,气流通过狭窄的管腔,使管壁震动而发生的喉鸣声。此种症状多见于儿童。特别是婴幼儿,因其喉腔相对窄小,组织松软,易发生水肿;更因为婴幼儿神经系统发育尚不健全等因素,易引起喉部梗阻而发生喉鸣。

喉鸣的原因,由于病变的部位而不同。一般声门或声门上的狭窄,引起吸气性喉鸣,声门以下的狭窄,则引起呼气性喉鸣或双重性喉鸣。喉鸣患者常伴有不同程度的呼吸困难。

(一) 先天性喉鸣

亦称喉软化症或喉软骨软化症。可在出生后即出现,或在出生后不久,出现间歇性吸气性喉鸣,仰卧时明显,安静或睡眠后,可缓解或消失。严重者呈持续性喉鸣,哭闹或惊动后症状加重。喘鸣声以吸气时明显,而呼气时声音较小,或无喘鸣声。啼哭声、咳嗽声正常,发声无嘶哑。一般多在 2 岁左右喉鸣消失。如先天性喉蹼、喉软骨畸形、先天性小喉、先天性舌骨囊肿或巨舌症等,这些先天性畸形等咽喉疾病,其特点为多在出生后或出生后不久出现喉鸣,症状轻重不一,随着年龄的增长,喉鸣减轻或消失。

(二)小儿急性喉炎

起病较急,多有不同程度的发热、咳嗽,呼吸时有响声,哭闹时喉鸣,多在夜间症状加重,严重者有吸气性呼吸困难。如患急性会厌炎或喉软骨膜炎,都可出现喉鸣。

(三)喉狭窄

多发生于喉外伤。婴儿产钳伤,成人挫伤、切伤、刺伤、喉软骨感染坏死,以及放疗后,都可引起喉瘢痕收缩而致喉鸣。

(四)喉特异性炎症

如喉白喉、喉结核、喉麻风、喉硬结症等,其病情严重时,一般都会发生喉鸣。

(五)喉肿瘤

儿童多发生喉乳头状瘤,有时可引起喉鸣。喉癌晚期喉腔被阻塞时,才出现吸气性喉鸣。

(六)声带麻痹

如双侧喉返神经麻痹,发病急者,有明显吸气性喉鸣;逐渐发生者,平静时不一定出现吸气性喉鸣。

(七)喉痉挛

喉鸣为其主要症状,系由于喉内肌痉挛性收缩所致,常发生于血钙过低、维生素 D 缺乏或营养不良的佝偻病儿童。

(八) 喉异物

喉内异物、声门下异物，或气管异物，都会出现喉喘鸣。

(九) 其他

如咽后脓肿或大的食管异物压迫气管，也可引起喉鸣。

第五节 气管、食管部症状

一、气管、支气管的症状

气管、支气管疾病的症状，除急性感染性症状与一般感染性疾病相同，有畏寒、发热、乏力等全身症状外，主要症状有咳嗽、咳痰、咯血、气促、哮喘、胸痛与呼吸困难等。

(一) 咳嗽

咳嗽是气管、支气管疾病最早出现而又最晚消失的特征性症状。咳嗽是呼吸道的重要保护机制，其作用为排出误吸入气道内的食物、微粒或异物；以及排出呼吸道内过多的分泌物或渗出液。气道黏膜上皮的纤毛运动有效保持呼吸道的清洁，气道的黏液毯持续将分泌物或异物扫向声门，排至下咽，吞咽或咳出。若纤毛因炎症或其他病变而受到损害或破坏，气道内分泌物将被潴积。

咳嗽的性质有时可以说明病变的部位。一般来说，比较响而粗糙的咳嗽常见于气管与支气管的疾病；带有金属声的咳嗽，常为气管被纵隔肿瘤等压迫所致；比较短而深，并有疼痛的咳嗽，常见于肺实质部与胸膜的疾病；阵发性咳嗽，常见于支气管哮喘、百日咳、支气管堵塞与支气管扩张等；突发剧烈阵咳，常因气管、支气管异物所致；高音调的阻塞性咳嗽，常因气管、支气管狭窄或异物阻塞所致；持久性和晨起或平卧时加重的咳嗽，多因慢性气管、支气管疾病所致。若同时伴有一侧性哮鸣，应怀疑有支气管肿瘤、异物及支气管内其他原因所致管腔狭窄或气管外压迫。

(二)咳痰

咳嗽之后常有痰,咳痰后咳嗽常能减轻。咳痰是支气管及肺部病变的一个典型表现,是支气管黏膜上皮细胞的纤毛运动及咳嗽反射将呼吸道内分泌物咳至口腔而排出的过程。在支气管黏膜炎性病变的过程可产生大量的黏液或黏脓液。痰量及黏度因病种不同而异,同一种疾病的不同过程中也不一样。痰量多少与支气管引流状况相关,也与病变的活动程度、发病季节和患者体位有关。痰液的量、性质、颜色与臭味对诊断有重要临床意义。

1.痰量

大量排黏痰以上午为重者,支气管扩张症多见。如有大量臭脓痰,要考虑肺脓肿。肺上叶有空洞病变者,每日痰量很少有变化,因上叶引流较畅;下中叶的病变则痰量早晚不一致,而且与体位有关。直立位引流不畅,痰量减少,在躺平或侧卧时,则痰量增加。

2.性质

痰可以呈黏液性、黏脓性、脓性、浆液性或血浆性。气管、支气管的黏膜卡他性炎症有稀黏痰,比较深层的炎症则有稠脓性痰,支气管哮喘、百日咳多见。脓痰产生于气管、支气管及比较深层的炎症或肺部感染如支气管扩张、急性支气管炎或肺脓肿等疾病。泡沫状痰或泡沫状血性痰见于支气管哮喘或肺水肿。

3.颜色

黄脓痰多见于急性呼吸道感染;铁锈色痰见于肺炎球菌性肺炎;红或棕红色表示痰内含血及血红蛋白,可见于支气管扩张、肺结核等;泡状粉红色血性痰见于肺水肿;铜绿假单胞菌感染的肺炎,痰液可呈蓝绿色;痰中带血,可能是气管、支气管结核或支气管肺癌。长期咳黏脓性痰,尤其是痰中带血,应做 X 线胸片检查与纤维支气管镜检查。

4.臭味

有臭味的痰见于肺化脓性疾病如肺脓肿等。

(三)咯血

咯血是喉及下呼吸道出血经口腔咯出,急性与慢性气管炎、支气管及肺的肿瘤、寄生虫病、外伤、结核、肺脓肿、异物、结石、支气管扩张、肺真菌病、支气管镜手术的损伤、心血管疾病、肝脏病、血液病等皆可引起咯血。咯血先有喉瘙痒感,然后咯出血或夹杂有血的痰液。咯血量多少不等,量少则痰中带血,量不多时血中常有泡沫或痰液,血为鲜红色,量大时可致呼吸道急性梗阻,若不及时救治可发生窒息。咯血为多种疾病的症状之一,故鉴别诊断尤为重要。

(四) 胸痛

胸痛并非是一个重要症状,肺与脏层胸膜无痛觉,但壁层胸膜对疼痛却极为敏感,临床上很多严重的肺部疾病常无疼痛,当病变累及壁层胸膜时,才出现胸痛症状,可以说胸痛是肺支气管疾病的后期症状。而急性气管、支气管炎常有胸骨后烧灼感或刺痛,咳嗽时加重,结核性胸膜炎时也可引起胸痛,气管、支气管晚期病变,如恶性肿瘤侵入软骨或胸膜,可出现严重持续性胸痛。长时间剧烈咳嗽、肋间肌强制性收缩也可致胸痛。胸痛鉴别要点如下。

1.胸膜痛

急性胸膜炎症有特殊明显的症状,胸痛有一定部位,弥散性较少,多为一侧,且沿肋间神经分布。最大特点为疼痛与胸部运动关系密切,以致病者不敢呼吸和咳嗽。

2.肋间神经痛

与胸膜炎疼痛近似。比如在带状疱疹肋间神经炎时,在疱疹出现前,很难与胸膜炎鉴别,通常其疼痛较浅表为刺痛。

3.肋软骨痛

由肋软骨炎引起,疼痛部累及一或多个肋骨,局部有压痛。可扪及肿大的软骨,常见的肋软骨为第2、第3、第4肋软骨,左侧多于右侧。

4.心源性胸痛、肌肉痛等

在鉴别诊断时应对痛的性质、部位和与呼吸的关系加以分析,才能鉴别出胸痛的各种原因。

(五) 呼吸困难

呼吸困难是气管、支气管疾病的重要症状,也是呼吸衰竭的重要体征。呼吸困难是机体对缺氧的一种努力表现,系由于血液中氧浓度降低、CO_2浓度升高,引起神经-体液调节功能失常所致。气管、支气管因炎症、肿瘤、异物、分泌物潴留等原因使其管腔变窄或阻塞时,呼吸道的阻力增加,患者常用力呼吸以克服阻力,增加气体交换,而表现为呼吸困难,轻者感呼吸不畅,重者可窒息。

呼吸困难是由各种原因引起呼吸频率、强度和节律的改变,并伴以代偿性有辅助呼吸肌参加的呼吸运动。后者表现为吸气时锁骨上窝、胸骨上下窝及肋间隙软组织凹陷,伴鼻翼扇动、张口呼吸、点头呼吸等,严重时有发绀、烦躁不安、昏迷等。

根据气管、支气管病变部位及程度不同,临床上可分吸气性呼吸困难、呼气性呼吸困难与混合型呼吸困难三型。呼吸困难在小儿较成人为多见,因为小儿喉腔尚在发育中,其面积较小,由炎症引起局部肿胀,极易引起喉阻塞;小儿喉软骨支架柔弱易塌陷,且喉黏膜及黏膜下组织疏松,淋巴组织丰富,局部易水肿、肿胀,使喉腔阻塞;小儿会厌卷曲形如"Q",气流通过时有阻挡,易产生喉阻塞;小儿神经类型不稳定,易受激惹,动辄哭闹,易出现喉痉挛,引起呼吸困难。

(六)喘鸣与哮喘

气管、支气管炎性水肿、异物或肿瘤均可使管腔变窄,呼吸时空气通过狭窄的气道可发生喘鸣音。支气管痉挛可产生哮鸣音,出现在呼气期,常见于支气管哮喘、哮喘性支气管炎或气管、支气管异物等疾病。弥漫性小支气管痉挛可引起呼气延长与哮喘。

二、食管疾病症状

食管疾病可引起消化系统、呼吸系统及心血管系统症状,而以消化系统症状为主。

(一)吞咽困难

吞咽困难是指吞咽食物时费力,有阻塞感,吞咽过程延长。吞咽困难为食管疾病的最主要表现,轻重程度不一。轻者表现为食物下行缓慢感或哽噎感,常由于食管炎症、水肿或痉挛等病因所致,但也可能是食管癌的早期症状;严重的咽下困难,初为咽干硬食物困难,继而半流质甚至流质也不易通过,常为较大食管异物、食管狭窄或晚期食管癌所致。吞咽困难可以单独发生,或合并疼痛、呛咳及反呕等症状。根据症状特点可分为三种。

1.进行性吞咽困难

多为机械性梗阻的狭窄病变,如食管良性狭窄、肿瘤。

2.完全性吞咽困难(吞咽固体和流体食物时均有障碍)

提示有食管神经肌肉性病变,如食管痉挛、括约肌失弛缓症、食管闭锁等。

3.固定性吞咽困难

指吞咽障碍仅发生于固定大小的食物或丸剂,多因食管瘢痕所致。

除食管本身疾病与食管周的器质性疾病引起吞咽困难外,延髓病变累及第Ⅸ、第Ⅹ、第Ⅻ脑神经,发生咽缩肌、环咽肌、食管蠕动肌及贲门肌瘫痪,也可引起吞咽困难。

疼痛发生于咽部或食管,常提示有炎症或溃疡存在;摄入酸性食物后立即引起疼痛与咽下困难者,多为食管炎或溃疡;咽下困难伴有呛咳常是食管上端阻塞或环咽肌失弛缓所造成,也可因中段食管癌阻塞或伴有食管气管瘘所致;咽下困难有餐后反胃者,多系食管下端有梗阻;咽下困难伴声嘶者,常是环后癌向喉内发展或食管癌侵入纵隔或压迫喉返神经所致;咽下困难前已有声嘶则提示癌肿位于喉内已发展到喉外梨状窝喉咽部;咽下困难伴呼吸困难及哮鸣时多为纵隔占位性病变压迫支气管所致。

(二) 反呕

反呕指食物由食管或胃反流至口腔,但不成为呕吐,也无恶心感,可以是自觉或不自觉的。贲门麻痹、脑部肿瘤、胆结石、肾结石、妊娠、食物过敏、反流性食管炎及某些精神因素等,都可引起反呕。餐后较久才有反流者,多系食管梗阻上段扩张处,或食管憩室内食物潴留所致。食管贲门失弛缓症者,反流最为多见,量也较多,并有臭味,可在夜间平卧时出现,并引起呛咳。晚期食管癌反流也较常见,多为血性黏液或食物,常见于早晨。

(三) 呕血

呕血系指上消化道出血,是上消化道出血引起的主要表现。呕血前常有上腹部不适、疼痛、恶心。呕吐的血呈暗红色或咖啡样,多混有食物残渣。常见原因有食管炎、表层脱落性食管炎、食管损伤与穿孔、食管癌、腐蚀性食管炎、食管异物、食管静脉曲张、食管结核、胃炎、手术创伤引起的应激性溃疡、小肠疾病、肝硬化、门静脉梗阻等。每日或一次出血量在50mL以上,即可出现黑粪。血中的铁质在肠道内经硫化作用变为硫化铁,呈黑色黏稠发亮似柏油状,俗称"柏油样便"。

呕血的血量多少不等,少量呕吐血性液体,可见于强酸、强碱或其他化学制剂引起急性腐蚀性食管炎;严重消化道烧伤坏死时有大量出血;反流性食管炎常有少量慢性呕血;食管异物如尖锐异物刺入主动脉,穿破时可有致死性呕血;食管癌晚期溃疡型可有小量出血,表现为黑粪;食管静脉曲张破裂多为大量呕血或呈喷涌状呕血。

(四)胸骨后灼热感及疼痛

急慢性食管炎、食管溃疡、食管憩室、食管外伤或化学刺激作用于食管黏膜皆可有胸骨后灼热感及疼痛,灼热感可为持续性,但多为间歇性,饮食后可因刺激性或酸性食物而加重。疼痛的性质可为灼痛、钝痛、针刺样或牵扯样痛,尤以吞咽粗糙、灼热或有刺激性食物时疼痛加剧。疼痛可累及颈部、肩胛区或肩臂处。与饮食有关的疼痛一般表示是食管疾病所引起。应注意食管癌也可有上述疼痛症状,初期呈间歇性,晚期侵及邻近组织时疼痛剧烈而持续。

第五章 耳鼻咽喉一般检查

第一节 听力学检查

临床常用的听力学检查法可分为主观测听法和客观测听法两大类。二者适用范围不同,互为补充。主观测听法以受检者对声刺激信号的行为反应为基础,又称行为测听法。其主要内容有音叉试验、纯音听阈测试、阈上功能测试、高频测听和言语测听。

儿童测听还用到声场测听。客观测听法指不受受试者意识影响的检查方法,临床常用的有声导抗测试、电反应测听和耳声发射。其中声导抗主要用于测试中耳功能,耳声发射反映了耳蜗外毛细胞的功能状态。为了对听力损失进行定性、定量和定位诊断,往往需要通过全面的听力学检查,结合病史和其他阳性发现,进行全面听力学评估。

一、音叉试验

音叉试验是门诊常用的一项简单而实用的听力初步检查方法,主要用于判断听力损失性质。由于每次敲击音叉的强弱不可能完全一致,故音叉试验不能用作定量试验。

音叉由优质钢或镁铝合金制成,通常由 5 个频率不同的音叉组成一套,即 C128、C256、C512、C1024、C2048,一般多选用 C256 和 C512 检查骨导。音叉试验应在静室内进行,检查者手持叉柄,将叉柄撞击于检查者的膝盖或肘部使音叉振动、发音。敲击点应选在音叉叉柄上、中 1/3 交界处。击力大小以能使音叉产生最大振动为度。做气导测试时,应将叉支上端与外耳道口保持在同一平面,并距外耳道口 1cm。做骨导测验时,应将音叉底端置于乳突部鼓窦区或颅骨中线部位。放置

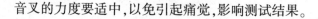

音叉的力度要适中,以免引起痛觉,影响测试结果。

二、纯音听阈测试

纯音听阈测试又称纯音测听。所谓听阈,即指受试者对某一特定频率的声音可听到50%的声强分贝数。听阈提高是听力下降的同义词。

三、阈上功能测试

阈上功能测试是用听阈以上的声强来测验听功能,和纯音听阈测试联合使用,可较全面地进行听力损失的定性、定位和定量诊断。阈上听力测验包括重振测验及听觉疲劳和病理性适应测验两部分,后者主要指音衰减测验。

四、高频测听

一些致聋因素首先会影响耳蜗基底膜的功能,因此在疾病的早期通常表现为高频听阈提高,因此需要采用8~16kHz频率段纯音进行测听,称为高频测听。高频测听主要用于噪声性耳聋、老年性耳聋和药物中毒性耳聋的早期诊断、疗效评估,以及为耳鸣患者提供早期听力受损的证据,主要提示耳蜗可能存在以基底部受损为表现的早期损害。高频测听测试方法与纯音测听基本相同,但测试信号的频率共有7个,分别为8kHz、9kHz、10kHz、11.2kHz、12.5kHz、14kHz、16kHz,其中8kHz、10kHz、12.5kHz、16kHz为必测频率。此外,高频测听对仪器和耳机也有相应的硬件要求。

五、言语测听

纯音测听只能说明受试耳对各种频率纯音的听敏度和阈上反应并不能反映听功能的全貌。有的患者纯音听力尚好,却听不懂语言,这就需要用言语测听(speech audiometry)来评估。言语测听法是指应用言语作为测听的信号,将录入磁带或唱片上的标准词汇通过听力计,测定受检者的言语听阈及其他听功能的一种测听法。言语(speech)和语言(language)是两个不同的概念。所谓言语,是指语言的发声形式,而语言是沟通信息用的符号系统,不一定用言语表达。

言语测听的测试项目主要有言语察觉阈(speech detection threshold,SDT)、言语接受阈（speech reception threshold，SRT）和言语识别率（speech discrimination-score，SDS）。

六、鼓室声导抗

声导抗测试（acoustic immittance measurements）是通过测量中耳传音机构的声阻抗~导纳来客观地评判中耳和脑干听觉传导通路功能的方法，是目前广泛使用的客观测听方法之一，它可提供中耳传音功能、咽鼓管功能和鼓室压力等客观资料，对蜗前、蜗内、蜗后和脑干病变引起的听力损失进行鉴别诊断。

声波在介质内传播需克服介质分子位移所遇到的阻力称声阻抗（acoustic impedance），被介质接纳传递的声能称声导纳（acoustic admittance）。声强不变，介质的声阻抗取决于它的摩擦（阻力）、质量（惰性）与劲度（弹性）。摩擦产生声阻（acoustic resistance），质量与劲度产生声抗（acoustic reactance）。与此相反，克服声阻后所传导的声能称为声导（acoustic conductance）。克服声抗后所传导的声能称为声呐（acousticsusceptance），其中克服劲度后所传导的声能称声顺（acoustic compliance）。

成人中耳传音机构的质量（鼓膜与听骨的重量）比较恒定，听骨链由韧带悬挂，摩擦阻力较小，这些对声阻抗的变异均无重要影响。然而，中耳传音机构的劲度（鼓膜、听骨链和中耳气垫的弹性）则易受各种病理因素影响，变化较大。250kHz以下声波进入耳内的阻抗主要受劲度的影响，此时质量和摩擦力可不计，故临床多用226kHz低频探测音来测成人劲度声抗，并用其倒数声顺来表示（单位为当量毫升）。

6个月以下婴幼儿及新生儿中耳质量变化较大，主要影响高频声波进入耳内的阻抗，此时劲度和摩擦力可不计，故对此类受试者多采用668kHz、1kHz等高频探测音声导抗进行测试。

声导抗检查的基本测试项目有鼓室声导抗（tympanogram）、声反射及咽鼓管功能测试。

七、听觉诱发电位

声波经外耳和中耳到达内耳后，由毛细胞转换为电能，循听觉神经通路传达大脑皮层,使中枢神经系统产生与外界刺激相关的生物电变化,通过计算机平均技术,将这种电活动从脑电背景中提取出来,称为诱发电位(evoked potential,EP)。由听觉系统的刺激引起中枢神经系统的生物电反应就称为听觉诱发电位(auditory evoked potentials,AEP)。

虽然在人的听觉径路中,不同平面的神经结构的听觉诱发电位形式有所不同,但其记录的基本原理是一样的。测试一般应在隔声和电屏蔽室内进行。脉冲发生器发生脉冲的同时触发声刺激发生器和叠加仪,使声刺激与叠加仪的扫描同步。声刺激发生器发出宽频带短声(click)、短音(tonepip)和短纯音(toneburst)。用耳机或扬声器将声刺激输送到受检耳。记录电极引出的微弱听觉诱发电位经放大器放大后,输入叠加仪进行叠加处理,叠加后的信号即在显示屏上以稳定的图像显示出来,并由打印机将图像记录下来。

八、儿童听力检查法

及早发现儿童的听觉障碍,对耳康复和言语的发育有决定性作用。诊断儿童听力损失,应从病史调查,听、语发育观察和听力检查三方面着手。在病史调查中应对家族史、胎儿期、出生期、新生儿期和婴幼儿、儿童期分项详细询问。在观察听、语发育时应注意下列几点:①新生儿对突然出现的大声应有惊跳(moro 反射)或眨眼反应;②3~6 个月婴儿听到声音时会停止哭闹或运动;③9~12 个月婴儿会将头转向说话者;④2 岁儿童应会讲短句。若无以上反应,则极有可能有听觉障碍,应做进一步检查。

(一)行为观察测听

1.粗声测听

常以 Ewing 测验(Ewing´s test)为代表。在被测试儿的背侧敲碗、击鼓、吹哨或叫喊,观察儿童有无可重复的行为变化,如停止游戏、注意力最大限度地转移出来。粗声测听虽较粗糙,但在仔细观察中仍可得到近于听阈的信息。方法简单、无须特殊器械、可分别测试两耳是其优点。

2.声场测听

幼儿和家长在一扩散场规范的隔声室内,给儿童玩搭积木等简单游戏。检查者在操纵室内按动不同频率纯音和强度的键钮,声源由隔声室内的音箱发出。观察幼儿对不同频率和强度刺激音的反应,如注视家长、寻找声源、指向音箱等,由此可得出听阈曲线。因是在声场内听取音箱的声音,故所得为双耳听力图。如用嘤音或窄带噪声可有助于消除驻波的影响,效果更好。两次声信号之间最少应有30秒的间隔,以便幼儿回复到自然状态。在声信号出现的同时可用光刺激协同强化。

3.条件定向反应测听

在幼儿的前侧方各有一音箱,音箱里有一暗盒,盒内有玩具熊。随着声信号出现,暗盒照明,玩具熊活动,以增强幼儿的注意力,通过不同频率和强度测试,得出听阈曲线。

(二)操作性条件反射测听

1.改良标准纯音测听

由于儿童不能耐心地做完标准纯音测听的所有频率,此时可仅做500Hz、1kHz和2kHz3个频率,甚至只做1kHz1个频率。又因儿童多不愿戴耳机,应将耳机改装成电话听筒模样,或装在摩托车头盔内做成玩具形式。先由家长示范,然后测试。做完气导测试后,应尽量争取做骨导测试,即使做一耳也好。

2.游戏测听

(1)实物强化测听。当幼儿听到声音后,按下键钮,面前的小窗内既有可口的食物出现作为奖励。也可用小玩具等代替食物作为奖励,以引起幼儿对测听的兴趣。

(2)视觉强化测听。当幼儿听到声音按下键钮后,面前的玩具熊即开始跳舞和敲鼓。由于聋儿的高频损失常大于低频,故首选500Hz检查为宜。TROCA和VROCA可用于精神迟钝儿童的测听。

除以上方法外,还可进行儿童言语测听、心率测听、周围血管反应测听、呼吸测听、非营养性吸吮反应测听和皮肤电测听等。声导抗和电反应测听广泛用于婴幼儿,诱发性耳声发射也用于新生儿听力筛选。

第二节　助听器及其选配

广义地说,凡能有效帮助听力损失者听清楚声音的各种装置都可称为助听器(hearingaids)。本节介绍的是可根据患者不同听力损失进行补偿的高级电声放大装置。

一、分类

(一)根据形态分类

常见的助听器有盒式、耳背式(behindtheear,BTE)、耳内式、耳道式和全耳道式。此外还有眼镜式、信号对传、双侧信号对传和骨导助听器等。

(二)根据信号处理技术分类

1.模拟信号处理

使用传统的信号处理技术,音质如录音磁带。

2.数字信号处理

经模拟—信号(AD)转换后用数字技术处理信号(DSP),对声音进行数字方式调节,再经信号—模拟(DA)转换得到如同 CD 的高保真放大声。此外,该种助听器还有多程序选择、多通道处理、更精细调节和广泛的适用性等优点。

二、助听器新技术

(一)压缩与放大技术

感音性听力损失者因有重振现象,其动态范围(听阈和不适响度级的分贝差,dynamicrange,DR)变小,助听器只有将声音压缩和放大在个体的 DR 之内才会给患者带来较好的聆听效果。理想的压缩与放大应尽可能模仿正常耳蜗的功能,现在多用多通道滤波技术和快速傅立叶转换(FFT)来实现。

宽动态范围压缩是于低阈值启动,压缩比持续均匀变化的一种算法,可使外界宽范围声音压缩到窄小的动态范围中。WDRC 适合于轻、中度听力损失者。对重度患者,联合使用 WDRC 和压缩限幅或削峰效果更好。对习惯于线性放大和削峰技术助听器的患者,改用 WDRC 助听器时会有一个适应过程。

(二) 降噪技术

环境噪声是影响助听器效果的一大因素,目前公认提高信噪比是在噪声中提高言语清晰度的有效办法。用高通滤波或在低频处改变压缩的传统办法未能取得理想效果。在这方面的革新技术如下。

1.方向性技术

假设佩戴助听器者感兴趣的言语信号总是位于其前方,若用方向性拾音系统可有选择地放大前方的声音,相应地限制侧、后方的声音,从而排除干扰,听清前方的语音。现在多用两个或三个拾音器,并有实境自适应方向系统和智能转换等功能。方向性技术主要用于在噪声中聆听患者前方的谈话,若背景声也是有用信号,如圆桌会议讨论或驾车等情况则不宜使用。听障儿童需要适应全方位的声环境,亦不宜长期使用带方向性技术的助听器。

2.净噪系统

在信号调制基础上研制的降噪新技术。该系统将全部信号分割为 17 个频段,在每个频段内对言语信号和噪声信号进行调节,“剥离”噪声,保留言语信号和维持动态的时间常量,从而达到较好的降噪目的。

3.反馈抑制技术

反馈(啸叫)声严重影响助听器效果,甚至使患者畏惧。传统的反馈抑制技术,如削峰、降低高频增益、密封耳模和缩小或堵塞气孔等办法均有佩戴不适、声音失真和言语辨别率差等弊病。

利用相位消除技术研制的数字反馈抑制系统,在不降低增益的前提下,可较好地抑制啸叫,解除患者的烦恼,且享受到开放耳的舒适性。DFS 的基本原理是收集和分析助听器从外耳道溢出并进入拾音器的声音,自动产生除相位相反外其余均相同的信号,用“以毒攻毒”的方式来消除反馈。

4.开放耳技术

低频听阈小于40dBHL的患者戴上助听器后常诉听声音如在桶里,有很闷的堵塞感。将气孔开大和做短的传统办法虽有一定作用,但啸叫声也常随之而来。随着WDRC和DFS的推广,基本解决了反馈啸叫的问题,从而可使助听器的耳模或耳塞从闭合式转为开放式,使患者佩戴舒适。

5.移频技术

有研究表明,当高频听力损失大于60dB时,放大这些频段的声音不但不改善言语识别,反而有负面影响。如果采用移频技术将关键的高频言语信息进行实时动态言语重新编码、动态辅音推动和按比例压缩等处理,则可将有用信息移到具有较好残余听力的区域。这是一种介于助听器和人工耳蜗之间的方法,目前已有专门产品面市。

三、适应证与禁忌证

(一)适应证

助听器可使大多数听力损失者得益。世界卫生组织(WHO)向发展中国家推荐的适用范围如下。

1.儿童

0.5kHz、1kHz、2kHz、4kHz4个频率平均听阈31~80dBHL。

2.成人

0.5kHz、1kHz、2kHz、4kHz4个频率平均听阈41~80dBHL。

(二)禁忌证

先天性内耳未发育或无残余听力者为助听器的禁忌证。外耳道闭锁或耳漏者不适合用气导助听器,但可用骨导助听器。

四、选配技术

(一)选配流程

助听器是特殊商品,必须正规就医,科学选配,不可随意购买。选配流程如下:

①在耳鼻咽喉科门诊就诊,做规范的耳科学和听力学检查,明确听力损失的原因、性质、程度和病程,确定是否为助听器的适应证;②咨询助听器服务中心,结合具体情况,就单耳或双耳助听、助听器种类、性能、价格等获取信息,认为合适者,可初试助听器;③初试合适,取耳印,制作耳模;④验配;⑤适应和康复训练;⑥保养、维修和随访服务。

(二)验配方法

1.比较法

根据患者听力损失的性质、类型和程度,预选几只助听器给其试听,比较不同助听器的效果,选用最优者。此法费时、粗糙,且受心理因素影响大。有实验表明,用三只同型号同参数的助听器单盲测试听损者的助听效果,大多数患者反映第二只助听器最好。由于这些缺点,现已很少使用此法。

2.处方法

Lybarger 提出"半增益定律"(halfgain rule),即感音神经性听力损失者(尤其是轻和中度)助听器的增益量为患者 0.5kHz、1kHz 和 2kHz 纯音听阈平均值的一半。如三个频率听阈的均值为 60dB,则助听器需要 30dB 的增益。用这种"处方"可大致框定助听器的范围,使选配简化。在半增益定律的基础上又衍生出许多公式。现在绝大多数都在电脑上编程选配,我们无需强记每一公式的算法,但应熟悉每一公式的适用对象。要注意的是处方法仅提供一般规律,实践中应根据患者具体情况灵活应用。另外,处方法提供的是插入增益,而助听器手册提供的是 2CC 耦合腔的参数,使用中要注意两者的转换。

3.电脑编程

近年来,随着数字信号处理助听器的普及,验配和调试都在电脑上操作。11家著名助听器厂商联合开发了"Hi~Pro"编程器和"Noah"编程软件,使数字助听器既有共同平台,又可容纳各厂商的程序和数据,为推广数字助听器做出了重要贡献。

4.功能性增益和"香蕉图"

功能性增益为非助听听阈和助听听阈之差,反映了该助听器在不同频率的放大功能。正常人长时间平均了言语声谱用 HL 表达时呈香蕉形,俗称言语香蕉图。

测量助听后各频率的听阈若都在香蕉图内,说明该助听器调试比较理想,否则应调整助听器和(或)耳模,使功能性增益在香蕉图内。

5.真耳测试

患者佩戴预选的助听器后,在真耳测试仪上调试和测量外耳道深部近鼓膜处的插入增益,使其尽可能达到目标增益。这种方法使助听器选配真正做到了"因耳制宜",是较理想的技术。真耳测试仪通常还具备助听器分析功能,可分析助听器在 2CC 耦合腔内的电声性能。

五、选配的常见问题

(一) 单耳或双耳选配

只有双耳聆听才是自然的听觉方式。双耳听力损失者应尽可能双耳选配助听器。其优点是:双耳整合效应至少可增加 3dB 的增益,对重度听力损失者尤其重要。由于克服了头影效应,不但听声清晰,而且恢复了立体定位能力。此外,对抑制耳鸣和避免迟发性听觉剥夺等方面也有明显好处。

如果由于种种原因只能单耳配助听器时,应做如下考虑。①一耳轻度,另一耳中度听损;或一耳中度另一耳重度听损或全聋,配中度听损耳或用 BICROS 助听器;②一耳全聋,另一耳正常或轻度听损,用 CROS 或 BICROS 助听器;③两耳平均听力损失不大时,在残余听力较多、听阈曲线较平坦侧选配助听器。

(二) 形式选择

年迈、手运动不便者宜用盒式助听器,儿童或重度听损者宜用耳背式。

(三) 信号处理方式选择

传导性听力损失或听阈曲线较平坦者,可选模拟信号处理助听器,感音神经性听力损失或听阈曲线起伏较大者,宜选数字信号处理助听器。

(四) 儿童选配

由于听力损失影响言语和认知发育,一旦明确为永久性听力损失,应尽早选配助听器并进行康复训练。若经新生儿听力筛查并明确诊断的婴儿,应在6月龄内选配助听器。听障儿童不会表述或表述能力差,选配常处于被动状态。尽可能收集多种资料,综合评估患儿听阈(最小反应阈)进行科学验配和观察助听后反应非常重要。

(五)老人选配

老年性听力损失属感音神经性,动态范围小,多有重振现象,应选用非线性放大的助听器。有条件时最好选用数字信号处理助听器。老年聋的言语识别率降低不仅是外周听力减退所致,同时也受中枢影响。单靠助听器补偿减退的外周听力往往效果不理想,必须强调助听后的综合康复训练。

(六)适应和康复

佩戴助听器有一个逐步适应过程,切忌一曝十寒。一般第一周每天戴2~3h,第二周每天4~6h,第三周每天8h左右。开始只限于在室内较安静的环境下使用,最好是一对一的交谈,以后再逐渐过渡到人较多的场合。不要急着听懂每一句话,抓住主题,懂得主要意思就是成功。

与人交往时不但要注意听,而且要着眼看着对方,这对理解是非常有益的。应当相信经过科学选配的助听器会随着康复的进展越戴越好,但不可能一蹴而就。

第三节 嗓音功能评价法

一、喉动态镜检查

喉动态镜是利用频闪光源照射来观察声带振动特征的检查仪器。Stamper首先发明了机械式喉动态镜。Kaller利用电子闪光管原理研制了电子喉动态镜。钟子良在国内首次应用电子喉动态镜。近年喉动态镜有很大发展,将其与支撑喉镜、手术显微镜连接,在进行喉显微外科手术时能同步观察声带振动状况,更有利于提高手术效果;将喉动态镜与摄像系统及电子计算机连接,可在检查的同时将声带振动情况摄像、显示并存储、打印。

（一）检查原理

正常发声时声带振动非常迅速，为100~250次/秒，而人的视觉只能辨别每秒不超过16次的振动，故用肉眼无法观察高速的声带振动，因此，必须借助于某种方法使声带这种快速振动相对减慢。喉动态镜即是利用快速闪烁的光源照射使声带形成一种似乎静止或缓慢活动的光学幻影，当光源闪烁频率与声带振动频率同步时，声带则好像不运动（静相）；当闪光频率与声带振动频率有差别时，则可看到声带似乎缓慢振动（动相），所见到的振动频率是声带实际振动频率与闪光频率之差。

喉动态镜由频闪光源系统、接触麦克风、脚踏开关、喉内镜、摄像系统及显示器等构成。工作时声带振动频率通过接触麦克风、声频放大器传至差频产生器，由差频产生器根据声带振动频率调节频闪光源的频率（脚踏开关亦可调节频闪光源的频率），频闪光源通过硬管或软管喉镜照射在声带上，使肉眼观察到的声带振动速度相对变慢或静止。

（二）检查方法

检查前用1%丁卡因液行咽部黏膜表面麻醉。检查时受试者取坐位，将接触麦克风固定于颈前喉体部，头稍后仰，张口伸舌，检查者一手用纱布包裹舌前部向外轻轻牵拉，另一手将喉镜伸入口咽，嘱受试者发"i"音，脚踏开关控制闪光频率，观察不同音调（高音、低音）、音强（强音、弱音）、声区（真声、假声）的声带振动情况（静相或动相）。

（三）观察内容

1.基频

声带振动固有频率可在喉动态镜仪器上显示出。基频与年龄、性别有关，声带病理情况下基频可下降或升高。

2.声带振动对称性

观察两侧声带振动是否同步。正常情况下双侧声带应呈对称性振动，当一侧声带病变时可与对侧声带振动不同步，表现为患侧振动慢或不振动。

3.声带振动周期性

观察声带振动是否规则。正常声带振动周期规则,声带病变时可出现非周期性振动,显示声带振动不规则,或部分振动、部分停止振动。

4.声带振动幅度

观察声带振动幅度大小,双侧是否相同。正常声带振幅有一标准范围,左右相等。当声带张力下降时,可出现振幅增大,甚至呈帆状起伏,而声带张力上升时振幅可变小。

5.声带黏膜波

观察黏膜波大小、有无及形态。黏膜波反映了声带表层组织结构功能状态。声带黏膜病变时黏膜波可减弱,声带黏膜与深层组织粘连、声带手术损伤深层、声带闭合不全或张力下降等均可致黏膜波减弱甚至消失。

6.声门闭合形态

观察发声时声门是完全闭合、部分闭合还是完全不闭合。正常发声时,声门可完全闭合或部分闭合;发弱声或假声时,声门闭合程度降低;声带麻痹、沟状声带、声带小结、息肉、囊肿及肿瘤等可导致声门闭合不全。

(四)临床应用

1.初步鉴别声带病变性质

一般认为,良性声带病变多限于黏膜层,故声带振动多正常。黏膜波可表现为正常、减弱或增大。声带恶性病变可由黏膜向深层浸润,黏膜波消失,声带振动减弱或消失。声带麻痹时其张力下降,弹性减弱,声带振动不规则、振幅增大呈帆状起伏或振动消失,黏膜波减弱或消失。

2.判断声带麻痹类型和程度

完全性麻痹时,患侧声带振动及黏膜波均消失。部分麻痹时,患侧声带仍有振动,但振动不对称、不规则,振幅增大,黏膜波减弱。

3.区别器质性与功能性发声障碍

器质性声带病变可出现患侧声带振动及黏膜波异常,而功能性病变声带振动及黏膜波均正常。

4.评估声带病变预后

如黏膜波从有到无,则反映黏膜表层病变逐渐加重或向深层侵犯。如声带振动出现异常,则表明深层开始病变,振动逐渐减弱或消失提示深层病变加重。如黏膜波或振动从无到有,则表示声带病变开始恢复。

二、嗓音的声学测试

嗓音声学测试技术采用物理声学检测手段收集、处理嗓音信号,获取有关声学特征并进行声学分析,为嗓音质量提供定量依据,以客观评价嗓音功能。

(一)测试仪器

1.语图仪

由录音装置、外差式频率分析装置及显示装置三部分构成,显示的语图为时间、频率、强度的三维图形,横轴代表时间,纵轴代表频率,声强以灰度表示。

2.声谱仪

仪器组成基本同语图仪,显示的声谱图为在某一时间断面上的频率、强度二维图形。声谱仪可自动进行快速的数模(A/D)转换和快速傅里叶变换,使图形数据化并显示。

3.电子计算机声学测试系统

硬件部分包括电子计算机、声卡、音箱、话筒、前置放大器及打印系统,计算机内设有声学分析软件程序,工作时嗓音信号输入话筒,经前置放大器信号放大,A/D转换显示声波图形,信号采样进行软件分析,获取声学数据、语图,进行嗓音质量评估。

(二)测试方法

最常采用的方法是检测口腔输出的嗓音信号,测试在隔音条件下(环境噪声45dB以下)进行,受试者口距麦克风5~10cm,发元音(a或i),持续3~5s,声音信号经话筒输入声学测试仪器,再经 A/D 转换实时显示声波图形。选取中间平稳段声样进行声学分析,获取有关声学数据,并对嗓音质量作客观评价。

口腔声音信号易受喉部以上共鸣及吐字结构的影响,故可应用颈前接触麦克风拾取发声时声带振动信号,获得直接声门声学信号,减少声门上结构对声音信号的影响。测试时受试者将接触麦克风戴于颈部,同上发持续元音,声带振动信号经颈前软组织传至接触麦克风,然后输入测试仪器内处理分析。

(三)临床应用

嗓音声学参数检测技术可客观、定量反映嗓音质量,评价喉部功能状态。

1.区别正常与病态嗓音

正常嗓音各声学参数值在正常范围内,语图谐波呈正弦、均匀、规律的波纹状,图形整齐、清晰,共振峰处声能较强,峰带明显而清楚,集中于和处,噪音成分极少。嘶哑嗓音可表现为各项声学参数值不同程度升高或下降,语图显示谐波不规则、断裂甚至缺失,共振峰不同程度破坏或消失,噪声成分增加等。音调异常嗓音则可出现基频异常(或高或低)。

2.判断嗓音损害程度

嗓音声学特征可客观反映嗓音嘶哑的程度。轻度嘶哑各声学参数值略高于正常 0.5~1 倍,语图中、高频区谐波及 2、3 共振峰不规则或断裂,波纹间混有噪声成分。中度嘶哑声学参数值高于正常 1~2 倍,语图表现中、高频区谐波及共振峰损害程度加重,低频区谐波及 1 共振峰亦出现不规则、断裂及噪声成分。重度嘶哑声学参数值增高 2~4 倍,语图中、高频区谐波及共振峰基本消失,代之以噪声成分,低频区仅残存少量不规则、断裂的谐波。

3.初步推测喉病性质

良性声带病变各声学参数值略高于正常 0.5~1.5 倍,语图表现轻、中度损害。声带麻痹或恶性喉疾病则各声学参数值可高于正常 2~4.5 倍,语图多为重度损害。

4.发现早期嗓音疾病

嗓音声学检测可发现早期嗓音疾病的声学参数 shimmer、SDFO 及 NNE 略高于正常,语图表现中、高频区谐波稍不规则,偶有断裂,并有少量增生的噪声成分。

5.鉴别功能性及器质性喉病

器质性喉病嗓音声学特征为声学参数值升高或下降,语图表现谐波不规则,断裂甚至消失,共振峰声能减弱或消失,噪声成分增多等。功能性发声障碍嗓音也可出现病理性嗓音的声学特征,但多数功能性发声障碍者在一次元音信号中可搜寻到正常声学特征,此时声学参数及声谱图特征均显示正常。

6.评价疗效及预后

嗓音声学检测可客观评价治疗效果,如治疗后声学参数及语图改善,表明治疗有效,病情好转。如治疗后各参数值及语图完全恢复正常,表明痊愈。治疗后声学特征无明显改善,表明治疗效果不佳;治疗后声学参数及语图损害更明显,则表明病情加重。

三、喉空气动力学测试

发声时呼吸活动提供声音产生及维持的气流动力,因此,测试机体发声时气流动力学(aerodynamics)改变,并进行有关参数分析,可为喉功能评价提供定量的客观依据。

(一)原理及方法

1.气流率及口腔内压力测试

气流率(airflowrate)指发声时单位时间内通过声门的气流量,通常用 mL/s 表示。简单的气流率测试方法是应用呼吸速度描记器或恒温热线气流计进行,测试时受试者持续元音(a 或 i),气流信号经圆筒形接管输入上述测试仪器记录并显示。气流率也可经下列公式计算获得:平均气流率=肺活量/最大声时。

近年国外多采用"逆滤波技术"进行发声时气流率及口腔内压力测试,这种方法可消除因声道共振作用所产生的声波高频成分,从而更精确获得声门气流信息。该测试系统由通气面罩、呼吸气流速度描记仪、声压传感器、前置放大器、逆滤波装置及计算机组成。气流率测试时受试者将面罩紧贴面部,罩住口鼻,发持续性元音,气流信号经通气面罩、呼吸气流速度描记仪传至气压传感器,再经放大、滤波处理输入计算机,经数模(A/D)转换显示为随时间而变化的气流声门图(flowglottalgram,FGG),其观察参数包括:①峰值气流率;②变动气流率;③稳定气流率;④最小气流率等。变动气流率与稳定气流率的比值可更佳反映声带功能状态,称声门效率。口腔内压力测试是将一硅胶管置于面罩内,受试者发间断音节(pi 或 pa),气压信号经气压传感器放大后输入计算机,经数模转换描记为口腔气体压力图,并计算出压力数值。

2.声门下压力测试

声门下压力是声音产生及维持的一个重要因素,用单位 kPa(cmH$_2$O)表示。

声门下压力测试技术较为复杂,目前主要有 3 种测试途径:①经颈前皮肤测试:该方法为侵入性技术,对组织有一定损伤;②经声门测试:该方法缺点是操作较困难,将硅胶管置于声门下时易发生移位,引起咳嗽反射,而且测试时影响发声活动;③经食管测试:是通过测量食管内压间接推测声门下压的方法,该方法较前两种方法操作简单,痛苦小,易于接受。测量声门下压力较困难,故而现多采用测量口腔压力的方法间接推测声门下压力。

3.声门阻力测试

声门阻力不能直接测量,可通过声门下压及平均气流率计算得到数值:声门阻力=声门下压/平均气流率,常用单位为 kPa(cmH$_2$O)/LPS。因声门下压力测试较困难,可用口腔内压力代替声门下压进行计算:声门阻力=口腔压力/气流率。

(二)临床应用

1.气流率及气流声门图

正常男性平均气流率为 90~175mL/s,女性为 80~160mL/s。气流率与声音强度有关,声强增大时,平均气流率亦增加。峰值气流量、变动气流量随声音强度增大而升高,而闭合相最小气流量则下降,表明发声强度增加时耗气量亦增加。气流率与声区也有关,假声时气流率较胸声明显,可能是因为假声时声门关闭程度降低,耗气量增加所致。

气流率与声门闭合程度明显相关,发声时如声门闭合程度降低则气流率明显增高,气流声门图闭合相由扁平变圆。声带麻痹造成声门关闭不全时,稳定气流率升高,变动气流率与稳定气流率比值下降。气流率与声带质量、张力也有关,声带炎症或良性增生病变时,声带体积增加,振动下降,此时变动气流率降低,变动气流率与稳定气流率比值也降低;声带张力增加时(如痉挛性发音障碍),气流率则明显下降。气流率可反映喉部疾病严重程度,急性喉炎变动气流率与稳定气流率较慢性喉炎降低;T$_2$、T$_3$期喉癌变动气流率与稳定气流率比值较 L 峰期下降。气流率在临床疗效评价中也具一定价值,声带良性疾病显微手术后平均气流率明显降低,声门效率提高。

2.声门下压及口腔内压

正常发声时,当深吸气后紧闭声门用力呼气,声门下压力可达 9.8kPa（100㎝ H_2O）。但一般发声时,声门下压仅需 0.49~0.98kPa（5~10cmH_2O）;发强音时声门下压力也不超过 2.94kPa（30cmH_2O）。声门下压力与声门强度有关,声门下压力大,声带振动幅度大,则声强大;反之声强则小。声门下压力与声音频率亦有一定关系,声门下压随发音频率的上升而增加。发声时空气力压变化与声区也有关,假声时口腔内压力较胸声高,可能与维持声带张力及振动有关。

第四节　鼻及鼻窦检查

一、外鼻及鼻腔的一般检查法

（一）视诊

1.鼻梁形状

鼻梁有凹陷、歪斜者,除发育异常外,应想到外伤、萎缩性鼻炎及梅毒的后遗症;高度鼻中隔偏曲者,鼻梁也可能显著歪斜。鼻梁对称性增宽、变饱满,常常是鼻息肉的体征,被称为"蛙鼻"。若整个外鼻肥大,则可能是鼻赘或某些全身性疾病如肢端肥大症、黏液性水肿等的表现。

2.鼻翼

检查鼻翼有无塌陷性畸形和缺损。鼻翼缺损多为外伤或梅毒后遗症;在儿童出现呼吸困难时,吸气期鼻翼可向外异常扩张,若吸气时鼻翼异常凹陷,则可能是鼻翼萎陷症。

3.皮肤

注意外鼻、面颊及上唇等处皮肤有无红肿、破溃及新生物,鼻梁上有无瘘管开口。患有酒渣鼻者,其鼻尖及鼻翼处皮肤弥漫性充血、发亮或有片状红斑,可伴有痤疮形成。鼻疖者除出现红肿外,可伴有显著疼痛,红肿中心还可出现脓点。患急性上颌窦炎时,有时可出现面颊部皮肤红肿;患急性筛窦炎时,眼眶内角近内眦部皮肤可能红肿;急性额窦炎可引起同侧眉根部及眶内上角皮肤红肿。鼻唇间皮肤皲裂或糜烂多为长期流涕或变应性鼻炎所致。外鼻的皮肤癌可呈斑样隆起或赘疣状小硬结节,常伴有溃疡形成。

4.前鼻孔形状

患腺样体肥大的儿童,前鼻孔常呈窄隙状;鼻烫伤或鼻硬结病可引起前鼻孔完全或不完全闭锁。

5.外鼻周围

注意检查面颊部左右是否对称,表面有无局限性隆起;眼球有无移位以及眼球运动有无异常等。

(二)触诊

患鼻疖或鼻前庭炎时,鼻翼变硬,触痛明显;患鼻硬结病时,鼻翼变硬而无触痛;鼻中隔脓肿者,鼻尖可有触痛或按压痛;鼻骨骨折错位时,鼻梁有触痛,并可感觉到下陷、鼻骨移位等畸形;如果形成了皮下气肿,触之有捻发感。急性额窦炎在眶内上角可有触痛或按压痛;急性上颌窦炎时在面颊部可有触痛或按压痛。鼻窦囊肿有颜面部隆起者,按压时有如按压乒乓球之感。

(三)叩诊

可用单指直接叩击或双指间接叩击患处,以了解有无疼痛。急性上颌窦炎在面颊部可有叩痛;急性额窦炎时,额窦前壁可有叩痛,并且叩痛区常与额窦本身大小相当。

(四)听诊

注意听患者发声或小儿哭声,可推知其鼻腔有无阻塞性病变。鼻腔阻塞时,可出现闭塞性鼻音;而患腭裂或软腭麻痹者,可出现开放性鼻音。

(五)嗅诊

患臭鼻症或牙源性上颌窦炎,可嗅到特殊腥臭味;恶性肿瘤患者则可出现特有的"癌肿气味"。

(六)前鼻镜检查

前鼻镜检查时,以右手或左手拇指和示指末节捏住窥鼻器的关节,将窥鼻器柄的一脚贴掌心,其余三指覆另一柄脚上,以司窥鼻器的关闭。检查时,手腕屈曲,将窥鼻器两叶合拢,与鼻底平行,伸入前鼻孔,轻轻捏紧窥鼻器的两柄,使两叶上下张开而抬起鼻翼,压倒鼻毛,扩大鼻孔,使光线与视线得以进入。窥鼻器的两叶不应超越鼻阈,否则不易充分扩大鼻孔,且可损伤鼻腔黏膜引起出血或疼痛。当窥鼻器伸入鼻前庭后,将其余手指或另一手贴于受检者面部及颏部以固定,并视检查需要变动受检者头位。检查顺序如下。

1.下鼻甲及下鼻道

受检者头微低,则可看清鼻腔底、下鼻道与下鼻甲的一部分。头微仰,可看清全部下鼻甲及总鼻道的下段。

2.中鼻甲及中鼻道

被检查者头部进一步后仰,可检查中鼻甲和中鼻道。若因下鼻甲过大不能看清时,可用1%麻黄碱生理盐水棉片贴敷下鼻甲上,3~5分钟后取出棉片再行检查。正常鼻黏膜呈淡红色、湿润而有光泽。中鼻甲的颜色较下鼻甲稍淡。在中鼻道内有时可见筛泡的一部分,中鼻甲内侧即嗅裂。如见脓液,可从其来自中鼻甲内侧或外侧判明来自何组鼻窦。此外,注意各鼻甲有无充血、贫血、肿胀、肥厚及萎缩等情况,必要时用探针或血管收缩剂鉴别之。还须注意检查鼻道中有无新生物。

3.鼻中隔

在上述各头位中,将受检者面部向检查的对侧转动,可自下而上分别看清鼻中隔各部分。鼻中隔完全垂直者很少,轻度偏曲而无骨嵴或距状突者一般均非病态,可称之为生理性偏曲。如偏曲较明显,其凸面正对中鼻道、中鼻甲,或有距状突刺入下鼻甲,对鼻的呼吸与引流有妨碍者应记录之。此外,还需注意易出血区(利特尔区)有无出血点、血痂、糜烂或小血管曲张,鼻中隔有无穿孔及穿孔部位,有无坏死骨片、黏膜肥厚、充血、出血、两侧对称性肿胀(脓肿、血肿)、溃疡及肿瘤等。

(七)后鼻镜检查法

后鼻镜检查法也称间接鼻咽镜检查法,可同时检查鼻咽部及后鼻孔。操作较难,在小儿不易成功。检查前应先向患者解释检查步骤与要求,以得到尽可能好的配合。检查时,右手持小号间接喉镜或后鼻镜,先在酒精灯或加热器上烤热,不使镜面生雾,再将镜背置于检查者手背上测试其温度,直至温而不烫方可用于检查。然后将额镜的反射光线照到咽后壁。左手持压舌板将舌前 2/3 压下,并稍向前轻按使之固定于口底,右手以执钢笔姿势将镜从左侧口角(镜面向上)送到软腭与咽后壁之间,调整镜面呈 45°倾斜,对好光,此时镜中反映出后鼻孔的一部分,先找到鼻中隔后缘,并以之为据,分别检查其他各处。因镜面过小,不能一次反映出后鼻孔和鼻咽部的全部情况,还须适当转动和倾斜镜面分别观察各部,各部形象相互补充,便知后鼻孔全貌。须记住,镜中所成图像与实体位置左右相反。检查顺序如下:

1.鼻咽顶

较易看清,注意有无新生物、溃疡、出血点、痂皮、腺样体残余或咽囊裂隙等。

2.后鼻孔区域

观察有无畸形。后组筛窦与蝶窦发炎时,常见其附近黏膜有充血、萎缩和脓痂附着,若有后鼻孔息肉或鼻咽纤维血管瘤,则后鼻孔边缘常被遮蔽而不能看到。

3.鼻甲和鼻通

渐渐将镜面垂直,观察上、中鼻甲与上、中鼻道的后段,再将镜柄下移,可见下鼻甲后端及下鼻道,注意各鼻道中有无脓液。

4.咽鼓管

镜面稍向两侧倾斜,观察鼻咽两侧,可见侧后方被咽鼓管圆枕包围的咽鼓管咽口,该处色淡红而有反光。咽鼓管圆枕的后上有狭长形深凹,即咽隐窝,为鼻咽癌好发部位之一。有时可见咽鼓管咽口后上方有淋巴组织包绕,即所谓咽鼓管扁桃体。

5.软腭

软腭背面如有脓液,可能来自上、中鼻道。后鼻镜检查的难点有:①最常遇到的困难是舌背过高,为舌不自主地反抗所致,故压舌时应轻轻加压,不可突然用力;②软腭常常不自主地提高而贴近咽后壁,以致无容镜之处,多因受检者精神紧张、软腭痉挛或张口过大所致。如为前者,应耐心解释,嘱咽部放松,平静用鼻呼吸,也可让其对镜练习用鼻呼吸,务使舌位最低而软腭离咽后壁最远;③受检者恶心:为避免之,检查时不要把压舌板伸入太深,并尽量不要触及周围组织;也可用 1% ~ 2%丁卡因溶液作咽部喷雾;④有些受检者在检查中不会用鼻呼吸,可任其由口呼吸,但嘱其不可用力,以免软腭高举,影响检查;⑤受检者频繁做吞咽动作,嘱其尽力克制之;⑥有时受检者一张口或镜一入口,软腭即不自主地抬高,可嘱其闭眼或掩其目,然后操作。

如以上诸法无效,而又必须详查后鼻孔及鼻咽部或拟在该处做活检时,可在施行咽黏膜表面麻醉后,加用软腭拉钩进行检查。也可试用下法:将橡皮导尿管从一侧前鼻孔插入,沿鼻腔底、鼻咽而达口咽,并从口中拉出,首尾两端挽成一个结;对侧鼻孔也依此法伸入一根导尿管从口中引出后打结,这样可使软腭与咽后壁的距离扩大,增大检查视野。

二、鼻窦的一般检查法

前述之视、触、叩、听、嗅及前、后鼻镜检查亦为鼻窦检查法之重要组成部分。而今,CT、MRI 及鼻内镜等的广泛应用,已使鼻窦疾病的诊断变得容易,但下述方法仍常被用于鼻窦的检查:

(一)头位引流法

头位引流法为先将鼻腔脓液拭净,用 1%麻黄碱棉片收缩中鼻道及嗅裂黏膜,以利窦口畅通。然后嘱受检者将头部倾倒在一定位置上约 15 分钟,以便脓液流出,再行前、后鼻镜检查,判断脓液的来源。检查一侧上颌窦时,将头向对侧偏倒而使受检侧上颌窦居于上方,如果发现中鼻道内又有脓流出,表示由上颌窦而来;若未见脓液,尚须做后鼻镜检查,因由上颌窦流出的脓液也可流入鼻腔后部。如果前、后鼻孔均未见脓液,但受检者闻到有臭味,说明上颌窦中可能积脓,但量少不够流出。检查前组筛窦则头需稍向后仰;检查后组筛窦则应稍向前俯;检查额窦,则头直立;检查蝶窦则须低头,面向下将额部或鼻尖抵在桌面上。

(二)上颌窦穿刺冲洗法

上颌窦穿刺冲洗法是临床上诊断和治疗上颌窦疾病,特别是上颌窦炎的常用方法。

先用浸有 2% 丁卡因或 4% 可卡因溶液的卷棉子置放于下鼻道前段顶部，10~15分钟后取出(上述麻醉药物中加少许 1% 肾上腺素液，可大幅减少穿刺时的出血；若术前先行解释，操作熟练，则不施任何麻醉也可顺利穿刺，尤其对久经穿刺的患者更易成功)。穿刺时，检查者一手持特制的穿刺针，针尖斜面朝向鼻中隔，由前鼻孔伸入下鼻道，针尖落于距下鼻甲前端约 1.5cm 处(因该处骨壁最薄，易于刺破)，并使其紧靠下鼻甲根部，方向指向上、外，并稍向后，即斜对患者同侧眼外眦。另一手固定患者枕部，以防其向后移动，然后用拇指和示指固定针管的后 2/3 处，掌心抵住针柄，将针慢慢紧压刺穿骨壁以进入窦腔。穿刺时用力不可过猛，并以其余手指抵住患者唇部，有落空感觉时立即停止前进，以防刺入过深。

第五节　咽鼓功能检查

咽鼓管具有调节鼓室内的气压使之与外界气压保持平衡的功能、引流功能、防声功能和防止逆行性感染等功能。咽鼓管功能的检查方法，目前主要集中于其调节鼓室内气压的功能，以及引流功能。

咽鼓管功能的测定方法很多，繁简不一，其中有定性检查法，也有定量检查法。临床常用的瓦尔萨尔法，波利策法，导管吹张法等，均属定性检查法，这种方法简单易行，无须特殊设备条件，唯精确度较差。定量检查法虽能较准确地检测咽鼓管的通畅度，但需一定的仪器设备，其中有些技术操作比较复杂。此外，咽鼓管检查法还因鼓膜是否完整而有所不同，如鼓室滴药法和咽鼓管造影术一般只适用于鼓膜穿孔者。

一、吞咽试验法

(一)听诊管法

取一听诊管，将其两端的橄榄头分别塞于受试者和检查者的外耳道口内，然后请受试者做吞咽动作，检查者从听诊管中注意倾听有无空气进入中耳的"嘘嘘"声。若无此声，表示咽鼓管可能阻塞。

（二）鼓膜观察法

检查者以电耳镜观察受试者之鼓膜时，请受试者做吞咽动作，此时若鼓膜可随吞咽动作而向外鼓动，示其通畅。

咽鼓管吹张法是受试者或其家属在医务人员的指导下，通过规定动作或医务人员用简单的器械将空气从鼻咽部的咽口经咽鼓管吹入中耳的方法，可粗略评估咽鼓管的通畅情况。主要适用于鼓膜完整者，鼓膜穿孔者亦非禁忌。咽鼓管吹张还是一种常用的治疗操作。

常用的咽鼓管吹张法有以下三种：

1.瓦尔萨尔法

亦称捏鼻闭口鼓气法。受试者以拇指和示指将自己的两鼻翼向内压紧，同时紧闭双唇，用力屏气。咽鼓管通畅者，此时呼出的气体经鼻咽部循咽鼓管冲入鼓室，检查者用听诊管可从受试者的耳道口听到鼓膜的振动声；也可从电耳镜中观察到鼓膜向外的鼓动。受试者自己亦可感到鼓膜向外膨出。若咽鼓管不通畅，则无上述现象。

2.波利策法

亦称饮水通气法。主要适用于小儿。嘱受试者含水一口，检查者将波氏球（Politzer bag）前端的橄榄头塞于受试者一侧的前鼻孔，并以手指压紧另一侧前鼻孔。告受试者将口中所含之水吞下，于受试者吞水之际，迅速捏紧橡皮球，向鼻腔内吹气。咽鼓管功能正常者，在此软腭上举、鼻咽腔关闭，同时咽鼓管开放的瞬间，从波氏球内压入鼻腔中的空气即可从咽鼓管逸入鼓室，检查者从听诊管内可听到鼓膜的振动声。此法不致引起咽鼓管咽口的外伤，患者亦无痛苦。

3.导管吹张法

导管吹张法是通过一插入咽鼓管咽口的咽鼓管导管，直接向咽鼓管吹气，并通过一连接于受试耳和检查耳之间的听诊管，听空气通过咽鼓管时的吹风声，由此来判断咽鼓管通畅度的方法。咽鼓管导管由金属制成，前端略弯曲，末端开口稍膨大，呈喇叭状。末端开口外侧有一小环，其位置恰与导管前端的弯曲方向相反，可指示前端开口的方向。

4.咽鼓管吹张法的禁忌证

无论采用瓦尔萨尔法、波利策法还是导管吹张法,均有以下禁忌证。

(1)急性上呼吸道感染。

(2)鼻腔或鼻咽部有肿瘤、溃疡等病变。

(3)鼻出血。

(4)鼻腔或鼻咽部有脓液、脓痂而未清除者。

二、鼓室滴药法

鼓室滴药法是通过向鼓室内注(滴)入有味或有色药液等标识物,以观察咽鼓管是否通畅,并可了解其排液、自洁功能。此法仅用于鼓膜已有穿孔者。检查时,请受试者仰卧,测试耳朝上。向外耳道内滴入 0.25% 氯霉素溶液或 0.06% 红霉素溶液,并按压耳屏数次,使药液进入鼓室。然后请受试者做吞咽动作,并告诉检查者,自己是否尝到苦味及开始尝到的时间。

此外还可向外耳道内滴入有色的无菌药液,如亚甲蓝等,同时以纤维鼻咽镜观察咽鼓管咽口,记录药液滴入后至咽口开始显露药液时所需的时间。

三、荧光素试验法

与鼓室滴药法基本相同,亦用于鼓膜穿孔者。用新鲜配制的 0.05% 无菌荧光素生理盐水 1~3mL,滴入外耳道内。请受试者做吞咽动作 10 次,然后坐起,每分钟用加滤光器的紫外线灯照射咽部 1 次,观察有无黄绿色荧光在咽部出现,共 5~10 次。记录荧光在咽部出现的时间。10 分钟以内出现者,示咽鼓管基本通畅;大于 10 分钟者,示狭窄或梗阻;阴性者,可用一带耳塞之吹气橡皮球向外耳道内加压,加压后出现阳性结果,示严重狭窄,加压后仍为阴性者,表明咽鼓管已完全阻塞。

四、咽鼓管造影法

将 35% 有机碘水注入外耳道内,使其经鼓膜穿孔流入鼓室,然后用带耳塞的橡皮球在外耳道口打气加压,或不打气加压,而任其自然流动,通过咽鼓管进入鼻咽部。此时拍 X 线片,可了解咽鼓管的解剖形态,有无狭窄或梗阻,狭窄或梗阻的位置,以及自然排液功能等。注入造影剂后,打气加压者,因能克服咽鼓管的阻力,有益于了解其形态、狭窄及梗阻;不打气加压者,有利于评估其自然引流功能。对鼓膜完整者,如有必要,可于鼓膜前下象限做穿刺,注入造影剂。

五、气压舱法

请受试者坐于密闭的气压舱中,逐渐降低舱内的气压后,再逐渐恢复其气压,询问受试者在气压改变过程中有无耳痛、耳鸣、听力下降及耳内闭塞等不适感;出舱后立即观察鼓膜,了解鼓膜有无充血、瘀血、内陷、积液或穿孔等,从而评价受试者咽鼓管调节气压改变的能力。本法主要用于选拔航空人员的体格检查中。

第六节　鼻阻力检查法

一、鼻阻力的形成及生理意义

鼻腔是一结构复杂、曲折多变的管道,正常人经鼻呼吸(也有少数人终生用口呼吸而无不适者)时,通过鼻腔的空气受到鼻内孔的限制和鼻腔内各部的摩擦,这就是鼻阻力。它的产生对于维持正常的呼吸生理具有十分重要的意义。在成人,呼吸道阻力的一半以上来自鼻腔,吸气时,由于鼻阻力的参与才能产生足够的胸腔负压,使得空气进入肺泡和静脉血流入右心。呼气时,因鼻阻力的作用肺泡内气体不致很快被排出,能有足够的时间进行气体交换。鼻腔阻力过低会引起肺功能降低,例如有些萎缩性鼻炎或下鼻甲切除过多的患者常有呼吸不适感;鼻阻力过大,则允许通过鼻腔的气流不足,患者就会感到鼻塞、呼吸困难而不得不改用口腔呼吸。通过口腔呼吸的空气不能得到很好的加温、加湿和清洁过滤,从而增加呼吸系统罹病的机会,在小儿则影响面部的发育。因此,鼻阻力的正常与否是评价鼻呼吸功能的重要指标。

鼻阻力的大小主要取决于鼻咽部与鼻外大气压之间的压差(transnasal pressure drop)和鼻气道的横截面积。由于胸部的呼吸运动,鼻咽部的气压随呼吸而变化,呼气时,鼻咽部的气压大于外部,使得气流通过鼻腔呼出;吸气时,鼻咽部的气压小于外部,使得气流通过鼻腔吸入。鼻气道的横截面积则由鼻腔的解剖结构和鼻黏膜血管的舒缩变化决定,是影响鼻阻力最重要的因素。很多鼻腔疾病如鼻中隔偏曲、息肉、肿瘤、鼻腔鼻窦感染、肉芽和粘连等都可以改变鼻气道的横截面积而影响鼻阻力。

二、鼻阻力的检查方法

(一) 询问病史

通过病史可初步了解患者有无鼻塞、哪一侧鼻塞、鼻塞次数、持续时间、诱因等;并可用无、轻、中、重分别记录鼻塞的程度。

(二) 鼻镜检查

可以了解鼻内的解剖结构有无畸形或异常改变,鼻气道有无占位性病变,鼻甲是否充血、肿胀,黏膜有无干燥、萎缩等。

(三) 比较两侧鼻腔的通气程度

嘱患者堵住一侧鼻腔呼吸,再堵住另一侧鼻腔呼吸,然后比较两侧鼻腔的通气程度。也可用标有刻度的铜板或玻璃镜平置于受检者鼻前,告之其用鼻自然呼气,然后对比板上气斑的大小来比较两侧鼻腔的通气程度。

(四) 测量最大呼气量

嘱患者用力呼气,用最大呼气流量仪测出其最大呼气量,此值被认为与鼻阻力相关。

(五) 鼻测压计法

鼻测压计是能同时记录鼻气道压力和流速变化的仪器,用它来测量鼻阻力的方法称为鼻测压法(thinomanometry),它可以反映出一定时间内鼻气道内压力、通气量与时间之间的关系,能客观地显示鼻气道的通气状况。

(六) 鼻声反射测量法(acoustic thinometry)

给鼻腔一个短震动波,然后用鼻声反射测量仪测量其反射声,从而测出鼻腔内某一处的横截面积。

(七)其他方法

CT 和 MRI 可以了解鼻气道的横截面积,但很难确定统一的正常参考值,通常是把检查的结果与患者的鼻塞程度结合起来比较分析。也有人用激光多普勒测量鼻黏膜血流的状况以了解下鼻甲的充盈。

在上述所有检查中,鼻压计测压法是目前最为客观和被普遍使用的方法。

三、鼻压计测鼻阻法的应用

除评估患者鼻塞的程度外,鼻测压法也可用于其他方面:

(一)鼻腔变应原激发试验

鼻腔变应原激发试验是把特异性变应原引入鼻内观察其引起的病理生理变化。变应性鼻炎患者鼻黏膜受到致敏原刺激后会产生超敏反应,出现水肿和分泌物增多,从而明显增加鼻腔阻力。常用的皮试方法只能提供间接结果,不如观察靶器官的变化来得直接准确。但这一试验要求方法客观,反应激发前后的结果稳定、具可比性并能重复验证,鼻测压法就能满足这些要求。其优点还在于可以计算激发试验前后鼻腔阻力变化的百分比,而询问症状通常是不准确的。用鼻压计进行鼻腔激发试验在方法和结果判定上目前还没有统一标准,有人主张测试鼻腔总阻力的变化,有人主张只测试一侧鼻阻力;有人以鼻阻力增加>40%为判断试验阳性的标准,有人用25%、30%或100%。

(二)对阻塞性睡眠呼吸暂停的患者进行监测

有睡眠呼吸暂停的患者,睡眠时鼻腔阻力会出现异常变化,可用鼻测压计监测。

(三)鼻内疾病手术效果评价

术前术后分别测量鼻阻力,差值即可作为判断手术效果的客观依据。

(四)评价鼻疾病用药的效果

鼻炎、鼻窦炎等鼻内疾病局部或全身用药的效果皆可借助鼻测压法评价。

第七节　嗅觉检查法

一、嗅觉检查的理论

嗅觉检查受到很多因素的限制。首先,嗅觉的机制不完全明了,加上嗅觉的某些特性,使得嗅觉的检查至今还没有一套客观、完善和易行的标准方法。其次,嗅觉在人们的生活中不如听觉和视觉受到重视,很多伴有嗅觉障碍的疾病通过其他检查手段大多能得到明确诊断,并不一定要进行嗅觉检查,这使得嗅觉检查没有被普遍和常规地开展起来。但嗅觉检查是研究嗅觉机制的重要手段,有时也是诊断某些疾病的主要手段,因此嗅觉检查应该受到重视并得到进一步研究发展。

通常判断嗅觉功能的是嗅阈,包括最小察觉阈和最小识别阈。单位时间内一定数量的某种气味分子随气流到达嗅区,刚能引起嗅细胞兴奋的最小刺激,使大多数正常人产生嗅觉反应,该气体分子的量称为该嗅素的嗅阈。刚能察觉到某气味嗅素的最低浓度,但还不能准确说出闻到的气味的名称,如果降低一档浓度,就闻不出气味,该浓度的刺激强度谓之最小察觉阈。最小识别阈则是指能确切地说出所闻到的某种嗅素名称的最低浓度。

在进行嗅觉检查时必须考虑到下述因素的影响:

(一)嗅适应和嗅疲劳

在嗅素的连续刺激下,久之嗅觉便会减退,以至消失,此称为"嗅适应"。由嗅素刺激开始到嗅适应现象出现的这段时间,称为"嗅适应时间"。嗅适应之后,离开嗅素的刺激,仍嗅不出气味,经过一段时间才恢复嗅觉,这个现象称为"嗅疲劳",这一段恢复时间称为"嗅疲劳时间"。

Tucker 与 Beidler 用电生理学方法证实,嗅适应的产生和嗅适应时间的长短与嗅素刺激的强弱有关。嗅素刺激越强,嗅适应时间越短;嗅素刺激越弱,嗅适应时间越长,甚至不产生嗅适应。某个嗅素引起的嗅适应只对此嗅素无反应,对其他嗅素仍有正常的嗅觉。但在两个很相似、易混淆的嗅素之间有可能出现交叉嗅适应现象。又用嗅阈测定观察嗅疲劳的恢复情况,嗅疲劳时嗅阈升高,随着嗅疲劳的消除嗅阈下降,开始较快,以后逐渐恢复到原来的嗅阈水平。嗅疲劳时间的长短与中枢功能状态有关,功能不好者延长。

(二)嗅神经与其他脑神经的关系

嗅觉的过程中常伴有记忆、情感和其他心理反应等,如某些气味可引起人们喜欢或厌恶的感情,可唤起久远的记忆,可伴有味觉的改变等,这常常是第Ⅴ、Ⅸ、Ⅹ对脑神经共同参与的结果。这使得嗅觉功能的检查更为复杂,因为这种精神、物理因素远非简单的数字所能表示。

(三)嗅素的选择

嗅素是能散发气味的物质。一般来说,人能鉴别 3 000～10 000 种气味。Zwaardemaker 将嗅素分为 9 类,按其由弱至强的顺序排列如下:

(1)酒类或水果类。

(2)芳香类:樟脑、草木、柠檬、杏仁、茴香。

(3)香胶类:花、百合、香兰。

(4)奇香或麝香类。

(5)葱蒜类。

(6)焦臭类。

(7)羊脂酸类。

(8)恶臭类。

(9)作呕气味类。

许多嗅素不仅能刺激嗅神经,也可同时刺激三叉神经产生冷、热或痛的感觉,如液体氨、冰醋酸、酒精等;或同时刺激舌咽神经和面神经的感觉纤维而产生味觉,如氯仿等。

用来测试嗅觉的嗅素必须气味纯正,易于复制,不能选择在同一名称下有多种混合气味的物质如肥皂用作测嗅物。测嗅素应为人类所熟悉的气味,可以用日常已知的名称来表达,如清凉油常代表薄荷味;测嗅素不应在测试后带来不良反应或留下不舒服的感觉。对三叉神经产生刺激的嗅素如醋酸可用来鉴别伪失嗅。

二、常用检查嗅觉的方法

(一) 简单测试法

此法主要用于体检和门诊常规检查。选用日常所用能产生气味的嗅素如醋、玫瑰水、大茴香、樟脑、煤油、酱油、麻油、酒精、柠檬汁等作为测嗅素,以水为对照物,将它们分装小瓶中。装嗅素的小瓶应大小、式样相同,色深而不透明,平常要勤换瓶内试剂,以免日久变味或挥发。检查时,检查者手持小瓶嘱受检者以手指按闭一侧鼻孔,以另侧鼻孔嗅之,并说明瓶中气味(不必说出名称);然后再以同法试对侧。小瓶不可使受检者自持,也不可在刚试完一侧鼻孔立即以原瓶检查对侧,小瓶置于桌上时应有意使其排列错乱,以免受检者暗记,受检者一次答错,不可立即判断为嗅觉不良,因可能由于精神紧张等原因所致,可换其他试液重试一次。此外,嗅觉容易发生疲劳,在检查中要有适当的间隔时间。

(二) 稀释法嗅阈测试

选用下述 10 种气味单纯的嗅素作测试物:

(1) 乙苯乙基乙醇——花香。

(2) 甲基环戊(醇酮)——焦糊气味。

(3) 异缬草酸——腐臭味。

(4) 十一烷内酯——水果香。

(5) 甲基吲哚——粪臭味。

(6) 埃萨内酯——麝香味。

(7) 酚——石炭酸味。

(8) 消旋樟脑——樟脑味。

(9) 硫化二丙烯——蒜臭味。

(10) 醋酸——醋味。

临床上通常取前5种标准测嗅素进行测试,将上述嗅素按10的倍数递减稀释成10^0、10^{-1}……10^{-7}共8种浓度,装入5mL褐色瓶内按顺序排成5行共40瓶(若取10种排成10行80瓶),放在特制的盒中。

测试时,取0.7cm×10cm的无味滤纸浸沾一定量的测试液令受试者嗅闻,每种均从低浓度开始,逐渐增加浓度直至受检者能嗅到气味,该浓度即其最小察觉阈;再逐渐增加浓度至其能说出是某种气味,即其最小识别阈。

正常人对10种嗅素的最小察觉阈为$10^{-5}\sim10^{-3}$,最小识别阈为$10^{-7}\sim10^{-5}$。将上述结果制成图,以横坐标表示嗅素,以纵坐标表示嗅素浓度,可得一类似听力图的嗅觉图。

三、嗅觉诱发电位测定(okactory evoked potentials,OEP)

嗅觉诱发电位检查装置包括嗅觉刺激系统、脑电图仪与计算机记录系统等。

在进行OEP测试时,①应先了解病史,有无与嗅觉相关的疾患,有无头部外伤史,抽烟、饮酒、特殊用药史;②保持测试环境之温度及湿度的相对恒定、适宜及良好的屏蔽;③做好对受试者的交代工作,清理受试者的鼻腔分泌物,使受试者处于合适之体位,并避免其出现不必要的动作;④确定正确的刺激参数,在刺激过程中应保持刺激剂的浓度和流量恒定,使刺激具有可重复性。刺激次数取决于背景噪声的振幅大小、OEP各波的振幅大小以及对信噪比的改善要求。一般认为叠加16~32次比较合适。选择好刺激的间隔以减少嗅疲劳和嗅适应现象对记录的影响,一般取60s为宜时;⑤固定好电极与导联,脑电反应的记录部位是根据国际标准的10~20法,在头皮上共有16个部位装配电极,两侧乳突部的电极接地;⑥处理好伪迹,排除眨眼、皱眉、吞咽、咬牙及四肢活动等生理伪迹的干扰,加白噪声掩蔽排除听觉系统产生的信号。另外,还须注意仪器接地良好,远离干扰源,导线有效屏蔽,各插座须有效接触等。

不同学者得到的OEP波形基本相似,但各波的潜伏期和振幅值存在差别,可能主要与所用嗅素的种类和浓度、受检者入选条件及其年龄等有关。另外,应用不同的化学刺激器及记录系统,结果也会存在差异。同时,对各波的来源尚无明确之结论,故嗅觉诱发电位的检查有待于进一步完善。

第八节　喉肌电图检查

喉肌电图检查(Laryngeal Electromyography, LEMC)是研究喉肌的生物电活动,借以判断喉神经肌肉系统功能状态,为临床诊断提供科学依据。目前,此项检查已广泛应用于喉肌电生理研究以及临床工作。

一、仪器与电极

肌电描记仪包括电极系统、放大器、示波器、扬声器等电子系统及计算机系统装置。目前电极主要有两种类型:针状电极和钩状电极。与针状电极比较,钩状电极体积小,对患者刺激小,能固定于喉内肌内,可随意发声。而针状电极对患者刺激较大,发声时随着喉内肌的收缩使其位置不易固定,影响检查。

二、检查方法

(一) 检查时的准备工作

做好解释工作,咽部较敏感、分泌物较多者,于检查前半小时皮下或肌内注射阿托品 0.5mg,有上感、发热、咳嗽等症者应暂缓检查。

(二) 体位及麻醉

患者仰卧于诊断床上,肩下垫一扁枕,常规颈部消毒,戴无菌手套,在环甲间隙处注入 2% 利多卡因 0.5mL,再从注入利多卡因处向声门下分 3 次滴入 1% 丁卡因 1.5~2.0mL,每次间隔 1 分钟,3 分钟后即可行甲杓肌及环杓后肌的检查。个别患者喉反射较重致频繁咳嗽时,可酌情向声门下再滴入 1% 丁卡因 0.5~1mL。

(三) 电极插入方法

检查喉内肌肌电活动时,电极放置比较困难,电极在喉内各肌的插入方法主要有三种:

1.直接径路

是通过咽部手术或喉裂开手术直观下直接进针,但这种方式进针非常不便,此法现已不用。

2.经皮径路

经颈部皮肤途径到达喉内肌的有环甲肌、甲杓肌及环杓侧肌。

3.通过口腔进针

这种方法是在间接喉镜或直接喉镜指引下通过口腔将针电极插入喉内肌。经口内途径可检测环杓后肌和杓间肌。在间接喉镜下,电极的针尖穿破靶肌肉的肌膜进入肌腹内。环杓后肌的进针点在附着于环状软骨板的肌腹内。可通过受检者重复发短元音和在发音中间夹带深而快的吸气而证实,因为环杓后肌在吸气及间歇性发音过程中运动明显。杓间肌的进针点位于两个杓状软骨突之间。可通过受检者发短音而证实。一般情况下,杓间肌的活动与环杓后肌的活动是互补的。此方法操作较困难,患者不易合作,电极易移位,而且电极留置口内常影响发声,现已应用较少。

第六章　耳科常见病证

耳病治疗整体辨,肾心脾肺肝胆连。

风热肝湿邪犯心,肾脏亏损脾湿变。

耳痛耳疮眩鸣聋,内治外治针刺兼。

耳的各种病变,都整体辨证施治,这是中医的特色。耳的病变与肾、心、脾、肺、肝、胆等脏腑的关系密切。

耳病的病因有外感风热、肝胆湿热、邪犯心经、肾脏亏损、脾虚湿困等,但要注意:脾胃两虚可发展为邪毒犯脑的重证。

耳病一般有耳痛、耳疮脓、耳鸣耳聋、眩晕等,治疗有内治法、外治法、针刺法及其他如自行运动、按摩患处、静坐吐纳等。

第一节　旋耳疮

风热湿成旋耳疮,消风除湿龙胆汤。

血虚风燥地黄饮,或者加用四物汤。

旋耳疮是以耳周、耳道或耳廓周围皮肤潮红、灼热、瘙痒,水疱,溃后黄水淋漓、糜烂或黄色痂皮脱屑、皲裂为特征的疾病。好发于耳后缝、耳褶上下、外耳道、耳廓周围,以小儿为多见。西医学的外耳湿疹可参考本病辨证施治。

主要病因病机,是风热湿邪,脓耳之脓液或邻近部位之黄水疮蔓延至耳部,或因接触某些刺激物而诱发,以致湿热邪毒积聚耳窍,引动肝经之火,循经上犯,风热湿邪蒸灼耳部肌肤而为病。见耳道或耳廓周围肤色潮红、灼热、瘙痒,有水疱,溃后流黄色脂水、糜烂、黄水淋漓,结黄色痂皮;若湿热盛者则见糜烂灼痛,黄水淋漓,宜清热祛湿、疏风止痒,用消风散、龙胆泻肝汤或黄芩滑石汤。

后期可为血虚生风化燥。久病使阴血耗伤,耳窍失养,加之血虚生风化燥,以致耳部瘙痒,缠绵难愈。见耳道、耳廓及耳周围皮肤增厚、粗糙,有痂皮或鳞屑,皲裂作痒等,当养血润燥、祛风止痒,用地黄饮子,或参苓白术散合四物汤,或用八珍汤加薏苡仁、砂仁、陈皮、蝉衣等。

▶【外治法】

1.外洗及湿敷

可选用下列清热解毒、收敛止痒的中药煎水外洗或湿敷患部。

(1)如桉树叶、桃叶、花椒叶等量水煎,冷却后外洗或湿敷。

(2)用菊花、蒲公英各60克水煎,冷却后外洗或湿敷。

(3)三黄洗剂:大黄、黄柏、黄芩、苦参共研细末,水煎制成洗剂。每日洗2次,每次20分钟。有清热燥湿作用,适用于局部红肿、嫩痛、瘙痒、黄水较多者。

(4)黄矾散水煎外洗:生大黄20克,白矾、艾叶、苍耳子、白芷、车前子各15克,炙山甲10克,蜈蚣3条,蜂房3克,水煎外洗。每次3~5次,每次洗15~30分钟。

2.涂敷法

早期可用清热解毒、除湿止痒的药物外搽。如湿热盛而见红肿、疼痛、瘙痒、出脂水者,可选用25%黄连油混悬液,每日搽2~3次,有清热燥湿止痒的作用;湿盛而见黄水淋漓者,可选用柏石散、青黛散,以麻油调搽,每日2~3次,有清热除湿敛水的作用;热盛而见有脓痂者,可选用黄连膏或黄连粉撒布,每日2~3次,有清热解毒润燥的作用。

患病日久而皮肤粗糙、增厚、皲裂者,可选用滋润肌肤、解毒祛湿的药物外搽。如穿粉散、碧玉散、三石散用香油调搽,或紫连膏、紫归油、加味连蛤散等外敷,每日2~3次。

(1)柏石散:黄柏、石膏、枯矾共研为细末,敷于患处。此方有清热除湿作用。

(2)青黛散:青黛、石膏、滑石、黄柏各研末混匀,敷于患处。其清热作用优于柏石散,也有除湿收敛作用。

(3)加味连蛤散:黄连、海蛤粉、青黛、煅硼砂、枯矾、冰片、人中白各等份,研末过 80 目筛后装入瓷瓶密封待用。用时先用双氧水洗净患处分泌物，再用生理盐水洗去泡沫后，取药粉撒入患处。每日 2 次，一般 7 天可痊愈。

（4）冰硼散：冰片 2 克，朱砂 2.5 克，玄明粉、硼砂各 20 克共为细末。取药粉轻撒在疮面上，至不见渗出为止。皮肤仅有红肿、小水泡者用冷开水调药粉为糊敷患处。

（5）雄白散：雄黄、松香、明矾、枯矾、黄丹各等份，共为细末。清洗疮面后，用蒸馏水调药粉为糊状涂于患处。每日 2 次。

（6）黄柏枯矾剂：黄柏、枯矾、黄连、苦参各 10 克，冰片 5 克，香油 250 克，以上 5 药共为细末，把香油炼开先加入枯矾、冰片，再放入黄柏、苦参，炼药成褐黄色时停火，等温度稍降后放入黄连粉末，冷后备用。此方治疗急性湿疹效果良好。也可用于外耳道炎。

（7）紫连膏：紫草 15 克，生地 30 克，当归 30 克，黄连 15 克，黄柏 15 克，研细为末，加冰片 3 克，加凡士林 500 克调合成膏。敷于患处。

（8）碧玉散：硼砂 9 克，冰片 0.9 克，胆矾 0.9 克。共研细末，香油调后敷之。此药有收敛祛湿作用。

（9）三石散：制炉甘石、熟石膏、赤石脂等份加麻油调和后敷患处。此药有收敛生肌作用。

（10）穿粉散：轻粉、穿山甲、黄丹共研细末，用时香油调搽。轻粉为强有力的攻毒药并能止痒；穿山甲祛瘀散结，消痈排脓；黄丹解毒祛腐止痒，收敛生肌。

（11）紫归油：紫草、当归为细末，浸于香油内，取油外搽。此药有凉血活血解毒止痒作用，适用于皮肤皲裂、脱屑、刺痒等症。

3.穴位封闭

选穴听宫、听会。0.5%普鲁卡因 3 毫升，加入地塞米松 5 毫升，庆大霉素 1 万单位，消毒后分别刺入二穴中，待患者针下有麻胀感时将所配药液注入穴内。根据中医经络的理论，通过穴位药物封闭，条达肝胆，祛除湿热从而达到治病目的。

4.针灸疗法

风热湿邪犯耳者，取督脉、手阳明、足太阴经穴为主，如陶道、曲池、肺俞、神门、阴陵泉等，针用补法；血虚生风化燥者，取足阳明、太阴经穴为主，如足三里、三阴交、大都、郄门等，针用泻法。

第二节　耳带疮

耳带疮痛耳疱疹，严重口眼歪斜症。

邪毒外袭银翘散，发热恶寒潮红疹。

肝胆湿热龙胆泻，热痛溃破黄水浸。

耳带疮是指因风热邪毒外袭引起的以耳痛、外耳及耳周皮肤疱疹，可伴有耳鸣、耳聋、耳眩晕，严重者口眼歪斜为主要特征的疾病。本病多为单侧发病。西医的耳带状疱疹等可参考此病治之。

耳带疮多因风热邪毒外袭，循经上犯耳窍，搏结于耳部，致生疱疹。可见耳甲腔、外耳道或耳后完骨皮肤灼热刺痛，针头般大小疱疹在局部呈簇状，疱疹周围皮肤潮红，伴发热恶寒，舌红苔黄，脉浮数，当疏风散邪，清热解毒，用银翘散加减。

湿热证明显者多从肝胆火热论治，如情志不畅，肝郁化火，肝胆热盛；或因饮食不节，湿浊内生，郁而化热；或邪毒壅盛传里，犯及肝胆，肝胆湿热循经上犯，困结耳窍而为病。则耳部灼热刺痛，疱疹较大，溃破、黄水浸淫，伴口苦咽干，耳鸣耳聿，或口眼歪斜，舌红苔黄腻，脉弦数，当清泻肝胆，解毒利湿，用柴胡栀子散或龙胆泻肝汤加减。热象疼痛明显加板蓝根、大青叶、贯众等；神经性疼痛加白蒺藜、乳香、没药、三七、僵蚕等；口眼歪斜合用桃红四物汤、牵正散等，加虫类药物，如僵蚕、水蛭、蜈蚣、土鳖虫、蝎子，或合用牵正散等。

▶【外治法】

1.涂敷法

（1）初起可用大黄、黄柏、黄芩、苦参制成洗剂外涂，以清热解毒，兼以清洁局部。

（2）水疱溃破者，可用青黛散调敷以清热祛湿。也可涂紫药水，使水湿敛，结痂而愈。

青黛散：青黛60克，石膏120克，滑石120克，黄柏60克，上药研为细末，和匀,干掺,或麻油调敷患处。功能收湿止痒,清热解毒。治一般湿疹,燉肿痒痛出水者。

(3)局部也可用抗生素类固醇乳剂或油膏涂敷。

2.针灸疗法

(1)耳部剧痛者,可取翳风、曲池、合谷、太冲、血海、阳陵泉等穴,针刺,用泻法,每日一次,以祛邪行气止痛。

(2)口眼㖞斜者,可取翳风、地仓、合谷、人中、承浆、颊车等穴,针刺,用泻法,每日一次,以祛风活血通络。

(3)耳鸣耳聋者,可取翳风、耳门、风池、听宫、听会、肾俞、关元等穴,针刺,用泻法,每日一次。

第三节　断耳疮

耳廓损伤断耳疮,邪毒红肿溃脓烂,

五味消毒饮加减,毒盛再加解毒汤。

断耳疮是指以耳廓红肿疼痛、溃烂流脓,甚至软骨坏死、耳廓变形为特征的疾病。西医学的"耳廓化脓性软骨膜炎"可参考本病辨证施治。

断耳疮是风热邪毒搏于血气所生,可因耳廓损伤,邪毒犯耳,邪毒乘机侵犯,与气血相搏结,酿脓化腐。如热毒炽盛,循经上炎,灼腐耳廓,致血腐肉败,软骨融蚀。断耳疮属耳廓损伤后邪毒犯耳,则耳廓灼热疼痛,伴发热头痛,口干,舌红苔黄脉数,当清热解毒、消肿止痛,用五味消毒饮加减。属热毒炽盛,灼腐耳廓者则耳廓剧痛,发热头痛,溃腐流脓,软骨坏死,当清热解毒、祛腐排脓,用黄连解毒汤合仙方活命饮加减。

▶【外治法】

(1)未成脓者,可用金黄膏、紫金锭、冲和散、如意金黄散等醋或酒调敷或用鱼石脂软膏、红霉素软膏等外敷。

金黄膏:姜黄 160 克,大黄 160 克,黄柏 160 克,苍术 64 克,厚朴 64 克,陈皮 64 克,甘草 64 克,生天南星 64 克,白芷 160 克,天花粉 320 克,上十味,粉碎成细粉,过筛,混匀。主治消肿止痛。用于疮疡肿痛,丹毒流注,跌扑损伤外用,红肿,烦热,疼痛,用清茶调敷;漫肿无头,用醋或葱酒调敷,亦可用植物油或蜂蜜调敷;1 日数次。

鱼石脂软膏:主要成分为鱼石脂,辅料为斯潘-80、轻质液状石蜡、石蜡、黄凡士林。鱼石脂软膏主要用于消炎,很多人用它治疗毛囊炎。

冲和散:《外科正宗》:炒紫荆皮 150 克,炒独活 90 克,赤芍 60 克,白芷 30 克,石菖蒲 45 克,研粉,用时以葱头汤或酒、水各半调敷患处。1 日 1 次。

紫金锭:主要成分为山慈菇、朱砂(水飞)、五倍子、雄黄(水飞)、红大戟、穿心莲、千金子、三七、冰片、丁香、罗勒油。本品有解毒、消炎的作用。适用于红肿疼痛而脓未成时,以本品调醋适量涂患处,每日 3 次。

如意金黄散:主要成分为天花粉、黄柏、姜黄、白芷、大黄、厚朴、陈皮、甘草、苍术、南星。本品有清热解毒、消肿止痛的作用。适用于初起脓未成或脓成未溃时。用法:上药研粉,用醋或葱酒调敷;亦可用植物油或蜂蜜调敷。一日数次。

(2)脓成后,可用九一丹、七三丹等调敷;溃后久不收口者,可用生肌散等调敷患处。

九一丹:石膏(煅)7 克,黄灵药 3 克,本品有提脓生肌之效。适用于切开排脓后。用法:上药共研极细末,切开排脓后,脓腔用消毒液或黄连煎液冲洗干净,涂敷本品,一日数次。

生肌散:主要成分:象皮、血竭、赤石脂、乳香、龙骨、冰片、没药。本品有解毒、生肌的功效。适用于断耳疮久溃不愈、肌肉不生、久不收口者。应注意本品溃烂初期禁用。用法:患部用温开水洗净后,撒药少许,或用温开水调敷,一日数次。

(3)切开排脓。成脓后,宜在麻醉下切开排脓,同时刮除肉芽组织,清除坏死软骨。

值得注意的是,断耳疮病情较重临床应根据病情综合治疗。

第四节　耳瘘

耳瘘耳前后瘘管，流脓热痛反复炎。

先天不足感邪毒，五味消毒饮加减。

气血耗伤久不愈，托里消毒饮加减。

耳瘘是先天禀赋不足、耳部皮肤腠理失养而发于耳前或耳后等处的瘘管。常从瘘口流出脓液，伴发热、头痛等反复发作。西医的先天性耳前瘘管等可参考耳瘘治之。

耳瘘属先天禀赋不足，缘于母体胎气不足，耳窍发育缺陷，耳前瘘管形成，日久浊邪复染邪毒，气血结聚，邪毒壅遏。耳前瘘未染毒时，应注意局部清洁，忌挤压及挠刮，防止感染。外感邪毒者则瘘管口周围皮肤红肿疼痛，肿痛从瘘管的走向而扩散，可流脓液或伴发热、头痛，当清热解毒、消肿止痛，用五味消毒饮加减。

耳瘘反复染毒，气血耗伤，托毒无力者则流出清稀脓液，经久不愈，伴全身疲倦乏力，食少头昏，舌淡苔白或黄，脉细数，当益气养血、托毒排脓，用托里消毒散加减。

▶【外治法】

1.外敷

耳前瘘染毒后未成脓者，可用金黄膏、黄连膏或鱼石脂软膏外敷。

金黄膏：姜黄 160 克，大黄 160 克，黄柏 160 克，苍术 64 克，厚朴 64 克，陈皮 64 克，甘草 64 克，生天南星 64 克，白芷 160 克，天花粉 320 克，上十味，粉碎成细粉，过筛，混匀。功能消肿止痛。用于疮疡肿痛，丹毒流注，跌扑损伤外用。红肿，烦热，疼痛，用清茶调敷；漫肿无头，用醋或葱酒调敷，亦可用植物油或蜂蜜调敷；一日数次。

黄连膏：黄连 9 克，当归尾 15 克，生地 30 克，黄柏 9 克，姜黄 9 克。制法用香油 360 克，将药熬枯，捞去滓；下黄蜡 120 克溶化尽，用夏布将油滤净，倾入瓷碗内，以柳枝不时搅之,候凝为度。功能清火解毒。治肺经壅热,上攻鼻窍,聚而不散,致生鼻疮,干燥肿疼,皮肤湿疹,红肿热疮,水火烫伤,乳头碎痛。

鱼石脂软膏:主要成分为鱼石脂,辅料为:斯潘-80、轻质液状石蜡、石蜡、黄凡士林。鱼石脂软膏主要用于消炎,很多人用它治疗毛囊炎。

耳瘘膏:大黄,黄柏,姜黄,白芷,南星,陈皮,苍术,厚朴,甘草,青黛,石膏。用法:未形成脓肿者直接用耳瘘膏外敷;已形成脓肿者先予切开排脓,用生理盐水+3%双氧水冲洗脓腔后,用耳瘘膏外敷,纱布包扎。每天冲洗换药1次。疗程7~14天。

湿润烧伤膏:紫草、黄芩、黄柏、黄连、乳香、没药、冰片及蜂蜜,煎熬成膏,将纱布剪成2cm×4cm大小的小方纱,每隔5层方纱涂布0.5cm厚的膏药,放入换药盒中高压蒸汽消毒30分钟备用,即成湿润烧伤膏。局部直接采用湿润烧伤膏外敷;若有脓肿、肉芽、坏死组织,则先行切开排脓充分引流,清除肉芽、坏死组织,再给予湿润烧伤膏外敷。

2.切开排脓

瘘口周围脓肿形成者,应切开排脓,放置引流条。

3.挂线疗法

耳瘘长期流脓,经久不愈者,可用治瘘外塞药敷于瘘口,待脓液渐减或干净后,用药线如九一丹插入瘘道,使药物直接腐蚀瘘道壁,促使瘘管脱落,然后用生肌散调敷以生肌收口。

4.手术治疗

对耳前瘘,控制感染后,可行瘘管切除术。对耳后瘘,应行乳突手术清理脓耳病灶。

第五节　耳疖

耳疖疼痛张口重,凸如椒目局限肿,

头痛恶寒染风热,银翘(散)五味消毒(饮)攻;

肝胆湿热龙胆泻,便秘脉弦腮脑痛。

耳疖因邪热搏结耳窍而生疖肿,以外耳道红肿,耳痛或锥刺样痛,局限性红肿为特征。西医的局限性外耳道炎可参考耳疖治之。

多因挖耳,损伤外耳道皮肤,风热邪毒乘机侵袭,或因污水入耳,或因脓耳之脓液浸渍染毒而发。证见耳痛,张口、咀嚼时加重,伴患侧头痛。风热邪毒外侵所致者,宜用银翘散或五味消毒饮。

热毒壅盛,兼夹湿邪,引动肝胆火热循经上乘,肝胆湿热,上蒸灼耳道,壅遏经脉,逆于肌肤而致耳道红肿疼痛。此时耳痛剧烈,波及腮脑疼痛,便秘,脉弦或弦数,当清泻肝胆、利湿消肿,用龙胆泻肝汤加减,或用牛黄解毒丸,或仙方活命饮。

► **【外治法】**

1.外敷

(1)服中药渣再煎,取汁热敷患侧耳部,以清热解毒,活血消肿止痛。

(2)清洁外耳道后,用紫金锭或牛黄解毒丸调温开水,涂搽患处。也可用棉棒蘸黄连膏或鱼石脂软膏等敷于患处,以清热解毒,消肿止痛。

紫金锭:山慈姑200克,红大戟150克,千金子霜100克,五倍子100克,麝香30克,朱砂40克,雄黄20克。朱砂、雄黄分别水飞成极细粉;山慈姑、五倍子、红大戟粉碎成细粉;将麝香研细,与上述粉末及千金子霜配研,过筛,混匀。另取糯米粉320克,加水做成团块,蒸熟,与上述粉末混匀,压制成锭,低温干燥,即得。功能辟瘟解毒,消肿止痛。外治疗疮疖肿,疰腮,丹毒,喉风。外用,醋磨调敷患处。

2.排脓

疖肿已成脓者,可用针挑破脓头取出脓栓,排出脓血;或切开排脓,要注意切口必须与外耳道纵轴平行,以防形成外耳道狭窄。排出脓血后局部敷金黄膏、黄连膏、鱼石脂软膏等。

金黄膏:姜黄160克,大黄160克,黄柏160克,苍术64克,厚朴64克,陈皮64克,甘草64克,生天南星64克,白芷160克,天花粉320克,上十味,粉碎成细粉,过筛,混匀。功能消肿止痛。用于疮疡肿痛,丹毒流注,跌扑损伤外用。红肿,烦热,疼痛,用清茶调敷;漫肿无头,用醋或葱酒调敷,亦可用植物油或蜂蜜调敷;一日数次。

黄连膏:黄连9克,当归尾15克,生地30克,黄柏9克,姜黄9克。制法:用香油360克,将药煠枯,捞去滓;下黄蜡120克溶化尽,用夏布将油滤净,倾入瓷碗内,以柳枝不时搅之,候凝为度。功能清火解毒。治肺经壅热,上攻鼻窍,聚而不散,致生鼻疮,干燥肿疼,皮肤湿疹,红肿热疮,水火烫伤,乳头碎痛。

鱼石脂软膏:主要成分为鱼石脂,辅料为斯潘-80、轻质液状石蜡、石蜡、黄凡士林。鱼石脂软膏主要用于消炎,很多人用它治疗毛囊炎。

3.针灸

耳部疼痛剧烈时,可针刺合谷、内关、少商等穴以消肿止痛。每日一次,连续2~4次。红肿较剧,有高热者,可取少商点刺出血。

第六节　耳疮

耳疮外耳弥漫肿,发痒热痛少流脓。

肝胆湿热龙胆泻,银花解毒风热重。

耳疮血虚化燥证,地黄饮治久病痛。

耳疮是因湿热邪毒搏结耳窍,以外耳道弥漫性红肿疼痛,常有耳内发痒不适,灼热疼痛,或流出少许脓液为主要特征的疾病。西医的弥漫性外耳道炎可参考耳疮治之。

风热湿邪证,多因挖耳损伤外耳道皮肤,风热湿邪乘机侵犯,或因污水入耳,或因脓耳之脓液浸渍,湿郁化热,风热湿邪犯耳,与气血相搏,致生耳疮。证见耳痛、耳痒、有灼热感,发热恶寒,或外耳道潮湿,弥漫性红肿,当疏风清热、解毒祛湿,用银花解毒汤加减。

肝胆湿热证,热毒壅盛,兼挟湿邪,引动肝胆火热,循经上乘,蒸灼耳道,壅遏经脉,逆于肌肤而生耳疮。证见耳痛牵涉及同侧头痛,口苦咽干,或伴发热,当清泻肝胆、利湿消肿,用龙胆泻肝汤加减。

血虚化燥证,耳疮久病不愈,阴血耗伤,耳窍肌肤失于濡养,血虚化燥而致病。

证见耳痛、耳痒、反复发作、久病不愈，或外耳道皮肤潮红，增厚，皲裂表面或结有痂皮，当养血润燥，用地黄饮子加减。

▶【外治法】

1.外敷

可用金黄膏、黄连膏、鱼石脂软膏、紫金锭等局部涂敷。

2.滴耳

可用清热解毒的中药制成滴耳液滴耳。

黄连滴耳液：黄连，枯矾，甘油，冰片。先将黄连煎水两次，浓缩为1 000mL，滤过液加入枯矾再滤，再加入甘油、冰片即成。清洁外耳道后，以黄连滴耳液滴入耳道浸泡，每次5~10分钟，每日3次。

芩柏滴耳液：黄芩、黄柏等量，以麻油浸泡24小时后煎至药呈黑黄色，去渣加冰片，枯矾末，过滤即成。滴或涂入外耳道，每日1~2次。

冰黄酊：冰片、黄柏、薄荷。以75%乙醇浸泡黄柏饮片24小时（以浸没黄柏饮片为度），过滤后加入冰片、薄荷。取药液滴耳，然后喷撒青黛粉于患处，每日一次。

青黛散：青黛60克，石膏120克，滑石120克，黄柏60克，上药研为细末，和匀，干掺，或麻油调敷患处。功能收湿止痒，清热解毒。治一般湿疹，焮肿痒痛出水者。

3.针灸

耳痛较甚者，可针刺合谷、内关、少商等穴，以疏通经脉、泄热止痛。

第七节　耵耳

耵耳源于耵聍腺，先取耵聍莫彷徨，
糜烂肿痛龙胆泻，碳酸栀子清肝汤。

耵耳又叫耳耵聍，是耳内耵聍腺分泌及脱屑所致，耵聍俗称耳垢、耳屎，乃耳道之正常分泌物，多可自行排出，不发生堵塞和引起症状。若耵聍分泌过多或排出受阻,耵聍凝结成核,阻塞耳道,致外耳道不通,则成耵耳,即耵聍栓塞。首先应取出耵聍,若邪毒入侵致糜烂红肿疼痛者,可内服龙肝泻肝汤或栀子清肝汤,也可局部滴5%碳酸氢钠,待炎症消退后,耵聍软化时,再取出耵聍。

第八节　耳异物

异物入耳该取出。若见糜烂红肿毒,
内服五味消毒饮,肿痛消后取异物。

异物入耳者应首先取出异物,如取出后,耳发生糜烂、红肿疼痛,可内服五味消毒饮。如异物没取出,耳内红肿疼痛者,在消炎后再取出也行。但要注意,需及时手术者应积极处之。

根据进入外耳道异物的形态、性质、大小和所在位置的深浅,选择适当的方法取出异物。对于不合作的儿童,可考虑在全身麻醉下取出异物。

1.昆虫类异物

先用酒、植物油、姜汁或乙醚、丁卡因等滴入耳内,使虫体失去活动能力,然后用镊子取出,或行外耳道冲洗。使用此法时应注意,在虫体未失去活动能力前,不宜贸然取出,以免引起骚动更甚,损伤耳道皮肤或鼓膜。也可试用在暗室中以亮光贴近耳部将虫诱出。

2.圆球形异物

可用刮匙或耳钩,顺耳道壁与耳道间的空隙越过异物后方,然后轻轻地将异物向前拉出。切勿用镊子或钳子挟取,以防异物滑入耳道深部。

3.质轻而细小异物

可用凡士林或胶粘物质涂于棉签头上,将异物粘出,或用带负压的吸管将其吸出。亦可用冲洗法将其冲出,冲洗时应注意勿正对异物冲洗,以免将异物冲入深处。遇水膨胀、易起化学反应、锐利的异物,以及有鼓膜穿孔者,忌用冲洗法。

4.不规则异物

应根据具体情况用耳钩或耳镊取出,耳钩应顺耳道壁与异物的空隙或外耳道前下方进入,将异物钩出。对已膨胀、体积过大的异物,可夹碎成小块,分次取出,或先用95%酒精滴入,使其脱水缩小,再行取出。

取出异物后,若外耳道皮肤红肿、疼痛、糜烂者,可用黄连膏涂搽,或以清热解毒、消肿止痛滴耳液滴耳。

第九节　耳廓痰包

耳廓痰包无痛痒,风痰阻络是病机,

反复无常有痰饮,二陈导痰是良方。

耳廓痰包:多为一侧,耳廓上舟状窝、三角窝等处不明原因出现椭圆形或丘形隆起,皮肤色泽正常,或略显淡黄色,触之有波动感,多无明显症状,可有轻度胀痛不适感或麻木感,若感染,则有疼痛。可参考西医的耳廓假性囊肿等。特点是不痛不痒,不热不红的耳廓包块。穿刺可得淡黄色浆性液体,抽净液体1~2日后又可隆起复发。病变久者局部肤色多变为暗红、增厚等。

本病的发生与痰饮凝注等因素有关,从而认为本病多因脾失健运,水湿内停,复因耳壳受到挤压、冻伤等,致脉络受损,经气痞塞,湿浊凝聚耳壳而成。

本病可表现为耳廓痰包突现,肿胀迅速,甚则胀满不适。按之柔软,无压痛。可伴情志抑郁,或急躁易怒,胸胁胀闷。多为气滞痰凝耳廓证,宜用理气化痰散结法,方药四逆散合导痰汤加减。若耳廓痰包反复发作,经久不愈,甚则耳廓皮肤增厚,证属气虚痰结证,治法应益气祛痰散结,方药用二陈汤合桃花四物汤等加减。

▶【外治法】

1.抽液、加压包扎或注药法

在严格无菌条件下,用注射器穿刺抽尽囊液,然后用绷带加压包扎。亦可在抽净囊液后,选用曲安奈德、15%高渗盐水或50%葡萄糖适量行囊腔内注射,然后加压包扎。

2.艾灸

抽除囊液后,用艾条悬灸5分钟,然后加压包扎。

3.磁疗

将磁片贴于囊肿内外两侧,加压固定,维持1~2周。

第十节　耳胀

耳胀风热银翘散,苔黄脉数头咽疼,

肝胆湿热龙胆泻,寒重荆防败毒灵,

脾虚湿困参苓散,益气聪明补脾气,

邪毒瘀滞通窍汤,兼有肝肾左慈丸。

耳胀是指因外邪,湿浊上蒙清窍所致的以耳内胀、闷、堵塞感为主要特征的疾病,可伴有耳鸣,听力下降,早期可为传导性耳聋,病久可为混合型耳聋。现代医学中的传导性耳聋,急、慢性非化脓性中耳炎或粘连性中耳炎、气压损伤性中耳炎,分泌性中耳炎,卡他性中耳炎可参考此病论治。

本病初期,多由风邪外袭,耳窍经气痞塞而致,病久迁延,则邪毒滞留,脏腑虚损兼气滞血瘀象。

风邪外袭,经气痞塞:生活起居失调,寒暖不调,风邪乘虚而袭。风邪外袭,肺经失宣,耳内气机出入失于宣发,耳窍经气壅塞而为病。若风寒外袭,肺失宣降,津液不布,痰饮水湿聚于耳窍而为病;若风热外袭或风寒化热、循经上犯,结于耳窍,以致耳窍痞塞不宣,进而湿热停聚而为病。

肝胆湿热,上蒸耳窍:外感邪热,内传肝胆;或七情所伤,肝气郁结,气机不调,内生湿热,肝胆湿热上蒸耳窍而为病。

脾虚湿困,痰湿停聚:先天禀赋不足,素体虚弱,或饮食失节,劳倦内伤,脾虚失运,水湿停聚,泛溢耳窍,发为本病。

邪毒滞留,痰凝血瘀:邪毒滞留于耳窍,日久不愈,阻于脉络,痰浊瘀滞,气血瘀阻,耳窍经气闭塞而为病。

第一,耳胀属风热侵袭而经气痞塞者,则见苔黄,脉浮数,头痛,咽疼,当疏风散邪、宣肺通窍,用银翘散,寒重者用荆防败毒散。

第二,耳胀属肝胆湿热上壅耳窍则耳鸣,耳内胀闷如堵塞感,口苦咽干,胸肋苦闷,当清泻肝胆,利湿通窍,用龙胆泻肝汤加减。

第三,耳胀属脾虚湿困者,则耳内胀闷堵塞感,经久不愈,伴食少便溏,肢倦乏力,胸满痞闷,治当健脾利湿、化浊通窍,用参苓白术散加减。

第四,耳胀属邪毒滞留而气血瘀阻者,则耳内胀闷堵塞感,舌质淡暗或舌边有瘀点,治当行气活血、通窍开闭,用通窍活血汤加减。

若属肝肾阴虚者,用通气散合左慈丸。

若脾虚兼瘀滞者,合用补中益气汤或益气聪明汤。

偏肾阳虚者用肾气丸合通气散加减。

▶【外治法】

1.滴鼻

使用具有疏风消肿、芳香通窍作用的药液滴鼻,使鼻窍及耳窍通畅,减轻堵塞,并促使耳窍积液排出。常用药有鹅不食草滴鼻剂、柴胡滴鼻剂等。

鹅不食草滴鼻剂:鹅不食草、白芷、牡丹皮、佩兰、枳壳等9味中药提取精制而成的滴鼻液,具有通窍止涕等作用。

柴胡滴鼻剂:金银花、连翘、柴胡、青蒿等组成。

2.鼓膜按摩

用手指尖按压耳屏,或用手指尖插入耳道口,压紧然后即放松,如此反复多次,使外耳与中耳保持气压平衡,减轻鼓膜内陷。每次按摩10~20下,每日2~3次,或用鼓气耳镜放入耳道内,缓缓打气,边打气边观察鼓膜活动情况,如光锥有变化,即可反复打气,但不可用力过猛,每次打气10~20下。

3.咽鼓管吹张

自行吹张法即用手指捏紧鼻孔,闭口屏气,然后将气鼓入腮侧,使耳中可闻"卟"声,如此反复多次,此法每日可施行2~3次。也可用咽鼓管导管进行通气,每日一次,若耳痛较甚,鼓膜充血,或鼻塞涕多者,不宜进行咽鼓管吹张。

4.鼓膜穿刺或切开

有鼓室积液者,可在严格无菌操作下行鼓膜穿刺抽液;经反复鼓膜穿刺无效、液体较粘稠者,可行鼓膜切开术;病程迁延,长期不愈,或反复发作,中耳积液粘稠者,可考虑用鼓室置管术法。

5.针灸疗法

(1)体针:可采用局部取穴与远端取穴相结合的方法。耳周取听宫、听会、耳门、翳风;远端可取合谷、内关,用泻法,留针10~20分钟,每日一次。耳闭而脾虚表现明显者,加灸足三里、脾俞、伏兔等穴,肾虚加刺三阴交、关元、肾俞,用补法或加灸。

(2)耳针:取内耳、神门、肺、肝、胆、肾等穴位埋针,每次选2~3穴;也可用王不留行籽或磁珠贴压3~5日,经常用手轻按贴穴,以维持刺激。

(3)穴位注射:取耳周穴耳门、听宫、听会、翳风等做穴位注射,药物可选用丹参注射液、当归注射液、柴胡注射液、毛冬青注射液等,每次选用2穴,每穴注射0.5~1mL药液,可隔日1次,5~7次为1疗程。

(4)穴位磁疗:对有耳鸣的患者,可在翳风、听宫等穴贴上磁片,或加用电流,以疏通经络气血,减轻耳鸣,每日一次,每次20分钟。

(5)特殊取穴:针刺"耳中"穴用2寸长毫针,经外耳道口刺入鼓膜后下部。该方法治疗鼓室内没有积液者较佳,有积液者效差。

(6)艾灸:多用于虚寒患者,局部可取听宫、听会、翳风,远处可依辨证分别取合谷、内庭、足三里、脾俞、三阴交、肾俞等穴艾灸。

第十一节　脓耳

脓耳黄脓湿热攻,红脓肝经火热起,

白脓青脓是脾虚,脓臭黑腐肾虚使。

急性脓耳风热致,蔓荆子散清风热,

肝胆湿热龙胆泻,或用柴胡清肝散;

鼓膜溃破活命饮,地肤苦参车前子。

慢性脓耳脾气虚,托里消毒散可施;

肾阴知柏地黄丸,肾阳桂附八味医。

脓耳是脏腑失调,湿浊邪毒停聚耳窍所引起的以鼓膜穿孔、耳内流脓、听力下降为主要特征的耳病。本病是耳科常见病、多发病之一,可发生于任何季节,而以夏季发病率较高。西医学的急、慢性化脓性中耳炎及乳突炎可参考本病治疗。

脓耳,黄脓多为湿热,红脓多为肝经火热,白脓或青脓多为脾虚,脓臭黑腐色是肾虚。

(1)脓耳因风热所致者,则耳内流脓,伴发热恶寒,头痛,鼻塞流涕,当疏风清热、解毒消肿,用蔓荆子散化裁。

(2)因肝胆火热者则耳痛剧烈,耳鸣耳聋,口苦咽干,便秘尿赤,当清肝泻热、祛湿排脓,用龙胆泻肝汤或柴胡清肝汤;若鼓膜溃破者用仙方活命饮加地肤子、苦参、车前子。

(3)慢性脓耳属脾虚湿困者,则耳内流脓日久不愈,脓液清稀,量多不臭,头晕乏力,面色不华,纳少便溏,当健脾渗湿、补托排脓,用托里消毒散加减。

属肾阴虚者则脓量不多,流脓不畅,伴头晕神疲,腰膝酸软,舌质淡红,当补肾培元、祛瘀化湿,用知柏六味地黄丸加木通、桔梗。

属肾阳虚者用桂附八味丸。此两方都可加用马勃、山甲、桃仁、乳香、没药、皂刺等。

➤【外治法】

1.针灸疗法

以局部取穴为主,配合远端取穴。常用穴位有耳门、听会、翳风、外关、曲池、合谷、足三里、阳陵泉、侠溪、丘墟等穴。每日一次,以泻法为主。耳痛明显,用三棱针刺患侧耳垂,放血10滴。

2.局部疗法

(1)清洁法:清除脓液。主要针对耳内流脓情况,以及时清除耳内脓液,保持耳内干燥或耳脓引流通畅,促进邪毒消散与病情好转。用3%双氧水清洁外耳道。清洁次数应根据脓液多少而定,耳脓量多者,每日宜3~5次,耳脓液量少者,每日1~3次。清除耳脓后,再行滴药法(脓多时暂不宜吹药粉)。也可用负压吸引的方法清除脓液。

(2)滴鼻法:适用于急性化脓性中耳炎见耳内堵闷,或有鼻塞不通等症。鱼腥草液、双黄连粉针剂溶液、银黄注射液或抗生素滴鼻液之类滴鼻,消除鼻窍邪毒,以免邪毒窜耳。侧卧偏头位,使药液达到咽鼓管咽口处,以宣通耳窍,促进中耳腔的通气引流。

(3)滴耳:早期,鼓膜尚未穿孔,耳痛重者,用2%石炭酸甘油滴耳(鼓膜穿孔后禁用);鼓膜穿孔后可用氧氟沙星滴耳液滴耳。穿孔后耳内疼痛明显者,用虎耳草汁滴耳,或鱼腥草液、双黄连粉针剂溶液、银黄注射液之类滴耳,每日3次,解毒止痛。

还可用自制滴耳液,如参连滴耳液:苦参3份,黄连2.5份,大黄1.7份,乌梅2份,按中药注射液工艺流程制剂,每毫升含生药0.1克,滴耳,每日2次。

(4)吹耳:慢性期鼓膜穿孔较大、脓液较少者,用可溶性药粉(如氯硼粉)吹布患处。注意:鼓膜穿孔较小或引流不畅时,应慎用药粉吹耳。

苦胆白矾散:猪胆1个、白矾60克、核黄素10毫克。

(5)涂敷:脓耳并发耳前后红肿疼痛者,可用金黄膏、黄连膏、鱼石脂软膏或紫金锭磨水涂敷以清热解毒,消肿止痛。

金黄膏:姜黄160克,大黄160克,黄柏160克,苍术64克,厚朴64克,陈皮64克,甘草64克,生天南星64克,白芷160克,天花粉320克,上十味,粉碎成细粉,过筛,混匀。主治消肿止痛。用于疮疡肿痛,丹毒流注,跌扑损伤外用。红肿、烦热,疼痛,用清茶调敷;漫肿无头,用醋或葱酒调敷,亦可用植物油或蜂蜜调敷;一日数次。

鱼石脂软膏:主要成分为鱼石脂,辅料为:斯潘-80、轻质液状石蜡、石蜡、黄凡士林。鱼石脂软膏主要用于消炎,很多人用它治疗毛囊炎。

紫金锭:主要成分为山慈菇、朱砂(水飞)、五倍子、雄黄(水飞)、红大戟、穿心莲、千金子、三七、冰片、丁香、罗勒油。本品有解毒、消炎的作用。适用于红肿疼痛而脓未成时,以本品调醋适量涂患处,每日3次。

3.针灸疗法

(1)体针:主穴选耳门、听会、翳风,配穴选外关、曲池、合谷、足三里、阳陵泉、侠溪、丘墟等。

(2)灸法:虚寒者选用翳风穴悬灸,亦可配合足三里艾灸。

第十二节　脓耳变证

一、耳后附骨痈耳根毒

> 脓耳变生耳根毒,骨膜脓肿附着骨。
> 热毒壅盛龙胆泻,发热头痛脉弦数,
> 气血亏虚托里消,金黄紫金锭外敷。

由脓耳变生的耳根毒又名耳后附骨痈,相当于现代医学中的耳后骨膜下脓肿,以耳后完骨部疼痛、压痛,甚则肿起成痈或溃破流脓为特征,是急性脓耳常见的变证之一。

治用泻火解毒之剂如龙胆泻肝汤或仙方活命饮化裁。如气血亏虚,余毒滞耳久不愈合,兼头晕乏力,面色苍白,舌质淡,疮口溃久不敛者,当补益气血,托里排脓,用托里消毒散。

耳后肿胀者可用金黄散或紫金锭调敷。西医的化脓性中耳炎、乳突炎并发耳后鼓膜下脓肿可参考耳后附骨痈治之。

耳后附骨痈属热毒壅盛,灼腐完骨者则耳流脓突然减少而疼痛加剧,伴全身发热,头痛,口苦咽干,尿黄便秘,脉弦数或滑数,当泻火解毒,祛腐排脓。

二、脓耳面瘫(口眼㖞斜)

脓耳口眼㖞斜变,剧痛发热口苦干,

鼓膜充血脓穿孔,气血亏虚久不敛,

脓耳热毒龙胆泻,再加桃仁全蝎蚕。

气血亏虚托里消,补阳还五牵正散。

注

脓耳面瘫口眼㖞斜是因脓耳失治,病深邪毒入里,损及耳部脉络,邪毒与气血搏结,致脉络闭塞,气血阻滞致肌肤失于滋养而肌肉萎缩,运动无力而出现口眼㖞斜症。

(1)脓耳面瘫属火热毒盛、蒸灼脉络者,则口眼歪斜,耳内流脓,耳痛剧烈,鼓膜充血,流脓穿孔,伴全身发热,口苦咽干,舌红苔黄,脉弦滑数,当清热解毒,活血通络,用龙胆泻肝汤加桃仁、全蝎、僵蚕治之,注意龙胆泻肝汤的方义。

(2)脓耳面瘫属气血亏虚,湿毒壅结而瘀阻脉络者则流脓已久,逐渐面瘫,运动不灵,肌肉萎缩,伴肢倦乏力,食少便溏,面色无华,当托里排脓,祛瘀通络,用托里消毒散。

(3)气血亏虚面瘫已久,用补阳还五汤加减,或合用牵正散。

三、脓耳眩晕

脓耳眩晕恶呕转,中耳乳突迷路炎。

眼颤传导混合聋,中枢眩晕区别辨。

肝胆热盛躁怒干,龙胆泻肝钩藤饮。

脾虚湿困便溏软,托里消毒天麻汤。

肾精亏虚腰膝软,六味丸或肾气丸。

脓耳眩晕是脓耳失治,邪毒流窜耳内,引起视物旋转、恶心呕吐为主要特征的病变,反复发作,病情轻重不等。相当于西医的化脓性中耳乳突炎并发迷路炎。

脓耳眩晕要与中枢性眩晕相区别辨证。

(1)脓耳眩晕属肝胆热盛,风扰耳窍证者则眩晕剧烈,恶心呕吐,动则更甚,流出黄稠脓液,耳鸣耳聋,伴急躁易怒,口苦咽干,大便干,尿赤发热头痛,目赤舌红,当清热泻火,解毒息风,用龙胆泻肝汤合天麻钩藤饮加减。

(2)脓耳眩晕属脾虚湿困,蒙蔽耳窍证则反复发作眩晕,头额重胀,久流脓液难愈,伴纳少便溏,倦怠软乏,胸闷泛恶痰多,当健脾祛湿,涤痰止眩,用托里消毒散合半夏白术天麻汤加减。

(3)脓耳眩晕属肾精亏损,邪蚀耳窍证则眩晕时发时止,或步态不稳,耳鸣耳聋,耳内流脓持续日久,伴精神萎靡,腰膝酸软,当补肾培元,祛邪排毒,偏肾阴虚者用六味地黄丸加减,偏肾阳虚者用肾气丸加减。

四、黄耳伤寒

> 黄耳伤寒脓耳重,脓臭寒热颈强直,
> 高热谵语清营汤,热入心包神昏冒,
> 气血两燔热毒盛,清瘟败毒三宝用。
> 热盛动风强直抽,昏谵拘急羚角汤。

黄耳伤寒是脓耳变证之重症,证见耳内流脓已久,或流脓臭秽黑腐,突然脓量减少,出现壮热憎寒,头痛,颈项僵直,呕吐,神志不清、神昏,或诡语抽搐,是因脓耳治疗不当,或失治,邪毒传入于脑,蒙蔽心窍,热入心包,可危及生命。相当于现代医学中的化脓性中耳炎的颅内并发症。

(1)属气血两燔,热毒炽盛者则流脓臭秽,耳痛剧烈,头痛如劈,高热神昏谵语,当清营凉血,清热解毒,用清营汤加桃仁、郁金。神昏躁动者治疗时应配以安宫牛黄丸、紫雪丹、至宝丹之类。

(2)属热入心包者,则流脓臭秽,耳及头痛甚,高热不退,颈项僵直,当清心开窍,用清宫汤加减,或合用清热解毒息风止痉的三宝方之一安宫牛黄丸以凉血开窍镇痉。待神志清醒后改用大补阴丸以滋阴平肝息风。

(3)如热盛动风则耳脓臭秽,耳及头剧痛,高热,颈项强直,四肢抽搐,神昏谵语,当清热解毒,凉肝息风,用羚角钩藤汤加减。

此病临床应及时足量抗生素等治疗。若颅内压高应降低颅内压。积极防治脓耳是减少此病发生的根本。

第十三节　耳鸣

耳鸣自觉耳鸣音,鉴别幻听杂音病。

外邪侵袭芎芷散,耳鸣耳胀风寒热。

痰湿困结涤痰汤,痰多苔腻胸满闷。

耳鸣肝郁逍遥散,郁怒胁胀头痛晕。

脾虚益气聪明汤,少气倦乏腹胀闷。

耳鸣肾亏肾气丸,腰膝酸软眼晕花。

心神不宁归脾汤,惊悸心烦睡不宁。

耳鸣是因脏腑功能失调所致的以自觉耳内或颅内鸣响而周围环境中并无相应的声源在响着为主要特征的病症。临床有单侧耳鸣,也有双侧耳鸣,有时患者自觉鸣声来自头部某个位置,为"颅鸣"或"脑鸣"。根据声音性质的不同,也有聊啾、苦鸣、蝉鸣、耳数鸣、耳虚鸣、暴鸣、渐鸣等不同的描述。另外要鉴别幻听、周围环境杂音以及其他疾病引起的症状性耳鸣。

(1)因感受外邪,突然耳鸣,或伴有耳内堵塞感,或听力下降,或伴有鼻塞流涕,头痛、咳嗽等,当疏风散邪、宣肺通窍,用芎芷散加减。若为风热用银翘散。

(2)属痰湿困脾证则耳鸣胀闷,痰多,苔腻,胸满闷,当祛湿化痰、升清降浊,用涤痰汤加减;若有痰火症状,口苦,头晕头胀,舌红、苔黄腻、脉滑数为内有痰热之征,用清气化痰丸加减。

(3)属肝气郁结证则耳鸣与情志抑郁或恼怒有关,胸肋胀痛,头痛,眩晕,治当疏肝解郁、行气通窍,用逍遥散加减。若肝胆火热,口苦,咽干,面红或目赤,尿黄,便秘,烦躁,胁痛,头痛或眩晕,舌红苔黄,脉弦数有力,则用龙胆泻肝汤加减。

(4)属脾胃虚弱者则耳鸣,食少便溏,少气懒言,疲倦乏力,腹胀,应健脾益气、升阳通窍,用益气聪明汤加减。

(5)耳鸣属肾元亏损证则耳鸣日久,腰膝酸软,夜尿频多,眼花头晕,当补肾填精、温阳化气,用肾气丸加减。

(6)属心神不宁证则惊悸不安,心烦失眠,当益气养血、宁心通窍,用归脾汤加减。心肾不交者加交泰丸。

►【外治法】

1.针灸

(1)局部取穴与远端辨证取穴相结合。局部可取耳门、听宫 听会、翳风为主,每次选取 2 穴。风邪侵袭者,可加外关、合谷、风池、大椎;痰湿困结者,可加丰隆、足三里;肝气郁结者,可加太冲、丘墟、中渚;脾胃虚弱者,可加足三里、气海、脾俞;肾元亏损者,可加肾俞、关元;心神不宁者,可加通里、神门。实证用泻法,虚证用补法,或不论虚实,一律用平补平泻法,每日针刺 1 次。

(2)耳针可选肾、肝、脾、内耳、神门、皮质下、交感等穴,每次取 2~3 穴,中强刺激,留针 20~30 分钟,间歇捻针,每日 1 次。或用王不留行籽贴压刺激以上穴位,不时按压以保持穴位刺激。

(3)头皮针取双侧晕听区针刺,每日 1 次,5~10 次为 1 疗程。

2.穴位注射

可选用听宫、翳风、完骨、耳门等穴,药物可选用当归注射液、丹参注射液、维生素 B_{12} 注射液、利多卡因注射液等,针刺得气后注入药液,每次每穴注入 0.5~1mL,隔日 1 次。

3.灸法

(1)艾灸:眩晕发作时,直接灸百会穴 30~50 壮,或温和灸至局部发热知痛为止。

(2)雷火灸:选取双耳部、双耳孔、印堂为灸疗部位。

（3）热敏灸：选取百会、翳明等穴，以灸感渗透为度。

4.穴位敷贴

用吴茱萸、乌头尖、大黄三味为末，温水调和，敷贴于涌泉穴，或单用吴茱萸末，用醋调和，敷贴于足底涌泉穴，有引火下行的作用。

5.推拿

（1）"营治城邦"法：两手按耳轮，一上一下摩擦之，每次可做15分钟左右，促进耳部循环，并能防病保健。

（2）静坐耳鸣功：平坐静息，伸一腿屈一腿，左右平伸两臂，掌心向下，缓慢收两臂，向前平推两臂若推门状，同时左右转头，各7次。交换两腿姿势，再循环。

（3）"鸣天鼓"法：两手掌心紧贴两耳，两手食指、中指、无名指、小指对称横按在两侧枕部，两中指相接触到，再将两食指翘起叠在中指上面，然后食指从中指上用力滑下，规律果断地叩击脑后枕部，此时细听洪亮清脆之声如击鼓。左手24次，再右手24次，最后两手同时叩击48次。此法亦具有疏通经络作用。

（4）鼓膜按摩法：以手食指（或中指）置外耳道口，轻轻按捺，有节奏地重复数十次。两侧各30次，每天3次。具有引动气血流通的作用。

（5）按揉双侧听宫、听会、翳风穴，每穴按揉200次。刮双侧角孙穴，即以角孙穴为中心，约2寸长的水平线，用拇指指间关节由前向后刮20次。虚证加：①轻擦腰肾，第1~5腰椎棘突间旁开1.5~3寸，取双侧，以擦热为度；②热敷腰部，以肾俞、大肠俞为中心。

6.心理治疗

对于神经性耳鸣，应特别强调心理治疗。心理治疗的目标与方法有：

（1）通过心理咨询、专科医生解释、参阅相关资料等，对耳鸣的治疗要有基本正确的认识，树立战胜耳鸣的信心。

（2）保持心情舒畅，并注意适当调整脑力活动与睡眠休息时间，对脑力劳动患者，适当增加合适的体育锻炼，从而有利于耳鸣的康复。

（3）避免或纠正过于紧张所造成的心理负效应状态，克服受到耳鸣而出现的焦虑抑郁等情绪。

第十四节　耳聋

耳聋重听与无闻,外邪肝火瘀痰饮。

外邪寒热银翘散,鼻塞咳嗽耳胀闷。

肝火聋鸣龙胆泻,郁怒痛胀睡不宁。

痰火清气化痰丸,痰多苔腻头眩晕。

耳聋瘀滞通窍活,脉涩舌暗瘀点呈。

肾精亏损酸软昏,左慈肾阴肾阳分。

肾阴左归杞菊地,肾阳右归肾气拯。

气血亏虚归脾汤,无华倦乏胀满闷。

耳聋是以实邪蒙蔽清窍,或因脏腑虚损而清窍失养引起的听力减退为主要特征的病症。耳聋程度较轻者叫"重听",重者为"无闻"。现代医学的突发性耳聋,传染病中毒性耳聋,噪声性耳聋,药物中毒性耳聋,老年性耳聋,耳硬化症,不明原因的感音神经性耳聋,混合型耳聋可参此治之。

(1)耳聋属外邪侵袭则听力骤然下降,耳鸣或耳内胀闷感,伴发热恶寒,鼻塞流涕,咳嗽,当疏风清热、宣肺通窍,用银翘散加减。

(2)属肝火上扰则耳聋耳鸣随情志变化(抑郁或恼怒)而时轻时重,头痛眩晕,胸肋胀痛,睡眠不宁,当清肝泻热、开郁通窍,用龙胆泻肝汤加减。

(3)属痰火郁结证者则听力减退或耳鸣,痰多,苔黄腻,头晕目眩,胸腹满闷,当化痰清热、散结通窍,用清气化痰丸加减。

(4)属气滞血瘀证则听力减退,病程长短不定,舌质暗或舌有瘀点,脉细涩,当活血化瘀、行气通窍,用通窍活血汤加减。

(5)属肾精亏损证则听力渐降,头昏眼花,腰膝酸软,夜尿多,齿松发脱,当补肾填精、滋阴潜阳,用耳聋左慈丸加减。偏肾阴虚损者用杞菊地黄丸或左归丸加减。偏肾阳虚损者用右归丸或肾气丸加减。

（6）耳聋属气血亏虚证者则听力减退的程度在疲劳后加重,或面色无华,倦怠乏力,胸腹胀满,大便溏薄,心悸失眠,舌淡红,苔薄白,脉细弱,当健脾益气、养血通窍,用归脾汤加减。

▶【外治法】

1.体针

局部取穴与远端辨证取穴相结合,局部可取耳门、听宫、听会、翳风为主,每次选取 2 穴。风热侵袭者,可加外关、合谷、曲池、大椎;肝火上扰可加太冲、丘墟、中渚;痰火郁结可加丰隆、大椎;气滞血瘀可加隔俞、血海;肾精亏损加肾俞、关元;气血亏虚加足三里、气海、脾俞。实证用泻法,虚证用补法,或不论虚实,一律用平补平泻法,每日针刺 1 次。虚寒者可用艾灸法。

2.耳针

取耳、肾、肝、神门、皮质下等穴,中等刺激,留针 20 分钟左右。亦可用王不留行籽贴压以上穴位,以调理脏腑功能。

3.穴位注射

选听宫、翳风、完骨、耳门等穴,注入药液。药物可选用当归注射液、丹参注射液、维生素 B_{12} 注射液等。

4.穴位敷贴

用吴茱萸、乌头尖、大黄三味为末,温水调和,敷贴于涌泉穴,有引火下行的作用,适用于肝火、痰火、虚火上扰所致耳鸣耳聋。

5.导引法

（1）"营治城郭"法:以两手按耳轮,一上一下摩擦之,每次做 15 分钟左右。

（2）"鸣天鼓"法:两手掌心紧贴两耳,两手食指、中指、无名指、小指对称横按在两侧枕部,两中指相接触到,再将两食指翘起叠在中指上面,然后食指从中指上用力滑下,规律果断地叩击脑后枕部,此时细听洪亮清脆之声如击鼓。左手 24 次,再右手 24 次,最后两手同时叩击 48 次。此法亦具有疏通经络作用。

（3）鼓膜按摩法:以手食指（或中指）置外耳道口,轻轻揉按,有节奏地重复数十次。两侧各 30 次,每日 3 次。具有引动气血流通的作用。

第十五节　耳眩晕(耳源性眩晕)

耳眩晕是天地转,神清呕恶站不稳。

外邪扰动呕恶作,发热恶寒桑菊饮。

半夏白术天麻汤,痰浊呕恶鸣聋闷。

肝阳上亢躁怒胀,天麻钩藤平潜阳。

寒水上犯真武汤,清涎痛冷肢不温。

眩晕髓海不足证,杞菊地黄软聋鸣。

上气不足归脾汤,面白少气耳聋鸣。

耳眩晕是指因风邪、痰饮上犯耳窍或脏腑虚损、耳窍失养所致的,以头晕目眩如坐舟船、天旋地转,甚或恶心呕吐为主要特征的疾病。西医学的内耳疾病所引起的眩晕,如梅尼埃病、良性阵发性位置性眩晕、前庭神经炎、药物中毒性眩晕、迷路炎等均可参考本病辨证施治(其中迷路炎所引起的耳眩晕可参考"脓耳变证"一节中的"脓耳眩晕")。

眩晕发作时的典型症状是诊断本病的主要依据。本病的典型症状是:突然发作旋转性眩晕,患者感自身或周围物体沿一定方向与平面旋转,或为摇晃浮沉感,站立不稳,体位变动或睁眼时眩晕加重,因此患者常闭目静卧,但意识清楚。常伴有恶心、呕吐、出冷汗、面色苍白等症状,持续时间短则数分钟至数小时,长则数天甚至数周。多数患者眩晕发作时可伴有耳鸣及听力减退,部分患者可伴有耳内胀满感,在发作间歇期,耳鸣、耳聋可减轻或消失,但多次发作后可遗留顽固性的耳鸣、耳聋。可伴有自发性眼震:眩晕发作时可见水平型或水平旋转型眼球震颤,快相向病侧或健侧。前庭功能检查可能有异常。

(1)耳眩晕属外邪侵袭者则突发眩晕,天旋地转,恶心呕吐,伴咳嗽,发热恶寒,鼻塞流涕,当疏风散邪、清利头目,用桑菊饮加减。

(2)属痰浊中阻证则眩晕,痰多,恶心呕吐,耳鸣耳聋,胸闷不舒,当燥湿健脾、涤痰止眩,用半夏白术天麻汤加减。

(3)属肝阳上亢证则眩晕随情志变化而时轻时重,兼耳鸣耳聋,口苦咽干,急躁易怒,胸肋苦满,痞胀,面红目赤,当平肝息风、滋阴潜阳,用天麻钩藤饮加减。

(4)属寒水上泛证则眩晕心悸,呕吐清稀涎沫,腰背痛冷,四肢不温,当温肾壮阳、散寒利水,用真武汤加减。

(5)耳眩晕属髓海不足证则常发眩晕,腰膝酸软,耳鸣耳聋,精神萎靡,手足心热,当滋阴补肾、填精益髓,用杞菊地黄丸加减。

(6)属上气不足证则眩晕时发,遇劳加重,面色苍白,少气懒言,耳聋耳鸣,当补益气血、健脾安神,用归脾汤加减。

▶【外治法】

1.体针

主穴:百会、头维、风池、风府、神门、内关。

配穴:风邪外袭者,配合谷、外关;痰浊中阻者,配丰隆、中脘、解溪;肝阳上扰者,配行间、侠溪、肝俞;寒水上泛者,配肾俞、命门;髓海不足者,配三阴交、关元、肾俞;上气不足者,配足三里、脾俞、气海。

手法:每次取主穴,配穴2~3穴,实证用泻法,虚证用补法,并可配合灸法。

2.耳针

可选肾、肝、脾、内耳、神门、皮质下、交感等穴,每次取2~3穴,中强刺激,留针20~30分钟。或用王不留行籽贴压刺激以上穴位。

3.头皮针

取双侧晕听区,每日一次,5~10次为1个疗程。

4.穴位注射

可选用合谷、太冲、内关、风池、翳风、四渎等穴,每次取2~3穴,每穴注射维生素B_{12}注射液0.5mL,隔日1次。

第十六节　耳面瘫

耳脉络阻耳面瘫,区别中枢性面瘫。

风邪阻络牵正散,麻木头痛舌质淡。

寒热有别勤加减,银翘荆防败毒散。

肝经风热正荣汤,瘀阻补阳还五汤。

耳面瘫是指因耳部脉络痹阻所致的以口眼歪斜为主要特征的疾病。耳面瘫要与中枢性面瘫相鉴别。西医的周围性面瘫可参此治之。化脓性中耳炎之面瘫参考"脓耳变证"。

(1)耳面瘫属风邪阻络证则突发单侧口眼㖞斜,面部麻木,或伴完骨部位疼痛,头痛拘紧,当祛风通络,用牵正散加减;或银翘散加减。偏于风寒重用荆防败毒散,肝经风热用正容汤。另外,可用小续命汤化裁。

(2)属气滞血瘀证则病程已久,单侧口眼㖞斜,表情呆滞,眼干涩,舌有瘀点瘀斑,当益气活血、化瘀通络,用补阳还五汤加减。

▶【外治法】

1.体针

取太冲、风池、翳风、翳明、阳白、迎香、地仓、合谷、攒竹、太阳、四白、人中、听会、颊车等穴位,采取局部近取与循经远取相结合的方法,面部诸穴酌予斜刺或透穴,初期用泻法,后期用补法。每日或隔日1次,10次为1疗程。

2.灸法

灸患侧面部穴位,如四白、迎香、地仓、颊车、太阳等穴。

3.穴位注射

取下关、颊车、地仓、听宫、阳白等穴,可选用丹参、当归或黄芪等注射液、维生素 B_{12} 做穴位注射,每次1~2穴,各穴轮流使用。每穴注入药液0.5~1mL,隔日1次。

4.皮肤针(梅花针)

用梅花针叩击患处,或阳白、太阳、四白、地仓、颊车、合谷等穴。

5.耳穴贴压

用王不留行籽穴位贴压。主穴:面颊、肝、口、眼、皮质下;配穴:肾上腺、脾、枕、额。主配穴各选2~3穴,用王不留行籽贴压,嘱患者每日自行压耳穴3次,3~5日换压另一侧耳穴。注意用力适度,防止损伤耳廓。

6.穴位敷贴

用马钱子粉穴位敷贴。

第七章　鼻科常见疾病

鼻病风寒热湿燥,心肺脾肾肝胆经。

气虚鼻塞流清涕,脏实鼻流黄脓涕。

鼻窒鼻渊鼻槁靤,衄血息肉疔肿生。

脏腑虚实分得清,气血阴阳要平和。

鼻病多为热、风、湿、寒所致,与肺、脾、胆、肾的关系密切。因此,治疗鼻病也应从整体着手。胆热移于脑则生鼻渊病(即浊涕不止)。脾风则鼻黄,脾热则鼻赤。肺热亦鼻赤。肺气虚则鼻塞不利,鼻流清涕;肺实邪则鼻塞,鼻流脓浊涕。肾为欠为嚏,故肾脏亏损则鼻干鼻槁或鼻靤涕、喷嚏不止。

第一节　鼻疔

鼻疔肺火痛热痒,鉴别鼻疖丹毒伤,

寒热邪毒鼻肿痛,五味消毒解毒汤,

疔疮走黄神昏谵,犀角地黄解毒汤,

安宫至宝紫雪丹,合用六神清毒热。

鼻疔多因肺热或火毒所致,疔脚坚硬,或痛或麻或痒,是以外鼻部局限性红肿疼痛为主要特征的鼻病,要鉴别鼻疖和鼻部丹毒。

(1)鼻疔属邪毒外袭,火毒上攻者则鼻部局限性红肿,继则隆凸如粟,周围发硬,疔根坚硬,伴恶寒发热,宜疏风清热、解毒消肿,用五味消毒饮,病重者用黄连解

115

毒汤。

(2)如邪毒炽盛,疔疮走黄、内陷营血则疮头紫黯,顶陷无脓,根部散漫,局部红肿疼痛,或疼痛如劈,可有高热烦躁,呕吐恶心,此为邪毒内陷,疔疮走黄,当泄热解毒、清营凉血,可用犀角地黄汤合黄连解毒汤,在两方合用的基础上还可加服六神丸(每天30~60粒),若见神昏谵语可加服安宫牛黄丸、至宝丹或紫雪丹类。

海绵窦血栓性静脉炎是鼻疔最严重的颅内并发症。海绵窦炎症向周围扩散,可头痛、高热寒战等,出现硬脑膜脓肿、脑膜炎及脑脓肿等。当在用诸述方剂治疗时,及时应用抗生素等治疗。

▶【外治法】

(1)如意止痛膏:大黄、黄柏、苍术、厚朴、陈皮、姜黄、白芷、南星、天花粉、甘草等。将上药制成散剂后,再加75%酒精和纯甘油适量,均匀搅拌成糊状备用。使用前先将患处常规消毒,然后将消毒棉片或纱布涂上药膏后外敷患处。

(2)芙蓉膏:芙蓉叶末10克,凡士林40克,石碳酸2滴,将其调制成膏状。用时将其涂在患处,每日换药一次。

(3)注意:患病之后,万不可妄加挤压、挑刺,以免邪毒走散,引起严重并发症。疖肿尚未成熟时,严禁早期将疖肿切开排脓。

第二节　鼻疮

鼻疮是鼻前庭炎,红肿灼痒或糜烂,
肺经蕴热邪毒侵,银翘散又黄芩汤。
肺胃积热湿热蒸,巧用草薢渗湿汤。
阴虚血燥鼻失养,四物消风饮加减。

注

鼻疮相当于西医学中的鼻前庭炎或鼻前庭湿疹,因肺热或湿热所致。鼻疮的症状表现为鼻前孔附近皮肤红肿、糜烂、结痂、灼痒,有经久不愈、反复发作的特点。应与鼻疔相鉴别。

（1）鼻疔属肺经蕴热、邪毒外侵证则鼻前孔及周围肌肤红肿或糜烂,灼热干焮疼痛,当疏风散邪、清热泻肺,用黄芩汤加减。如伴发热恶寒用银翘散加减。

（2）鼻疔属脾胃失调、湿热郁蒸证则鼻前孔及周围肌肤糜烂渗液,结痂瘙痒,或大便不爽、便溏,当清热燥湿、解毒和中,用萆薢渗湿汤加减。

（3）属阴虚血燥、鼻窍失养证则鼻前孔及周围干燥,瘙痒灼痛,皮肤粗糙增厚,皲裂,口干咽燥,面色萎黄,当滋阴润燥、养血息风,用四物消风饮加减。

▶【外治法】

1.敷药法

（1）瓦松适量,烧灰存性,研末,撒布患处,以燥湿敛疮。用于糜烂久不愈者。

（2）苦参、枯矾各 15 克,研末,生地黄汁适量,调匀后涂敷于患处,每日 1~2 次,适用于湿热较盛、渗液较多者。

2.塞鼻法

复方青黛膏:青黛 20 克,黄柏粉 20 克,盐酸地卡因 2 毫升,地塞米松 2 毫升,冰片 3 克,薄荷脑 3 克,浓鱼肝油 1 毫升。混合研细,呈膏状。使用时棉片浸液,塞入鼻腔,双鼻腔交替用药。本药也可用于治疗鼻中隔糜烂、急慢性鼻炎、过敏性鼻炎、萎缩性鼻炎、慢性鼻窦炎等。

3.涂药法

（1）银参汤:将银花、苦参各 30 克,川连、硼砂各 10 克,将上药煎煮后外洗患处,每日 4 次,6 天为一疗程。

（2）甘草酊:将甘草切片盛于容器内,倒入 75% 酒精,以浸没甘草为度,2 周后将甘草压榨取液并过滤,所剩药渣可两度浸泡 2 周再取液,两液相合即得甘草酊,不必加防腐剂即可长期存放。使用时将药液涂布于红肿处,每日 3 次。注意:本药在应用时可能会有短暂疼痛,但一般均能忍受。

（3）青蛤散:青黛、蛤粉、石膏、轻粉、黄柏。将上药共研细末,用清水调涂患处。每日 3~4 次。适用于湿热盛、红肿、糜烂、脂水多者。

（4）黄连膏:黄连 9 克,当归尾 15 克,生地黄 30 克,黄柏 9 克,姜黄 9 克,香油 360 克。将前五味药共研极细末,用香油调涂患处。用于治疗局部干燥、皲裂者。

4.穴位注射

以鼻翼两侧迎香穴为中心,用 2.5%~3.0% 碘酒、75% 酒精常规消毒,用 1 毫升注射器注射强的松龙药液 0.5 毫升；一般在进针后稍加旋转或提插，得气有沉胀感，抽无回血。

第三节　伤风鼻塞

风寒鼻塞葱豉汤，荆防败毒散寒方，

风热鼻塞银翘散，桑菊饮类化裁当。

伤风鼻塞即急性鼻炎，有外感风寒、风热之分。

风寒鼻塞者按风寒感冒治，当辛温解表、散寒通窍，用葱豉汤或荆防败毒散化裁治之。风热鼻塞当疏风清热、宣肺通窍，用银翘散或桑菊饮类化裁治之。

伤风鼻塞相当于现代医学的急性鼻炎，当与时行感冒、鼻鼽相鉴别。

▶【外治法】

1.滴鼻法

滴鼻灵：鹅不食草 650 克，辛夷花 150 克，煎水两次，药液混合，浓缩成 1500 毫升，加盐酸麻黄素粉 3.75 克，葡萄糖粉 15 克，过滤消毒后即成。滴鼻，每日 3 次，每次 3~4 滴。

2.塞鼻法

（1）锡类散：牛黄、青黛、冰片、珍珠等粉剂（有市售成药）。取适量药粉吹入鼻中，早晚各 1 次。

（2）辛夷散：取辛夷花适量，研为细末，密闭保存，每用少许吹入鼻中，每日 2~3 次。

（3）石辛散：取石辛散（石胡荽、辛夷各 100 克，细辛 30 克，共研细末）1 克用纱布将药粉包成适合鼻前庭大小的圆球，浸入麻油 24 小时后备用。治疗时将药球塞入患侧鼻前庭内，急性期每日 2 次，慢性期每日一次，每次药球在鼻前庭内保留 2 小时后取出，双侧鼻腔交替使用。本法还可用于慢性鼻炎。

3.中药雾吸入法

鼻炎灵：苍耳子3克,白芷3克,薄荷3克,藿香3克,佩兰3克,防风3克,基用子3克,甘草3克。将上药研粉后投入开水,浸液冷置后,加入冰片0.3克,成雾化液,用鼻吸入气雾,每次20分钟,每日一次。本药也可用于治疗急性鼻窦炎、过敏性鼻炎。

4.针灸疗法

(1)通窍三穴针刺法:令患者正坐,背靠座椅,仰首,或枕部垫头枕,然后张口,暴露上腭,两门齿背面齿缝顶端,牙龈突起处,名"内龈交",再从该穴左右旁开0.5寸,仍于牙龈上各取一点,分别名为"交左""交右",以上三穴合称"通窍三穴"。施治时,医者立于患者右侧,以三棱分别快速刺入三穴,以使少量出血,临症时清涕较多、喷嚏频作者,加灸通天穴;头痛剧烈者加针风池、印堂;畏寒、低热者,配曲池、合谷。又,鼻道通畅后,鼻腔内滴少许麻油,卧床休息1~2小时则效果更好。用于治疗急性卡他性鼻炎。

(2)鱼腥草穴位注射:75%乙醇消毒鼻翼两侧,抽取鱼腥草注射液1毫升,用1mL针头直刺双迎香穴约0.5厘米,得气后推药液0.2毫升,隔天一次。本法也可用于治疗慢性鼻炎。

第四节　鼻窒

鼻窒鼻塞慢鼻炎,肺脾气虚因久病,

补中益气参苏饮,或用温肺止流丹;

脾虚食少大便溏,劳倦参苓白术散。

邪毒久留气血瘀,通窍活血汤加减。

肺经蕴热黄芩汤,鼻热口干咳黄痰。

鼻窒即指经常性鼻塞,时轻时重,遇寒加重,头部微胀,有的长期鼻塞者,卧时更觉鼻塞严重,张口呼吸。此疾相当于西医学的慢性鼻炎。

第一，鼻窒属肺脾气虚者则见气短倦怠，软乏，恶风自汗，纳差便溏，头昏头沉重，咳嗽痰稀，当补益肺脾、散邪通窍，用补中益气汤，或参苏饮或温肺止流丹化裁。

第二，鼻窒属邪毒久留，气滞血瘀者，则鼻塞已久，头胀额胀，头痛头昏，耳闭重听，听觉减退，舌质暗红或有瘀色，当行气活血、化瘀通窍，用通窍活血汤加减。

第三，属肺经蕴热，壅塞鼻窍者则鼻塞交替性发作，鼻涕稠黄，鼻腔灼热，口干，舌尖红，苔黄脉数，当清热散邪、宣肺通窍，用黄芩汤加减。

第四，鼻窒属脾气虚者见食少便溏，体倦乏力，用参苓白术散化裁。

▶【外治法】

1.滴鼻法

（1）辛藜滴鼻剂：辛夷 160 克，藜芦 20 克，细辛 10 克，丝瓜根 150 克，血竭 160 克，苍耳子 160 克，白芷 120 克，青黛 100 克，牛黄 20 克，龙骨 100 克。将中药炮制加工成粗粉，过 80 目筛，每千克药粉加蒸馏水 8 000 毫升，加温至 80℃，静置 24 小时，取上清液过滤，加温蒸馏，浓缩成 2 900 毫升，用二甲基亚砜 100 毫升浸泡麝香 10 个，48 小时，过滤后将两种药液混合，加入适量的苯甲酸，分装成 10 毫升/支备用。滴药时取仰卧垂头位滴鼻，每侧鼻腔 2~3 滴，每日 3~4 次。

（2）鹅不食草滴鼻液：辛夷、鹅不食草、细辛、白芷、菊花、呋喃西林、吐温 80、尼泊金乙酯。取辛夷、鹅不食草、细辛、白芷、菊花的粗粉，分别用水蒸气蒸馏法蒸馏 2 次，收集重蒸馏液，冷贮 24~48 小时，过滤后级慢加入吐温 80，随加随搅拌，反复滤过澄清后备用。取呋喃西林、尼泊金乙酯及适量蒸馏水一起加热煮沸至完全溶解，滤过，向滤器上添加上备用液，混匀分装即得。滴鼻，每次 2~3 滴，每日 3~5 次，7 天为一疗程。

（3）复方鹅芩滴鼻液：鹅不食草 90 克，黄芩 90 克，金银花 90 克，辛夷 90 克，白芷 90 克，川芎 60 克，细辛 45 克，甘油 300 毫升。煎液精制成黄色澄明液体，制成 1 000 毫升，pH5.5~7.5。每日滴鼻。

（4）复方苍耳子油：麻油 10 000 毫升，苍耳子 160 克，辛夷 16 克。先将麻油加热后，加入打碎苍耳子及辛夷，浸泡 24 小时后，再用文火煮沸至使麻油熬至 800 毫升左右，冷却经过滤后装瓶备用。使用时嘱患者头颈后仰，每侧鼻腔每次滴药 3~4 滴，滴后需反复捏鼻数次，使药液均匀分布于鼻腔粘膜，每天滴药 3~4 次。

（5）鼻炎康滴鼻液：苍耳子、辛夷、白芷、黄芩、细辛、银花、黄芪、人参叶皂甙、甘油等。将上药制成滴鼻液。治疗时用本药滴鼻,每日 3~4 次,每次左右鼻腔各滴 2 滴,连续 10~12 天为一疗程。

2.吹鼻法

(1)鼻通散:甜瓜蒂 2 份,冰片 2 份,细辛 1 份,地塞米松片 1 份。将上药分别研碎后均匀地混合过 80 目筛,然后装入瓶中备用。用前将鼻涕擦净,将药粉吹入鼻内肿大鼻甲表面,隔日 1 次。

(2)鼻炎 3 号方:辛夷 5 克,冰片 2 克,共研极细末。取 20 克生葱放入搪瓷杯,注入开水 500 毫升,再取一寸半长生葱管洗净晾干,插入鼻孔内,吸取杯中葱水蒸气,两鼻孔交替使用至鼻腔通畅,再用上药末按于鼻孔吸入,每日早晚各一次。

(3)双料喉风散:牛黄、珍珠、梅片、黄连、青黛、山豆根、甘草等药组成(为市售成药)。用时先用棉棒将鼻窍内积留的粘液清除干净,而后取本品 1 支,药瓶尖嘴插入鼻孔(不宜过深,以免损伤鼻黏膜),再用拇、食二指轻轻挤压药瓶尾部两侧,使少量药粉成雾状徐徐喷入鼻窍,均匀撒布于鼻黏膜壁(药量不宜过大,易引起刺激反应),每日 5 次,10 天为一疗程。

3.塞鼻法

(1)鼻炎灵:牛黄、冰片、薄荷等中药经科学方法加工制成软膏,pH6~7 之间。使用时尽量将软膏均匀地涂布鼻腔,每日 3 次,10 日为一疗程,两疗程之间间隔 3~5 天为宜。本药膏还可治疗急性鼻炎、急慢性鼻窦炎等。

(2)鼻炎膏:辛夷、黄芩、白芷、苍耳子、儿茶(捣碎)。将上药浸泡 30 分钟后煎煮二次,合并滤液浓缩至 60 毫升,静置 24 小时后过滤备用。另取羧甲基纤维素钠 25 克备用,冰片(处方量)与适量甘油研匀。然后一起加入微温的滤液中放置数小时后,再加入甘油 150 毫升研匀,灌装即得(每瓶 10 克)。使用时用棉签蘸药膏涂于下鼻甲黏膜表面,每日早晚各一次。

(3)碧云散:鹅不食草 6 克,青黛 3 克,川芎 3 克,并发头痛者加冰片、白芷各 3 克,将上药共研细末,用金霉素眼膏或调拌药末少许,涂入鼻腔,每日 2~3 次。

(4)鹅不食草软膏:取鹅不食草 10 克,凡士林 90 克。将鹅不食草研成细末,与凡士林调匀制成软膏。将上述软膏涂在棉片上,填入双侧鼻腔,半小时后取出,每日一次。本法还可治疗过敏性鼻炎。

4.雾化吸入

（1）鼻炎雾化液：苍耳子、辛夷各 200 克，防风、银花、薄荷各 100 克，加水 5000 毫升，煎成 500 毫升药液，静置后用纱布过滤两次备用。使用时取 25 毫升用超声雾化器雾化经鼻吸入，每天 1~2 次。

（2）熏鼻剂：白芷、防风、薄荷、升麻、苏梗、木通、蔓荆子、辛夷花、苍耳子、葱白、茶叶。将药物加水适量，煮沸后取下，以鼻吸其热蒸汽，无汽时停用盖好，每天重复 2 次，两天用一剂药。本方熏后可减量饮用，连续治疗，不必间断。本方还可用于治疗急性鼻炎、过敏性鼻炎。

（3）药烟：取玉米须适量晒干，卷成纸烟，早晚各吸 1 支。另用辛夷花 10 克，白芷 10 克，薄荷、细辛各 5 克，菊花 15 克，捣碎成绒，每晚取少许卷烟吸。

（4）药物口罩：鹅不食草 15 克，白芷、大叶桉、山鸡椒各 9 克，辛夷花、藿香各 6 克，薄荷脑 3 克，冰片 0.2 克。将上述药物提取其挥发油成分，调配为留兰香味，将配制的药液以纱布吸附，每小块纱布含药液 0.02 毫升。治疗时用 1~2 块纱布塞入特制的口罩夹。

5.针灸疗法

（1）体针：主穴取印堂、迎香、风池，配穴为合谷、鼻通。治疗时先取印堂、迎香、风池，用泻法，其中主穴迎香进针得气后以快速捻转手法，务使患者自觉鼻窍内有酸、胀之感，甚或流泪为度，不留针，印堂、风池留针 20 分钟，10 分钟行针一次，酌配合谷、鼻通，根据情况决定留针或不留针，每日针一次，7 日为一疗程。

（2）穴位埋线：取迎香、印堂、曲池、合谷穴，0 号医用羊肠线一条，用时剪成长 2.5~3.5 毫米，当针头刺进穴位约 5 毫米有得气时，将羊肠线留置穴位内。

（3）针刺内迎香穴：选用 1.5~2 寸毫针，针刺内迎香穴，得气后捻针，留针 20 分钟，每日一次。迎香穴穴位注射：维生素 B_{12}，患者取舒适位，于双侧迎香穴按常规消毒皮肤，根据患者情况，每穴各注射药液 0.5~1 毫升，每日一次。

第五节　鼻槁

鼻槁干燥萎缩患,肺虚气津亏虚证。

燥邪清燥救肺汤,肺肾百合固金汤。

脾虚补中益气汤,四君健脾祛湿方。

鼻槁即鼻干燥,肌膜萎缩甚或鼻腔宽大的疾病,相当于西医学的干燥性鼻炎、萎缩性鼻炎。肺气虚则气津不足或肺肾阴虚皆可致鼻槁。

(1)鼻槁属肺肾阴虚则鼻内干燥感,咽干,干咳少痰或咳痰带血,腰膝酸软,手足心热,当滋养肺肾、生津润燥,用百合固金汤加减。

(2)鼻槁属肺燥因燥邪犯肺,则咽痒干咳,鼻腔灼热疼痛,鼻内干燥感较重,当清热润肺、宣肺散邪,用清燥救肺汤加减。

(3)鼻槁属脾气虚弱,则鼻内干燥感,鼻涕黄绿腥臭,头痛头昏,食少腹胀,倦怠乏力,面色萎黄,舌质淡,当健脾益气、祛湿化浊,用补中益气汤加减,或用四君子汤加郁金、红花、青皮、丹皮治之。

▶【外治法】

1.滴鼻法

(1)苁蓉滴鼻液:肉苁蓉、羊藿叶、当归、桂枝、黄芪各300克煎水两次,浓缩成浸膏,加石蜡油500毫升,混合。滴鼻,每日2~1次。

(2)复方薄荷油:薄荷1克,樟脑1克,液体石蜡油加至100毫升。滴鼻,每日3次。本品可润滑鼻黏膜,除用于本病外,还可治疗干燥性鼻炎,其他鼻病禁用。

2.涂药法

(1)蜂蜜:先用温开水将鼻腔的结痂和分泌物洗去,充分暴露鼻黏膜后,再用棉签将无腐败变质的生蜂蜜涂在鼻腔患处即可。每日早晚各一次,至鼻腔无痛痒,无分泌物及结痂,嗅觉恢复为止。

(2)鼻炎1号方:将野菊花10克放入60克蜂蜜内隔水蒸1~2小时,取出野菊

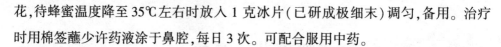

花,待蜂蜜温度降至35℃左右时放入1克冰片(已研成极细末)调匀,备用。治疗时用棉签蘸少许药液涂于鼻腔,每日3次。可配合服用中药。

3.雾化吸入

(1)冬花雾化吸入剂:麦冬、百合、黄芩、金银花、菊花、红花、赤药等。将药物按比例经制剂制作工序,最后提取精液装入10毫升安瓿备用。常温保存。用时将药物10毫升加入蒸馏水10毫升,倒入超声雾化器药杯中,将老式吸入罩扣在口鼻上,罩下缘离开面部10~20毫米,将喷气孔对准前鼻孔,经鼻吸入雾化药物微粒,然后经口腔将气呼出,每日一次,每次15分钟,10次为一疗程。

(2)双黄连粉针剂:取双黄连粉针剂300毫克,维生素C注射液500毫克,加入蒸馏水至20毫升,经超声雾化后鼻腔吸入,每次20分钟,每日一次,6天为一疗程。

4.塞鼻法

辛夷苁蓉液:辛夷花、苁蓉、苍耳子、鱼腥草各15克,金银花30克,沙参12克,生熟地、麦冬各15克,知母10克,升麻、薄荷(后下)各6克,白芷10克,当归12克,百合15克。将上药加水400毫升煎至150毫升,用六层纱布过滤,放入口杯内,二煎加水300毫升煎至200毫升,过滤,浓缩至100毫升,浓缩时放入1厘米宽、3厘米长纱条20块,然后放入消毒器皿中备用。用时将头煎150毫升放入口杯内熏鼻,每次30分钟,每日一次;熏后将二煎浓缩液中纱条填入鼻腔,早晚各一次。

5.熏鼻法

方药:黄芩、鹅不食草、白芷、辛夷花、苍耳子、丹参、桔梗、乌梅、百合、地鳖各9~12克,薄荷、甘松各6克,每日1剂,煎服。并药液熏鼻。每6日为一疗程。

第六节 鼻鼽

鼻鼽痒嚏流清涕,过敏变态反应病。

肺虚温肺止流丹,玉屏风散苍耳子。

脾虚补中益气汤,肾虚水泛真武汤。

肺经伏热蕴鼻窍,首选辛夷清肺饮。

鼻鼽的主要症状是突然发作鼻痒,喷嚏,流清涕。与现代医学中的过敏性鼻炎相似,属于变态反应性疾病。

(1)鼻鼽因于肺气虚寒,卫表不固者则鼻痒,频频喷嚏,清涕如水,怕风怕冷自汗,气短懒言,声低弱,当温肺散寒、益气固表,用温肺止流丹,或用玉屏风散合苍耳子散。

(2)因脾气虚弱者,清阳不升则鼻痒,喷嚏突发,清涕不断,面色萎黄无华,食少消瘦,腹胀便溏,倦怠无力,少气懒言,当益气健脾、升阳通窍,用补中益气汤加减,可加诃子、辛夷花、五味子、北芪。

(3)属肾阳不足,温煦失职则鼻痒,喷嚏频频,清涕长流,鼻塞,面色苍白,形寒肢冷,腰膝酸软,神疲倦怠,小便清长,或遗精早泄,当温补肾阳、化气行水,用真武汤加减。肾虚者在辨证方药中加用补肾药物。

(4)属肺经伏热,上犯鼻窍则鼻痒喷嚏,鼻塞流清涕,口干烦热,当清宣肺气、通利鼻窍,用辛夷清肺饮加减。

▶【外治法】

1.滴鼻法

(1)辛夷滴鼻液:取辛夷花 500 克,盛于蒸馏容器中加水浸渍,按药物和提取液 1∶2 的比例提取蒸馏液 1 000 毫升,然后按药物和提取液 1∶1 的比例重蒸馏提取 500 毫升,调节 pH 至 7,加适量增溶剂摇匀,用氯化钠调节成等渗溶液,将该溶液灌装于灭菌滴鼻瓶中备用。滴鼻,每日 2~3 次。

(2)鼻敏水:辛夷、白芷、百部、牛子、蒺藜、鱼腥草、地肤子、鹅不食草各 160 克,荆芥 120 克,加水 7 000 毫升,浸泡 4~6 小时,煮沸后,火煎 1.5~2 小时,加入薄荷 70 克,再煎半小时,过滤去渣,冷却,用生硼砂粉调节 pH 值至 8,加 3%苯甲酸钠防腐,静置 2~3 天,取澄清液滴鼻,每日 4~5 次,每次 2~3 滴。

2.吹药法

(1)皂荚:皂荚研末,取少许吹入鼻中,同时,用皂荚末与食醋调成膏,取豆粒大小敷于双侧鼻旁迎香穴,早晚各一次。用药 5 分钟后,病人感鼻部微胀,嚏频作,鼻腔内分泌物较用药前增多,约 5~10 分钟后症状自然消失。

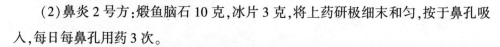

（2）鼻炎 2 号方：煅鱼脑石 10 克，冰片 3 克，将上药研极细末和匀，按于鼻孔吸入，每日每鼻孔用药 3 次。

3.药枕疗法

（1）鼻炎药枕：苍耳子、辛夷花、细辛、桑叶、菊花、薄荷、荆芥、防风、蝉衣、桂枝、黄芪、党参、白术、茯苓各 30 克，冰片 20 克，上药杵碎，装入口袋内，日常睡枕，每昼夜不少于 8 小时，2 月为一疗程。

（2）药枕：荆芥、防风、羌活、川芎、白芷、薄荷、菊花、藁本各 60 克，辛夷花、细辛各 30 克，山奈、檀香各 15 克。将上药混匀，装入枕头内，每晚枕之睡觉，晨起后用塑料袋套上并封口。

4.药雾疗法

（1）甘草流浸膏：每次使用甘草流浸膏 3 毫升，加 0.9%生理盐水 17 毫升，进行超声雾化吸入，每次雾化吸入 15~20 分钟，一周为一疗程，一般雾化吸入治疗两个疗程以上。

（2）黄芪 40 克，半夏 10 克，防风 15 克，薄荷 3 克，白术 12 克，五味子 7 克，细辛 3 克，苍耳子 7 克，白芷 10 克，生甘草 10 克。将上药共碾碎，用纱布包好放在雾化器中，煮沸 20 分钟后，置凉雾化器吸入。

5.塞鼻法

（1）辛夷、白芷、防风、乌梅、五味子、甘草各 2 份，苍耳子、鹅不食草各 1 份。上药研细粉装瓶备用。使用时取干棉球蘸药粉塞入鼻内，一日数次，1 周 1 个疗程。

（2）细辛膏：细辛、蜀椒、干姜、吴茱萸、皂角、附子、猪油。先将各药渍苦酒中一宿，再以猪脂煎至附子呈黄色为止，膏成去滓，冷凝即成。用棉裹细辛膏塞鼻。

6.针灸疗法

（1）耳穴压豆：取耳穴内鼻、外鼻、肺、肾上腺。将各穴点用 75%酒精消毒后，取消毒后的王不留行贴在小块胶布中间，贴于穴位上，双耳均贴，按压药籽，使耳部产生胀、重、痛的感觉，每日 3 次以上，每次按压 30 余下，5 天换药 1 次。也可取肺、内外鼻、肾上腺、内分泌过敏区、脾、肾、神门，眼红肿痒甚者耳尖放血，诸症重者加耳迷根。

（2）针刺四关穴：取四关（双合谷、双太冲）配列缺。先快速垂直刺入四关诸穴，得气后，行提插捻转，使针感沿经络传导或向四周扩散，然后用提捏进针法快速刺入列缺穴,得气后,行捻转法,使针感沿经脉循行向上传导。每隔 5 分钟,用双手如法循环行针一次,留针 25 分钟,10 次为一疗程。

(3)伏灸法:取白芥子、细辛、甘遂以 5∶3∶2 的比例共研细末,用生姜汁调和,做成直径 2 厘米大小药饼,放在 4 厘米防潮纸片上,用胶布将药物固定于穴位上,取肺俞、风门、厥阴俞、心俞穴。在夏天初伏、中伏、末伏第一天,选上述三个俞穴贴敷药饼,均为双侧,每次约 1~3 小时,若感灼热,即可将药饼摘下,小儿贴药 40 分钟即可。过敏者注意慎重。

(4)迎香透鼻通:取双侧迎香,用 28 号 1.5 寸毫针快速刺入皮下,再以 15 度角沿皮下向鼻通透刺 0~1 寸,得气后持续捻转 10~20 秒,至双眼泪出,鼻根部酸胀后留针。然后配双列缺,斜刺进针,捻转刺入 1 寸,得气后继续捻转针柄,使针感上传肘或肩部,留针 30 分钟。留针期间每 10 分钟行针一次,每日针一次。

(5)穴位注射:取迎香、肺俞、足三里,选用鱼腥草注射液注射肺俞,隔日一次,量由小到大,每侧 1 毫升,维丁胶性钙、维生素 B_{12} 注迎香、足三里,隔日一次,两穴交替。

(6)脉冲电针刺蝶腭神经节:患者取仰卧位,面转向一侧,酒精消毒后,选用长约 7 厘米的消毒银针从嚼肌前缘和颧骨下维交叉处向内上方进针(或者下关穴前 1.5 厘来进针亦可)深达 5.5cm,刺激翼腭窝内的蝶额神经节。患者诉有酸麻胀痛或有触电、齿痛感后加上脉冲电治疗,使针侧面部(鼻、口唇、眼睑)产生节律性抽动,每次治疗持续 10 分钟,两侧交替进行。

(7)经络自血疗法:选大杼穴、风门、肺俞(统称"背六腧穴")。脾虚加脾俞;肾虚加肾俞。常规消毒后,先从患者静脉抽血 3 毫升并立即吸取药液强的松龙 1 毫升,常规消毒后,快速刺入皮肤,至患者感到酸麻胀痛感,把自血及药物混合液缓慢推入肌肉内,肺俞穴 2 毫升,风门及大杼穴各 1 毫升(单侧),左右交替;如伴脾虚则在肺俞和脾俞各注 1 毫升;如伴肾虚或久病者,则改在肺俞和肾俞穴上各注 2 毫升,左右交替。3 天治疗 1 次,3 次为 1 疗程;如果有效,则以后每 10 天注射 1 次,最多 3 次。

7.按摩法

经穴按摩:用双手食指摩其眶缘、点压骨外板:鼻塞点压夹鼻、上下迎香,后转入人中;哮喘、咳嗽摩其天突至廉泉,后沿督脉推其颈椎、肺俞穴。全程治疗 3~10

分钟。

8.茶疗法

（1）辛夷茶：辛夷5克，偏风塞犯肺者加藿香10克，偏风热壅盛者加槐花10克。将上药用开水冲泡、闷、没泡数分钟后，频饮，每日2剂。

（2）鼻敏停：柴胡、桂枝、葛根、防风、辛夷、细辛、蝉衣、路路通、五味子、甘草组成，将上药做成袋泡茶，每袋含生药5克，每次2袋（儿童1袋），每日2次，开水泡饮之。两周为一疗程，一般治疗2个疗程。本药用于治疗过敏性鼻炎发作期。

（3）鼻敏康：黄芪、党参、白术、大枣、干姜、仙灵脾、仙茅、附片、肉桂、甘草组成。加工成袋泡茶，每次2袋（儿童1袋），开水泡饮之。2周为一疗程，一般治疗2个疗程。

第七节 鼻渊

鼻渊脑漏鼻窦炎，外邪袭肺寒热证，

风寒荆防败毒散，风热袭肺银翘散。

肺经蕴热鼻涕黄，头痛汗出泻白散。

胆热奇授藿香丸，木通茵陈猪苦胆；

肝火龙胆泻肝汤，脾胃湿热四苓散。

热重于湿苓滑汤，或用甘露消毒丹。

肺气虚寒温肺汤，或用温肺止流丹。

脾虚参苓补中益，或用托里消毒散。

注

鼻渊即以鼻流浊涕量多不止为特征的鼻病，又名"脑漏""脑渗""历脑"。相当于现代医学中的鼻窦炎。

（1）鼻渊因外邪袭肺当疏风散邪、宣肺通窍。风热袭肺，用银翘散；风寒袭肺用荆防败毒散。

（2）鼻渊属肺经蕴热则鼻涕黄，头痛出汗，当清宣肺脏、泄热通窍，用泻白散加减。

（3）鼻渊属胆腑郁热所致者，当清泄胆热、利湿通窍，用龙胆泻肝汤或奇授藿香丸（藿香连枝叶研末，雄猪苦胆汁和丸如梧桐子大）加木通、茵陈；或用龙胆泻肝汤。

（4）鼻渊属脾胃湿热所致者，当清热利湿、化浊通窍，用四苓散，热重于湿者用黄芩滑石汤（芩滑汤），或用甘露消毒丹。

（5）鼻渊属肺气虚寒者，当温补肺脏、益气通窍，用温肺汤或温肺止流丹。

（6）鼻渊属脾气虚弱者，当健脾利湿、益气通窍，用参苓白术散，或补中益气汤，或用托里消毒散。

总之，只要辨证准确，方剂化裁得当，能够治愈各种鼻窦炎，这是中医药的长处。

►【外治法】

1.滴鼻法

（1）景生滴鼻液：以苍耳子散加银花、枯矾等药物组成。用前先清洁鼻腔，抬头稍向后仰，先于一侧鼻腔内滴入15~20滴药液，然后再滴另一侧。每日一次，连续3天，停滴2天，重复使用。2个月为一疗程。急慢性鼻窦炎均可用本药。

（2）苍耳子滴鼻液：辛夷6克，鱼腥草6克，野菊花9克，白芷6克，苍耳子6克，黄柏6克，冰片3克，白酒适量。先将前6种药物放入搪瓷杯中，加水浸泡半天后，放在文火上煮沸5分钟，同时将冰片研粉，放在深色玻璃瓶中，倒入适量白酒融化，待上述药汁微温时将其注入瓶内，塞紧瓶塞，摇匀备用。每日早、午、晚各以滴管吸取适量药液滴入鼻孔，仰卧5分钟，15天一疗程。

2.吹药法

（1）加味苍玉散：黄芪、白芷、苍耳子各6份，炒白术、防风、辛夷各3份，菖蒲、细辛、冰片各1份。将上药共研细末，备用。每次以0.5克药末分别吹入鼻腔，用药前先清洁鼻腔。

（2）醒鼻散：猪牙皂15~30克，细辛6~10克，辛夷15~30克，薄荷30~50克，磨香0.5~1.5克。头痛者加川芎15~30克，鼻流黄涕者加赤芍20~30克，香臭不闻者加石菖蒲30~50克。将上药共研为细末，过筛后加入麝香末，混匀后装入有封口的干净瓷器中。使用时将患鼻按于瓷器口上，吸嗅药末及药味。吸嗅每次10~30分钟，每日2~3次。鼻塞者可将少量药末抹于鼻孔，轻吸取嚏后鼻腔可通。

以 1~3 个月为一疗程。

3.药雾吸入

(1)鼻窦炎合剂:苍耳子 15 克,黄芩 9 克,桔梗 9 克,蒲公英 15 克,鱼腥草 20 克,茯苓 18 克,赤芍 12 克,防风 9 克,白芷 9 克,川芎 9 克,薄荷 9 克,路路通 9 克,黄芪 20 克,将上药熬制成汤剂,浓缩 100 毫升备用。使用时取 20 毫升药液做超声雾化吸入,每日一次,每次 10 分钟,10 次为一疗程。

(2)艾绒吸烟法:取陈久细软熟艾少许,装入烟斗内吸食,每日 3~5 次,1 个月为一疗程。本法可用于治疗慢性鼻窦炎。

(3)鼻渊散:辛夷 25 克,柴胡 50 克,黄芩、山栀、苍耳子、白芷、菊花各 15 克,薄荷 10 克(后下),鱼腥草 30 克,冰片 5 克(后下)。先将中药浸泡半小时,用武火煮沸,待其热气蒸腾而出,再放入后下之药,并改用文火煎之,此时患者端坐,将鼻涕排尽,面部靠近药罐罐口,用鼻吸入水蒸气,每日 2~3 次,每次 15~30 分钟。

(4)双乌祛浊汤:制草乌、制川乌、金银花、薄荷、柴胡、钩藤、玄参、白芷各 15 克。上药加水文火煎 30 分钟后取头汁,浓缩药汁至 500 毫升,电炉上置放盛药汁小盆,边热边用鼻呼吸 30 分钟,剩余药汁复入药渣供第二次煎用,每日 2 次。

4.塞鼻法

(1)儿茶膏:孩儿茶 15 克,凡士林 15 克,将上药调匀,用少许塞鼻孔中,两侧交替,每日 3 次。用于治疗慢性鼻窦炎。

(2)通鼻散:青黛 10 克,炒苍耳子 10 克,黄芩 10 克,鹅不食草 15 克,白芷 10 克,辛夷 10 克,金银花 10 克,细辛 5 克,冰片 5 克,将以上药物共研细末,瓶装备用。用时以药棉球开水浸湿(以捏之不出水为度)沾药末塞鼻中,两侧鼻孔轮流塞药,2 小时以轮换,如为一侧鼻窦炎,就只塞患病的一侧。

(3)辛芷散:桂枝 5 克后加入"细辛 3 克",辛夷花 15 克,白芷、苍耳子各 10 克,桂枝 5 克,将上药烘干炕焦,碾末过筛,装瓶备用。每日晚饭后取药末 1 克,一寸见方双层纱布两块,将药末分包成两个药球,以棉线扎紧,并留线头一寸左右。先塞一个药球于一侧鼻孔,一小时后将药球拉出,将另一药球塞入对侧鼻孔。

5.针灸疗法

(1)巴冰膏迎香穴发泡法:将巴豆 50 克,冰片 10 克,辛夷 50 克,细辛 25 克,研细过筛,加少许凡士林调成膏状。将医用胶布剪成直径 0.8 厘米的圆形,取火柴头大小的巴冰膏,置于胶布胶面中心,贴于两侧迎香穴上,24小时后缓缓揭去,此时皮肤上形成一小水泡,注意勿把水泡弄破,7天贴一次,上迎香穴和下迎香穴交替使用。迎香穴处的小泡或结痂,在7~10天可完全自愈,局部不遗。

(2)穴位封闭:选穴第一组取印堂、阳白、攒竹、鱼腰;第二组选四白、迎香。两组穴位交替施治。患者仰卧位,常规消毒后,以5毫升注射器套5号齿科针,抽取强的松龙(5毫升×125毫克)注射于所选穴位,每穴1毫升,然后用艾条施灸,以皮肤透热发红为度。

(3)艾灸法:取艾条一支点燃,以眉心上方为中心,均匀灸前额,灸距以自感温热适宜为度,勿使灼伤,约经半小时,额部微微汗出,即灸止,避风20分钟,再以热毛巾擦去额部焦连,每日灸2~3次。

(4)耳穴划痕法:取耳穴内鼻、肺、额、枕、神门、内分泌等,在耳穴部位做皮肤常规消毒后,用手术刀在相应穴位浅表划0.5~0.8厘米长的痕迹,以出血为度,待血止后在划痕处涂中药粉末(由黄连、麝香、冰片等组成)后,用消毒纱布包扎48小时后取下,每4~6天治疗一次,一般连续治疗10次左右即可。

6.推拿疗法

推鼻法:用左右两手中指对称地从目内眦轻轻地向下推到鼻翼部,轻按后,再从鼻翼部沿鼻唇沟向上到鼻梁部,轻按后,推向印堂,分推向左右眉棱到太阳穴,轻按,然后循原路返回鼻翼部,反复进行,每日早晚各坚持做5分钟。

7.灌注疗法

(1)加味苍耳子散:苍耳子、薄荷叶、辛夷、细辛各30克,白芷60克,石膏、荆芥、黄芩各100克,金银花、连翘、蒲公英各150克。加水3000毫升,煎至1000毫升,多层纱布过滤后煮沸30分钟,待凉后备用。常规消毒,麻醉后沿下鼻道做上颌窦穿刺,拔出针芯,判定针尖在窦腔后,再沿穿刺针将麻醉导管徐徐推入上颌窦腔内,然后一手顶住麻醉导管,另一手将穿刺针慢慢拔出。连续用生理盐水冲洗至脓液清净为止,再注入加味苍耳子散药液20~25毫升,术毕将麻醉导管留置,外端用胶布固定于同侧鼻翼上(多余部分的导管弯成圈状),嘱患者勿抽动以便下次再用。每周冲洗灌注2~3次,连续4周为一疗程。

(2)双黄连粉针剂:常规上颌窦穿刺,用生理盐水冲洗至冲出液转清后回抽冲洗液,以注射用双黄连粉针剂0.6克溶于2~5mL生理盐水,加氟美松5mg注入上颌窦,拔出穿刺针后以棉球压迫。

8.体位引流法

鼻渊油:紫花地丁、鱼腥草、孩儿茶、苍耳子、白芷、细辛、当归、丹皮、甘油等。先将脱脂棉制成 2.5×0.8×0.3cm 大小的棉片,消毒备用。治疗时鼻腔喷雾少许 1% 麻黄素液 3~5 分钟后,两侧中鼻道各置入一饱蘸鼻渊油小棉片,嘱病人向前弯腰低头伏于与坐位同高的凳上,进行体位引流 20~30 分钟,完毕取出棉片,每天早晚各一次,十天为一疗程。

第八节　鼻息肉

鼻中息肉名鼻痔,鼻塞涕多赘生物。

寒湿温肺止流丹,湿热辛夷清肺饮。

鼻息肉是因湿浊停聚鼻窍所致的鼻内光滑柔软、状如葡萄或荔枝肉样的赘生物,又名鼻痔。临床表现为持续性鼻塞,鼻涕多,重者可见鼻梁宽而膨大,常有头昏头痛。

(1)鼻息肉属寒湿凝聚证则鼻寒,喷嚏,流清稀鼻涕,怕寒冷,舌淡苔白脉缓弱,当温化寒湿、散结通窍,用温肺止流丹加减。

(2)鼻息肉属湿热蕴积证则鼻塞,涕黄黏稠,或头胀头痛,纳呆腹胀,舌红苔黄腻,脉滑数,治当清热利湿、散结通窍,用辛夷清肺饮加泽泻、海藻、车前草。

▶【外治法】

1.吹药

(1)瓜蒂、细辛各等份,共研细末,混匀后,每日用少许吹于息肉处。

(2)藕节冰片散:取藕节数个洗净焙干研末,加适量冰片共过 100 目筛避光密闭备用。用时以 0.1 克左右粉末鼻腔内喷撒,每日 4~5 次,10 天为一疗程。

2.涂药法

(1)鼻息肉栓剂:甘遂 10 克,甜瓜蒂 15 克,枯矾 12 克,硼砂 15 克,海螵蛸 10

克,五倍子 10 克,白芷 10 克,桂枝 6 克,细辛 5 克,天竺黄 10 克,冰片 3 克,上药共研细粉,用时取适量药粉和食用植物油或两面针中药牙膏调成栓剂置于息肉基底部或将息肉包裹。每日上药 1~2 次,7 天为一疗程,一般用药 2 疗程。本药有解毒、消肿、麻醉、收湿、敛疮、止血、通窍之功。本法对水肿型、腺体型、囊肿型息肉效果更好。

(2)硇砂散:硇砂 3 克,轻粉、雄黄各 1 克,冰片 0.5 克,将上药共研细末,凉开水调后点于患处,每日 3 次。用于治疗鼻息肉。

(3)明矾散:明矾 30 克,甘遂 3 克,白降丹 0.6 克,雄黄 1.5 克,将上药共研细末,用水或香油调和后放在棉片上,敷于鼻息肉根部或表面,每日一次,连用 7~14 天,用于治疗鼻息肉。也可于鼻息肉摘除一周后敷药,以减少息肉复发。

3.塞鼻法

(1)消息散:煅硼砂 15 克,溏石灰、苦瓜蒂、胆矾、枯矾、脑砂、鹅不食草各 10 克,青盐牙皂肉、冰片各 6 克,薄荷霜 4 克。共研极细面装瓶内备用。用棉球沾药粉塞鼻内,每日 1~2 次。

(2)鼻痔栓:甘遂、白芷、公丁香各 10 克,生草乌、青黛各 3 克,枯矾 12 克。将上药共研极细末,过 120 目筛,用麻油适量调和,制成栓剂,放置于鼻息肉根部。

第九节　鼻衄

鼻衄区别咯吐血,肺胃咽喉出血患。

鼻衄胃热凉膈散,渴饮烦躁大便干。

鼻衄肺热桑菊饮,干燥身热咳少痰。

鼻衄肝火龙胆泻,头痛目赤燥怒眩。

气不摄血归脾汤,无华少气便溏软。

鼻衄心火泻心汤,尿黄烦热神昏谵。

鼻衄虚火知柏地,晕花烦热盗汗软。

鼻衄不包括外伤和倒经出血。

鼻衄要鉴别咯血、吐血等从肺、胃、咽喉部位的出血。

（1）鼻衄属热邪犯肺证则见口干咽燥，身热，咳嗽痰少等症，因燥热伤肺，血热妄行，上溢清窍，当清泄肺热、凉血止血，用桑菊饮加减。

（2）鼻衄属胃热炽盛证则大便干燥，口渴引饮，烦躁，因胃火上炎，迫血妄行，宜清胃泻火、凉血止血，用凉膈散加减。

（3）鼻衄属肝火上炎证则头痛，目赤目眩，烦躁易怒，因火热上炎，迫血妄行，上溢清窍，当清肝泻火、凉血止血，用龙胆泻肝汤加减。

（4）鼻衄属气不摄血证则见面色无华或㿠白，少气懒言，头晕耳鸣，食少便溏，神疲倦怠，酸软无力，心悸，失眠或夜寐不宁，因气虚不摄血，血溢清窍，血去气伤，气血两亏，当补气摄血，用归脾汤加减。

（5）鼻衄属心火亢盛证则鼻血外涌，血色鲜红，面赤，心烦，身热，口渴多饮，便秘尿黄赤，甚至神昏谵语，舌质红绛，少苔，脉细数，当清心泻火、凉血止血，用泻心汤加减。

（6）鼻衄属虚火上炎，则鼻衄不定时发作，血红量少，伴头晕眼花，五心烦热，潮热盗汗，口干少津，腰膝酸软，当滋补肝肾、养血止血，用知柏地黄汤加减。

▶【外治法】

1.滴鼻法

鼻衄油：紫草、硼砂各6克，青黛、生大黄各9克，明矾15克，上药共研细末，装入干燥瓶内，将麻油适量熬沸，待冷却后倒入药末，浸泡3～5天后备用。鼻出血时，将棉球醮鼻衄油填入鼻腔，缓解时可滴鼻用。

2.吹药法

复方锡类散：用复合维生素B片24片研磨成粉末状与中药锡类散（成药）20支（0.3克/支）混合均匀即成。每次应用前先清洁鼻腔，然后将复方锡类散均匀喷布于糜烂黏膜表面，每天一次。本法用于鼻黏膜糜烂，无论有无鼻出血均可。

3.敷药法

（1）蒲麻药糊：取蒲黄炭、麻黄素粉、氯霉素针剂以4∶2∶1的比例，加维生素

AD 滴剂适量,调成糊状,将其均匀涂在出血点或糜烂面上,每天一次。

(2)马应龙痔疮膏:取马应龙痔疮膏适量直接涂在鼻腔黏膜糜烂区,伴活动性出血者先局部止血再涂药。适用于鼻腔黏膜糜烂所引起的鼻出血。

(3)止血生肌散:煅石膏、乌贼骨各 10 份,青黛、炙甘草各 2 份,制大黄、白芷、薄荷各 1 份,梅片 0.5 份。将以上各药加工成极细粉末,收至密封的器皿内备用。用时以干棉片沾药末敷于鼻中隔黎氏区黏膜糜烂处,每日一次。

(4)吴茱萸饼:将吴茱萸 50 克捣末炒热,调醋为饼外敷双足心,24 小时换药 1 次。用于降气引热下行而治疗鼻衄。

(5)决明子:将决明子适量研成粉末,陈醋调成糊状,外敷膻中穴,范围约 2 厘米,厚 0.2 厘米,外用塑料包固定,6 小时换一次。用于治疗肝火上炎、上焦实热而致的鼻衄。

(6)复方止血药膜:取白芨 40 克,研成细粉加水 1000 毫升煮沸,以二层纱布过滤去渣,所得滤液中加95%乙醇,出现白色絮纱治疗时将白芨粉撒布于凡士林纱条或纱球表面后再行填塞,每次需用白茂 4~5 克,保留填塞物 72 小时。

(7)云南白药:将云南白药撒于湿棉片上,贴敷于鼻中隔。局部用云南白药,使药直达病所发挥作用,延长药物停留时间,保持街物浓度,从而加速止血,促进腐烂面的愈合。适用于鼻中隔黏膜糜烂性鼻出血。

(8)大黄乌贼粉:取大黄 2 份,乌贼骨 1 份,先将大黄炒炭后同乌贼骨一起碾碎过筛成粉末备用,用时将大黄乌贼粉 3~5 克粘附于油纱布条上,填塞出血鼻腔。出血较少、部位明显者,隔日换药;出血较多、部位不明显者,可 3 日换药。本法可用于治疗鼻出血,高血压引起鼻底小动脉血管破裂者应视具体情况选择止血药或采取其他疗法。

(9)桃花散:取白石灰 240 克,生大黄片 45 克,先将石灰用水泼成末,与大黄入铁锅同炒,以石灰变成桃花红色为度,去大黄,将石灰研成细末,瓶装备用。用时取消毒大棉球 1 只,沾满桃花散,塞于出血区,每日 1~2 次。适用于鼻衄。

(10)止血药膜:血余炭、血竭、三七、大黄、蒲黄、白芨、五倍子、枯矾各等量,加工成粉末过 120 目筛,以聚乙烯醇为基质成膜,剪成 10×8 厘米大小,紫外线消毒后备用。使用时将药膜折叠成条块状置于出血处。若为动脉性出血,可将之加厚做成卷状,旋转塞入出血部位,若 2 分钟后血仍不止,可将药膜更换 1 次。

（11）复方止血油:将白芨30克煮沸过滤去渣,滤液加95%乙醇,使其含醇量达85%,白芨胶随即析出,沉淀半小时后,过滤收集白芨胶。将白芨胶溶于蒸馏水中,煮沸去掉醇味,加入麻黄素1克溶解,加入甘油300克,加蒸馏水至1000毫升,备用。用时将复方止血油滴在制好的棉片上,再滴上2滴肾上腺素,塞入出血的鼻孔中,每天更换1~2次。

（12）芦荟:遇急性危重鼻出血患者,用1毫升盐酸肾上腺素注射液浸湿棉球塞入鼻道患侧,令其昂头平视,舌尖卷屈顶住印堂数分钟后血流停止。然后用缓治法:取中药芦荟适量,加十倍滚开水溶解冷却后备用,用时浸泡棉球塞入鼻道,每日数次。对顽固性鼻衄患者可采用本方法。

4.针灸疗法

（1）取穴:合谷、上星。泻法,进针后大弧度捻转10余次,安静平卧。10分钟行针一次,一般3~5分钟血止,血止后留针30分钟。兼发热、咳嗽者加少商,兼口渴、烦热、便秘者加内庭。

（2）缪刺法:将拇、食指分开,于指蹼中点上方赤白肉际处(合谷前一寸)取穴,左病取右,右病取左,双鼻孔衄血可双侧取穴。斜向合谷刺0.5~0.8寸,用平补平泻手法,以得气为度,留针15分钟,每5分钟行针一次,每日一次,5次为一疗程。

（3）取双侧少商穴,用三棱针点刺5分深,放血3~5滴,以28号毫针直刺太冲穴0.5~0.8寸,施泻法。一般5分钟血止,留针20分钟。第二天、第三天再刺双太冲,同时用红霉素软膏涂鼻中隔梨状区处,以保护黏膜。

（4）火柴灸:用火柴一支在鳞片上划燃后对准少商穴迅速点灸,手法轻,瞬时离穴,听到"叭"的响声即可。灸后局部有米粒大斑痕(一般不需要处理),再以相同方法点灸身柱穴。

（5）复方枯痔液黏膜下注射:先清洁鼻腔,确定出血部位,用1%地卡因加1:1000肾上腺素棉片表面麻醉,将复方枯痔液(由明矾、雄黄、血竭、赤石脂、黄连、朱砂、盐酸普鲁卡因组成)0.1~0.3mL黏膜下注射,用药量以皮丘大小超过病变范围1mm为度。注射完毕用麻黄素棉片收敛针眼处。

5.按摩疗法

拿击大椎穴:取穴大椎、合谷、后溪。患者直立,两脚平行分开,与肩同宽,脚尖正对前方,脚趾扣地,头微向前倾面低垂,显露大椎穴。如患者右侧鼻出血,医者立于患者左侧,令患者左手拇、食指指尖相对,手如提鸡卵状,医者用左手拇指点压其合谷穴,中指握压其后溪,使其得气,同时医者右手运气于劳宫穴,约在1秒钟内掌击大椎穴二下,手法稳健适度。如患者左侧鼻孔出血,医者立于右侧,用右手指压患者右手合谷、后溪穴,左手击打大椎穴,以相同手法治之。两侧鼻孔同时出血者,以取前法为宜。

第十节　鼻损伤

鼻伤活血止痛汤,瘀消正骨紫金丹。

鼻伤瘀肿皮肉破,要用桃红四物汤。

鼻伤鼻衄先止血,生脉参附龙牡汤。

伤后补养壮筋骨,病情需要可手术。

鼻损伤有皮肉损伤、鼻骨骨折,严重损伤(伤及鼻旁则头面肿胀,鼻顶骨折伤及筛状板而脑膜裂伤可成脑脊液溢出之脑漏,伤及颅底骨折则更危重)的初期用活血止痛汤,方由当归、赤芍、川芎、苏木、没药、乳香、红花、地鳖虫、落得打、紫荆藤、三七、陈皮组成。

中期瘀肿渐消用正骨紫金丹,方由血竭、儿茶、丁香、木香、红花、当归、白芍、茯苓、甘草、牡丹皮、莲肉、熟大黄组成。

后期当用补气养血、强筋壮骨法,在正骨紫金丹内加入参即可。

第十一节　杨梅鼻烂

杨梅毒犯肺鼻窍,鼻痛鼻塞结节烂,

传染病变需重视,科学防治勿贻误。

杨梅鼻烂相当于西医的鼻梅毒。

（1）杨梅因邪毒犯肺，结聚鼻窍表现为：鼻痛，鼻塞，鼻外皮肤结节或糜烂，鼻黏膜糜烂而流脓涕，嗅觉减退，伴咳嗽气短，倦怠软乏，当疏风清热、除湿解毒，用解毒天浆散加减：防己、防风、皂角刺、木瓜、苡仁、连翘、金银花、蝉蜕、当归、川芎、甘草、白鲜皮、土茯苓、天花粉、南藤。

（2）杨梅毒盛，损及肝肾则鼻痛、鼻塞、流脓涕、嗅觉减退，面色无华，腰酸，耳鸣，头晕目眩，鼻黏膜糜烂或鼻中穿孔、塌陷、杨梅瘤、鼻黏膜萎缩等症，当滋补肝肾、清血解毒，用杞菊地黄丸合芎归二术汤加减。

（3）杨梅毒久留，气滞血瘀证则见鼻痛，鼻塞，脓涕，嗅觉减退，舌边或有瘀点瘀斑，鼻黏膜暗红糜烂，塌陷或鼻中隔穿孔，或长梅毒瘤，当清血解毒、化瘀散结，用土茯苓汤加减：土茯苓、桔梗、防风、乳香、没药。

第八章 咽喉科常见疾病

咽喉风热湿疫犯，内因肺胃脾肾肝，

内治外治针灸疗，虚实都要整体辨。

咽喉病的发生，外因多为热、风、湿、毒、疫气等外邪侵犯，内因多为肺、胃、脾、肝等脏腑的功能失调，无论用外治法、内治法，还是针灸治法，都要在辨别虚实之后，在整体辨证的指导下去施治，才能获得较好疗效。

第一节 喉痹

喉痹喉中哽阻感，喉底颗粒红肿疼。

风热喉痹咽干痛，首选疏风清热汤，

风寒喉痹六味汤，咽干哽痛兼恶寒。

肺胃热盛吞咽痛，痰咳清咽利膈汤，

喉痹痰凝血瘀证，贝母瓜蒌散煎汤。

肺肾阴虚干咳痒，肺阴养阴清肺汤，

肾阴六味地黄丸，阴火知柏地黄汤。

脾胃虚弱补中益，脾肾附子理中丸。

喉痹是指因外邪壅遏肺胃或脏腑虚损，咽喉失养引起的以咽喉不适，喉底颗粒红肿疼痛，或喉底有颗粒状突起，喉中有哽阻塞感，为主要表现的咽部疾病。

西医学的咽炎及某些全身性疾病在咽喉的症状表现可参此治疗。外邪所致的喉痹分为风寒和风热所伤。

风热喉痹相当于急性咽炎,按风热乳蛾处理。

应与乳蛾和喉痈相区别。

(1)喉痹因外邪侵袭,上犯咽喉可因寒或热所伤。风热喉痹用疏风清热汤加减,风寒证多用六味汤加减。

(2)喉痹因肺胃热盛,上攻咽喉则发热,口渴喜饮,喉肿者吞咽困难,当清热解毒、消肿利咽,用清咽利膈汤。

(3)喉痹属痰凝血瘀,结聚咽喉者则喉中异物感,痰黏难咯,胸闷恶心,呕吐,舌质暗红,夹有瘀点瘀斑,苔白或微黄,脉弦滑,当祛痰化瘀、散结利咽,用贝母瓜蒌散加减。

(4)喉痹属肺肾阴虚,虚火上炎则干咳少痰,五心烦热,潮热盗汗,当滋养阴液、降火利咽,用养阴清肺汤加减或知柏地黄丸加减。

(5)喉痹因脾胃虚弱,升降失调,当益气健脾、升清降浊,用补中益气汤加减。

(6)喉痹属脾肾阳虚,咽失温煦者,当补益肺肾、温阳利咽,用附子理中丸加减。

▶【外治法】

1.针刺

(1)急性咽炎:咽喉肿痛者,常用合谷、内庭、曲池、天突、少泽、足三里、鱼际等穴,疼痛剧烈,针涌泉、天容、外关,留针,捻转用泻法,以疏散邪热,能减轻咽喉阻塞感。

(2)慢性咽炎:天容、列缺、照海、天突、廉泉、肺俞、足三里、阳陵泉、风池、尺泽、太溪等。10天为一疗程。以舒经通络、利咽消肿。

2.刺血

(1)急性咽炎:针刺放血,用三棱针速刺两手少商穴或商阳穴出血,以除其热。

(2)咽部肿痛明显的患者,可用三棱针在咽喉内患处红肿高突处刺血,针刺前注意消毒患处。

(3)耳尖放血,按摩耳廓使之充血,75%酒精棉签消毒耳轮皮肤,在耳尖、耳重(最下端)用一次性7号针头点刺,刺入0.2cm,每穴放血0.2mL。或井穴放血,约1mL。

(4)慢性咽炎:用三棱针点刺少商、鱼际、大椎穴、曲泽、曲池穴等,放出适量的血液。此法可活血理气,达到治疗目的。

(5)咽部围刺疗法:患者取坐位,张口,用压舌板压舌前2/3,暴露口咽部,医者持5寸长毫针对准红肿之咽窍迅速直刺,先刺肿大最高处,然后围绕其周围刺,咽侧束每侧刺2下,淋巴滤泡每个刺1下;一般直刺1mm,微出血即可。每天1次,5次为一疗程。

3.穴位注射疗法

临床常用药物有维生素 B_2 注射液、地塞米松注射液、炎琥宁注射液、丹参注射液等,可选人迎、扶突、水突等穴,每次1穴(双侧),每穴0.5mL,隔3日1次。

4.吹药法

用于急性咽炎,以清热解毒、消肿止痛为主,有冰麝散、珠黄散之类;以去腐生肌、除痰消肿为主,如冰硼散。吹药时手要轻,动作要敏捷,要求药粉散布均匀,布及患处周围。若用力过猛,会引起患者呛咳和不适感觉。

5.含服法

将药物制成丸或片,含于口内,含咽,多用具有清热解毒、消肿止痛、清利咽喉作用的药物。如银黄含化片、铁笛丸、润喉丸及西藏青果。

6.含漱法

中药煎水含漱。如银花、连翘、薄荷、甘草煎汤,或桔梗、甘草、菊花煎汤。

7.耳针

选咽喉、肺、心、肾 上腺、神门等埋针,或用王不留行籽,或六神丸,两耳交替使用贴压法,隔日1次,5~10次为一疗程。

8.耳穴

王不留行籽压豆耳穴,如喉扁桃体、肾上腺等,左右两耳交替使用,12天为一疗程。刺激耳穴反应点,达到治疗疾病的目的。

或用三棱针点刺耳部穴位,如咽喉、耳尖、肾上腺穴等,出血五六滴。每日治疗1次,6次为一疗程。适用于咽部灼痛者。

9.其他疗法

(1)按摩:于喉结旁开1~2寸,亦可沿颈部第1~7颈椎棘突旁开1~3寸按摩。用食指、中指、无名指沿纵向平行线上下反复,轻轻揉按,每次10~20分钟,10次为一疗程。于喉结旁开1~2寸处,用食指、中指、无名指沿纵向平行线上下反复揉按。

（2）导引（吞金津、玉液法）：每日晨起，或夜卧时盘腿静坐，全身放松，排除杂念，双目微闭，舌抵上腭数分钟，然后扣齿36下，搅海（舌在口中搅动）36下，口中即生津液，再鼓腮含漱9次，用意念送至脐下丹田。

（3）烙治法：烙治法适用于咽部淋巴滤泡增生明显的喉痹。用特制烙铁，烙铁头直径为0.5~1cm，大小不等，形状有纵长圆形、横长圆形或圆形等不同，柄长约20cm，将烙铁于酒精灯烧红后，醮麻油迅速烙于滤泡，注意勿伤及周围部位。

（4）穴位贴敷：将药物贴敷于患部，或循经所取的部位，达到治疗目的，如因阳虚所致的咽喉病，可用吴茱萸末或用附子捣烂敷贴足心，以引火归原。适用于阳虚型的咽炎。

第二节　乳蛾

一、风热乳蛾

乳蛾单双扁桃体，咽痛异物不适感，

失养邪犯脏腑损，红肿黄白脓点状，

风热外侵肺热犯，内治疏风清热汤，

肺胃热盛邪热传，黄痰清咽利膈汤。

乳蛾因邪毒积聚喉核或脏腑虚损，引起咽部不适感，喉核红肿，表面有黄脓白点，急性发作者有畏寒高热，头痛，耳痛，纳差，乏力，全身不适感。

乳蛾分为单蛾与双蛾。乳蛾要与喉痹、白喉、扁桃体肿瘤相鉴别。西医的急、慢性扁桃体炎参此治之。乳蛾分为外感和内伤。风热乳蛾多指急性扁桃体炎，虚火乳蛾多指慢性扁桃体炎。

（1）风热乳蛾即急性扁桃体炎，风热外侵与肺经有热相搏所致，内治用疏风清热汤。

(2)邪热传里,肺胃热盛则痰多黄稠,腹胀便秘,用清咽利膈汤,加入射干、瓜蒌、贝母。

►【外治法】

1.针灸

(1)实证体针。主穴:分两组。①颊车、合谷、少商;②扁桃穴、内庭。配穴:天柱、鱼际。扁桃穴位置:双侧下颌角前下 0.5 寸处。主穴为主,每次选用一组,可单独应用,亦可交替轮用,据症情酌加配穴。每次选穴 2~3 个。第一组穴,头面部仅取患侧,四肢针双侧。少商、鱼际以三棱针点刺出血,余穴行提插加捻转,强刺激泻法。第二组穴,双侧均取,扁桃穴宜快速进针,针尖指向咽部,使针感达到咽部且有酸困胀之感觉。内庭用泻法。均留针 15~20 分钟,小儿可不留针。

(2)实证耳针。主穴:分两组。①咽喉、扁桃体;②耳轮及耳背静脉。配穴:少商,商阳(体穴)。主穴每次选组,两组穴可单独用,亦可交替轮用,效不佳改配穴。第一组,先寻得两穴的压痛点,毫针刺入,以捻转法行强刺激,不留针。第二组,在耳轮及耳背静脉明显处以三棱针或毫针(小儿)刺血,并适当挤压 2~3 滴血。或少商、商阳放血。

2.吹药

(1)冰硼散:冰片、硼砂、朱砂、玄明粉。

(2)珠黄散:珍珠 0.9 克,牛黄 0.9 克,人中白 3 克,马勃粉 15 克,青黛 3 克,孩儿茶 3 克,玄明粉 1.5 克,硼砂 3 克,薄荷 1.5 克,黄连 1.5 克,冰片 0.9 克共为细末。

3.漱口

漱口方:

(1)防风 4.5 克,甘草 4.5 克,金银花 15 克,连翘 15 克,薄荷 3 克,荆芥 4.5 克,加水两碗,煎取一碗漱口。

(2)鲜土牛膝:连根带叶捣烂,煎液频频含漱。

(3)山豆根、甘草服汤频频含漱。

(4)金莲花、青茶叶少许,泡茶漱口,亦可饮之。

4.含服

含服药用铁笛丸:诃子、麦门冬、玄参、茯苓、瓜蒌皮各 300 克,贝母、甘草、桔梗各 600 克,凤凰衣 30 克,青果 120 克。

或含服润喉丸：甘草粉 300 克，硼砂、食盐各 15 克，玄明粉 30 克，酸梅 750 克，为细末，以荸荠 250 克，为糊制丸，每丸重 3 克。

5.雾化吸入

清咽雾化液：金银花、板蓝根、山豆根、青天葵、岗梅根、桔梗、牛蒡子、黄芩、冰片等水煎液，浓煎并反复过滤，沉淀，消毒备用。超声雾化，口腔吸入每日 1 剂，每次 15 分钟。

6.穴位注射

主穴：合谷、翳风、足三里；配穴：曲池、行间、照海、大椎。炎琥宁、鱼腥草注射液，任选一种。每次取 2~3 穴（头面部取患侧，四肢可取单侧或双侧），根据穴区肌肉丰厚情况，每穴注入 0.3~1.0mL 药液。应在注射针头得气的条件下推药。每日 1 次，重者 2 次。

7.灯火灸

取穴：角孙。先将角孙穴（患侧）处的头发自然分开，暴露出皮肤。取一缠线之灯心草，一端浸入食油内约 2cm 长，点燃后迅速点烧穴位皮肤，一点即起，此时可闻得"叭"的声响，火灸部位即呈微红。

8.刺血

取穴：阿是穴（病灶区）。令患者取坐位，头稍向后倾，助手将其头部固定。术者右手持消毒之三棱针，左手持压舌板。患者张嘴，用压舌板按压舌体，暴露病变之扁桃体。消毒后，即快速进针，刺向扁桃体，每侧用针尖点刺 2~4 处（如扁桃体有脓性分泌物时，则向该处刺入），刺出血即可，让患者将血性分泌物吐出，并漱口。每日一次，2 次为一疗程。

9.拔罐

取穴：大椎。嘱患者正坐，略低头，暴露穴区。行常规消毒后，快速进针至皮下，缓缓直刺，至得气后，行捻转结合小提插 1~2 分钟之后，即予拔针。然后取不易传热之橘皮或大片姜片、青链霉素瓶盖，置于大椎穴上，上放一团浸有 95% 乙醇之棉球，点燃后即扣上玻璃罐具或直接用真空拔罐器吸拔，留罐 15~20 分钟，至局部出现深红色或瘀斑后，去罐。

10.啄治法

用三棱针或扁桃体手术弯刀，在扁桃体上做雀啄样动作，每侧 4~5 下，伴少量出血,以吐2~3口血为适度。2~3日1次,5次为一疗程,一般不超过三个疗程。

二、虚火乳蛾

虚火乳蛾脏腑虚,肺阴百合固金汤,

肾阴六味地黄煮,脾胃虚弱六君子。

痰瘀二陈会厌逐,小儿石蛾喉核大。

虚火乳蛾慢性病,关节肾炎风心病。

虚火乳蛾即慢性扁桃体炎,多因脏腑阴液亏损,虚火上炎所致而得名,易反复发作,可成为病灶,引起全身性疾病,与风湿性心脏病、关节炎、肾炎有一定关系,往往是这些病长期治不好的原因(宜手术摘除)。

(1)虚火乳蛾因肺肾阴虚所致者,当滋润肺肾、清利咽喉,用百合固金汤,或用养阴清肺汤。

(2)因肾阴虚所致者,用六味地黄丸。

(3)因于脾胃气虚,当健脾和胃、祛湿利咽,用六君子汤或参苓白术散。

(4)如兼见手足冷、便溏、阳痿等症者,宜用桂附八味丸。

(5)如证见气血两虚者宜用八珍汤合桔梗甘草汤(桔梗、甘草)。小儿喉核肥大,无红肿发炎病史,称为石蛾,多因气与血凝阻滞所致。

(6)乳蛾属痰瘀互结,凝聚喉核者,当活血化痰、祛痰利咽,用二陈汤合会厌逐瘀汤加减(桃仁、红花、甘草、桔梗、生地黄、当归、玄参、赤芍、枳壳、柴胡)。

▶【外治法】

1.体针

取穴合谷、孔最,每周一次,3次一疗程,防治扁桃体炎复发。

2.耳针

取扁桃体穴埋针,每日按压数次以加强刺激。或取咽喉、肾上腺皮质下、脾、肾等穴,用王不留行籽贴压,每日以中强度按压2~3次,以加强刺激。

3. 敷贴疗法

(1)下颌角敷药。珍珠、麝香、蟾酥、僵蚕各等份,研细末混匀后装瓶备用。取少许药粉(不超过0.5g)置于1.5cm×1.5cm大小医用胶布中心,贴于下颌角处,5天后取下,见同部有少量淡黄色分泌物即可。

(2)列缺穴敷药。斑蝥10克,乳香、没药、血竭、僵蚕、全蝎各5克,玄参、樟脑各2克,冰片1克,用上药共研细末,装入瓶内备用。先用1小块伤湿止痛膏,中间剪一小洞,贴在双侧列缺穴上,取适量药散放在小洞上面,再用1块伤湿止痛膏盖贴在上面即可。2小时后取下,每日2次,3日为一个疗程。

4.穴位注射

天突、合谷、孔最、曲池,每次取1~2穴,单侧或双侧,每穴注射生脉散注射液0.5~1mL,隔日1次,5~7次为一个疗程。

5.烙治法

对于喉核肥大者,可配合用烙治法。方法:利用特制的长柄烙铁,烙铁面积大小不一(直径0.2~0.5cm),经加热、蘸香油后在扁桃体表面进行烙治,每次每侧扁桃体烙5~6次,烙至扁桃体表面黏膜发白,每周1次,经5~6次烙治扁桃体可以明显缩小并减少炎症发作次数。一般扁桃体Ⅱ度者须烙25~30次,Ⅰ度者须烙15~20次。本法尤其适用于因全身情况不宜手术者,但急性炎症期间及年龄太小不能合作的儿童禁用。

6.啄治法

适用于慢性乳蛾反复发作或发热持续或扁桃体肥大等症状。

第三节　喉痈

喉痈红肿吞咽难,要把喉关痈瘤鉴。

喉痈外邪肿热寒,初期五味消毒煎,

脓成仙方活命饮,热昏犀角地黄选。

溃脓后期气阴损,沙参麦冬汤加减。

喉痈是指因内外热毒搏结咽喉引起的咽喉及其邻近部位的痈肿,以咽喉红肿疼痛、吞咽困难、阻碍呼吸为主要特征。要与喉关痈和咽喉部肿瘤相鉴别。

（1）喉痈初起邪在表，红肿疼痛，发热恶寒，当疏风清热、解毒消肿，治用五味消毒饮加荆芥、防风、白芷等。

（2）热毒入里困结化腐即将酝酿成脓，宜泄热解毒、消肿排脓，用仙方活命饮加减，或用清咽利膈汤。脓已成宜用仙方活命饮。若热毒入营血，干扰心神而高热神昏谵语者宜用犀角地黄汤，还应选加安宫牛黄丸或紫雪丹。

（3）在喉痈后期，脓已减少或已经无脓而气阴耗损，余邪未尽，当益气养阴、清解余毒，用沙参麦冬汤加减。

注意：久溃不敛者宜用十全大补汤之类助其康复。西医的扁桃体周围脓肿，急性会厌炎、会厌脓肿，咽喉脓肿，咽旁脓肿等，可参此治之。

►【外治法】

1.含漱

用金银花、菊花、甘草、薄荷、桑叶水煎，冷后频频漱口，以疏风清热、解毒消肿。

2.吹药

冰硼散或吹喉消炎散、冰麝散等，有清热解毒、去腐消肿作用。

（1）冰硼散：玄明粉 52 克，朱砂 6.3 克，硼砂 52 克，冰片 5.2 克，取朱砂水飞研细，硼砂研细粉，将冰片、玄明粉与上述细粉混匀，过 7 号药典筛。密闭防潮。

（2）冰麝散：黄柏 3 克，黄连 3 克，甘草 1.5 克，麝香 0.3 克，鹿角霜 15 克，玄明粉 3 克，明矾 1.5 克，硼砂 7.5 克，冰片 1.2 克。先将黄柏、黄连、甘草混合粉碎，过筛，再加入其余各药，研磨后再过 7 号药典筛，装瓶密闭。

（3）吹喉消炎散：皂角烧灰、胆矾、牛黄、冰片各分，麝香三厘，为末。

3.含服

六神丸，每次 2~3 粒，每日 4~6 次。

4.外敷

（1）如意金黄散（《外科正宗》）：大黄、黄柏、姜黄、白芷、生南星、陈皮、苍术、厚朴、甘草、天花粉。

（2）芙蓉膏：新鲜木芙蓉叶，凡士林。用新鲜的木芙蓉叶洗净晾干，加凡士林，用木棒捣烂成泥状敷于患处。

（3）紫金锭（《金匮要略》）：山慈菇、朱砂、五倍子、雄黄、红大戟、穿心莲、千金子、三七、冰片,以上药,除冰片外,其余八味粉碎成细粉,过筛,加入冰片及糊精、糯米粉、炼蜜碳酸钙等适量,混匀,制成颗粒,压制成锭。敷于患处。

5.扁桃体啄治法

扁桃体啄治法:用扁桃体啄治刀,在偏桃体上做雀啄样动作,每侧 4~5 下,伴少量出血,以吐 2~3 口血为适度。5~7 日 1 次,5 次为 1 疗程。

6.耳垂放血

三棱针刺破耳垂,深约 0.5cm,挤出血液 10 滴即可。可两侧放血,也可单侧放血。一般放血一次即见效,病情严重者可连续 2 天放血,每日一次。痈肿未成脓,高热烦躁者,用三棱针点刺少商、商阳或角孙,放血 3~5 滴,以泻热解毒。

7.耳针疗法

可取扁桃、咽喉.肺、胃区,每日一次,留针 30 分钟,留针期间,予以捻转强刺激。

8.体针

宜采用泻法,取穴以手太阴、手足阳明经穴为主。咽喉肿痛者,选合谷、内庭、太冲、曲池、陷谷、尺泽为主穴以消肿止痛,配以少泽、鱼际、天突,每日一次。张口困难者可加颊车、地仓。

9.擒拿法

适用于咽痛剧烈,吞咽困难,汤水不入者。能调和气血,疏通经络,减轻症状,以便进食汤药或稀粥。分为单侧擒拿法和双侧擒拿法。

10.按摩导引法

常取天突、扶突、曲池、合谷、少商、鱼际等穴,患者取仰卧位,于天突、扶突穴处行指推揉手法,上下往返数次,然后取坐位,深按曲池、合谷、少商、鱼际等穴。

第四节　喉咳

喉咳咽痒干咳频,反复咳呕异物感。

鉴别喉痹和乳蛾,风邪犯肺止嗽散,

脾虚痰浊六君子,阴火百合固金汤。

肺虚喉咳卫表病,桂枝汤加玉屏散。

喉咳是因脏腑虚损、风邪外侵引起的突然和反复发作的咽喉干痒,干咳少痰,甚则咳而作呕,或伴咽中异物阻塞感觉的病变。要与喉痹和乳蛾相鉴别。中医古典医籍中的干咳、呛咳、燥咳、风咳、郁咳等与本病有相似之处,现代亦有称"喉源性咳嗽"者。

(1)喉咳属风邪犯肺,咽喉不利者则有前述症状,兼恶寒发热,鼻流清涕,或口干思饮,尿黄便秘,当疏风散邪、利咽止咳,用止嗽散加减。

(2)属脾虚痰浊,凝结咽喉者则有前述症状,兼神疲乏力,少气懒言,纳呆便溏,胸闷脘痞,当利咽止咳,用六君子汤加减。

(3)属阴虚火旺,上灼咽喉者则有前述症状,兼干咳夜甚,潮热盗汗,五心烦热,头晕耳鸣,腰膝酸软,人消瘦,当滋阴降火、润喉止咳,用百合固金汤合贝母瓜蒌散加减。

(4)属肺气虚弱,卫表不固者则有前述症状,兼稍遇冷风或异气袭喉者则咳嗽加剧,频频作咳,当益气固表、祛风止咳,用桂枝汤合玉屏风散加减。

▶【外治法】

1.含漱法

选用具有疏风散邪、利咽止咳的中药煎水含漱。

2.含噙法

选用利咽止咳的中药含片含噙,如六神丸等。

3.针灸疗法

(1)体针:可选用合谷、列缺、照海、肺俞、太渊、太溪、经渠为主穴,足三里、大椎、曲池、外关、脾俞、风门、天突、定喘等为配穴。使用主穴、配穴各1~2对。

(2)艾灸:取大椎、合谷、足三里、三阴交、气海、关元、肺俞、肾俞等穴,悬灸或隔姜灸。主要用于体质虚寒或正气虚较甚者。

(3)耳针:可选咽喉、肺、肝、气管、神门等耳穴针刺,用中等刺激,留针或埋针,亦可用王不留行籽贴压以上耳穴。

（4）穴位贴敷：可用白芥子、延胡索、甘遂、细辛、艾叶等中药材研末，调敷于天突、大椎、肺俞、风门、天突等穴位。

第五节　急喉风

喉风风痰火毒攻，吸气困难喉肿痛，

吸气喉鸣声嘶哑，汤水难下痰涎壅。

牙关拘急如锁喉，梗阻危机喉堵塞。

风寒痰浊聚咽喉，喉阻骤起六味汤，

风热外袭而寒热，清咽利膈紧涩重。

痰火清瘟败毒散，六神紫雪痰热攻。

喉风因风痰或火毒上攻引起吸气性呼吸困难，咽喉肿痛，吸气喉鸣，声音嘶哑，汤水难下，痰涎壅盛。

急喉风是指咽喉的急性热性疾病，属现代医学中的急性喉阻塞范围。症见发病迅速，红肿迅速，呼吸困难以吸气最难，严重时有三凹征，痰涎壅盛，语言难出，"喝难"即汤水难下为主的急性喉部病症叫紧喉风。若见牙关拘急，口噤如锁等危急症状叫锁喉风。西医的急性喉阻塞可参此治之。

（1）属风寒痰浊，凝聚咽喉则有咽喉肿痛，吸气喉鸣，声音嘶哑，兼恶寒发热，头痛，当祛风散寒、化痰消肿，用六味汤加减。

（2）属风热外袭，热毒内困则咽喉肿胀，吞咽不利，继之咽喉紧涩，汤水难下，强饮则呛，语声含混不清，痰涎壅盛，呼吸困难，伴恶寒发热较重，当疏风泄热、解毒消肿，用清咽利膈汤加减。

（3）喉风属火毒炽盛，痰涎壅结则呼吸困难，喘息气粗，鼻翼煽动，高热心烦，便秘尿赤，当泄热解毒、祛痰开窍，用清瘟败毒散化裁，还可合用六神丸、紫雪丹、雄黄解毒丸等以加强其消解热痰之功。

►【外治法】

急喉风要在短期内达到开通气道、缓解呼吸困难的目的,外治是必要手段。

1.针刺疗法

选用少商、尺泽、合谷、商阳、少泽、曲池、天鼎、丰隆、扶突等穴,每次2~3穴,用泻法以疏散邪热。

2.放血疗法

用三棱针在穴位处刺入放出少量血液,促使热毒随血外泄。取少商、商阳、十宣等穴,重者每3~4小时可重复针刺。或患处放血,直接宣泄患处邪毒,出血泄热,排脓消肿。

3.穴位注射

天突穴刺入4~5分深,注射0.1~0.3mL肾上腺素,一般5~15分钟后可缓解呼吸困难。

4.耳针疗法

取咽喉、神门、平喘等穴,留针15~30分钟,每日1~2次。

5.中医开通气道法(仅供参考)

(1)通关法:采用具有辛散挥发、祛痰开窍的药物。可用姜汁灌服通关散;小儿服用喉枣散;对痰阻喉窍口噤不开者,可用通关散或开喉散吹入鼻中取嚏;或用巴豆压油于纸上,将该纸捻条烧熏以开关通窍。

(2)探吐法:采用祛痰逐水之猛药以醋或姜汁水调和,用翎毛湿之向喉中搅动以催吐痰涎,如元明醋(元明粉一钱,好淡醋一杯和之)、消清散(马牙硝、建谐倡蚕梅片、牙皂)等。重者可元明粉月石制牙皂研匀,以醋和之灌入,以探吐痰涎。

6.中药雾化吸入

可选用中药注射液如炎琥宁、鱼腥草等雾化吸入;也可用薄荷、藿香、紫苏、鱼腥草、黄芩等中药制备雾化液。

7.吹药法

用清热解毒、利咽消肿的中药粉剂吹入患处,以消肿止痛,适用于喉关及口咽部病变,如冰硼散、珠黄散、麝黄散等。

8.噙漱法

噙化常用丸剂,漱口用温汤。有清热解毒、祛腐生肌之功。

9.擎拿运气法

擎拿运气法是擎举、拿穴、运气三者合一的总称,是中医喉科的独特治法,目的是宽喉顺气。首先通过按摩,使经络气血调和,再经过擎举、左右拉开及后攀,使喉部狭窄者可以宽松。

第六节　喉喑

一、急喉喑

> 暴喑类似急喉炎,脏腑虚损外邪犯,
> 音哑不适全失音,白喉癣瘤喉菌鉴。
> 风热疏风清热汤,吹喉珠黄、冰硼散,
> 肺热壅盛泻白散,风寒寒热三拗煎。

急喉喑属于暴喑范畴,表现为声音嘶哑或失音,兼有喉部疾患的其他症状,诸症状与现代医学中的急性喉炎相似。吹喉用珠黄散或冰硼散,含服六神丸或铁笛丸。

(1)急喉喑属外感风热所致者治用疏风清热汤。

(2)急喉喑属肺热壅盛用泻白散,毒重者宜用清咽利膈汤。

(3)急喉喑因感受风寒者则兼恶寒发热,用三拗汤。

(4)可含服六神丸、铁笛丸。

二、慢喉喑

> 慢喉喑是慢喉炎,含服铁笛润喉丸,
> 肺肾阴虚百合固,气虚补中益气安。
> 血瘀痰凝舌暗瘀,会厌逐瘀汤加减。

慢喉喑是因久病肺金虚损,或肾阴不足,以致声音不扬,甚至嘶哑失音为主要症状的慢性虚性喉病,又称喉瘖失音,属久喑、声喑、喑哑等范畴,与现代医学的慢性喉炎颇为相似。

外治可含服铁笛丸或润喉丸。

内治可参考虚火乳蛾的治疗:

(1)慢喉喑属肺肾阴虚者,当滋阴降火、润喉开音,宜用百合固金汤加知母、黄柏,使金水相生,阴津复布,肺肾之阴生化有源而使其康复。

(2)慢喉喑属肺脾气虚则食少困倦,少气懒言,动则气喘,声带松弛无力,闭合不良,当补益肺脾、益气开音,用补中益气汤加减。

(3)慢喉喑属血瘀痰凝则声音嘶哑兼舌质暗红或有瘀点瘀斑,当活血行气、化痰开音,用会厌逐瘀汤加减。

西医的急性喉炎,声带小结,声带息肉,喉肌无力,声带麻痹可参考此治之。

► 【外治法】

1.针灸疗法

(1)体针:取穴合谷、鱼际、天突、人迎、水突、开音1号(位于人迎穴向喉结方向旁开1.5cm)、开音2号(位于水突穴向喉正中线旁开1.5cm处)为主穴;曲池、尺泽、廉泉、足三里为配穴。每次主配穴各取1~2个。

(2)体针:取穴天突、廉泉。肺肾阴亏型加人迎、太渊、涌泉、照海、太溪;气虚型加合谷、足三里、血海、太渊;气滞血瘀痰凝型加合谷、人迎、气海、血海、足三里、丰隆、三阴交。1.5寸毫针快速针刺,虚证用平补平泻法,实证用泻法。留针30分钟,每日一次。

(3)温针法:取穴天突、廉泉、膻中、哑门、大椎。操作:穴位局部常规消毒后快速针刺,施捻转平补平泻法,得气后施温针灸法。每次30分钟左右。

(4)电针法:取穴主穴取人迎;配穴取廉泉、天突、合谷、曲池。1寸毫针,快速针刺,得气后接电针治疗仪,选用疏密波,电流强度以患者能耐受为宜。每次20分钟。

(5)芒针法:取穴下颊车透扁桃,天突,太溪。操作:患者取仰卧位,由下颊车进针,针尖直向前上方,通过口底部直达咽峡扁桃体,使局部有鱼刺异物感放散到咽部扁桃体,深度1~3寸。

2.耳针疗法

主穴(耳穴):肺、大肠、肾、膀胱。配穴(体针):太渊、列缺、合谷、照海。一般以耳穴为主,病程长者再加配穴,每日一次,每次取双耳,留针30~45分钟,中间捻转2次,10次为一疗程,两疗程间隔1周。

3.耳穴压豆

取穴肺、胃、扁桃体、咽喉、面颊、肾。操作:耳廓常规消毒,将王不留行籽压于耳穴。嘱患者每日自行按压3~4次。两耳交替,每周换贴2次。

4.面针法

取穴咽喉穴、肺穴。操作:穴位局部常规消毒后,用0.5寸毫针,直刺肺穴,咽喉穴向下斜刺,行捻转手法,得气后留针20分钟。每日一次。

5.舌针法

取穴咽喉穴、金津、玉液、肺穴。操作:常规消毒后,用1.5寸毫针点刺金津、玉液,出血2~3滴;余穴进针1寸,施捻转手法,得气后出针。每日一次,5~10次为1个疗程。

6.手针法

取穴咽喉穴、扁桃体穴。操作:局部常规消毒后,用1.0寸毫针,垂直刺入0.5寸左右,行捻转手法,得气后留针10分钟。每日一次,5~10次为1个疗程。

7.腕踝针法

取穴腕踝针穴区。操作:穴位局部严格消毒后,按腕踝针疗法常规进针1.4寸,留针20分钟。每日一次,7~10次为1个疗程。

8.梅花针法

取穴后颈部、颌下、耳垂下方(翳风为主)、合谷、大椎。操作:患者颈椎4~7两侧有条索状物及压痛,颌下可摸到压痛明显的结节即为阳性物处,找到阳性物处后,用梅花针以中度或较重刺激叩刺,并重点叩刺后颈部、颌下、耳垂下方,每日1~2次。

9.穴位注射

取穴:主穴取天突、曲池、孔最。咽痛明显者,加咽痛(经验穴,人迎穴直上,颈前正中线旁开1.5寸,舌骨大角尖旁取之)或喉上(经验穴,前正中线旁开1寸,甲状软骨板上缘取之);剧痛者,加水突;喉返神经麻痹者,加喉下(经验穴,前正中线旁开1寸,甲状软骨板下缘取之)。每次选1~2穴,轮流使用。药物:适量丹参注射液、维生素 B_{12} 等,炎症严重时加入银黄注射液;痛者加入29%盐酸利多卡因注射液0.2mL。注意操作时,左手固定皮肤并外推颈动脉鞘,右手持针,刺入深度0.5cm(一般做皮下注射),每穴注药0.5~1mL。注射时术者先抽回血,确信未误入血管后缓慢注入;患者也不要吞咽和变更体位,以免误伤。

10.穴位埋线法

取穴天突、廉泉、扶突、合谷、增音(喉结两侧上方离中行线约2寸处)。操作:用注射法。穴位消毒局麻后,用9号穿刺针装上1号羊肠线,刺入穴内。天突刺于气管和胸骨之间,廉泉向舌根斜刺,增音针尖向上方斜刺约1~2cm,以喉中如有针刺感为准,余穴直刺2cm,均埋入羊肠线1cm,10天埋线1次,3次为一疗程。

11.灯火灸法

取穴天突、水突、曲池、合谷、风池。操作:用拇指、食指持药线,露出线头1~2cm,点燃后吹灭火焰,将有火星之线端对准穴位,迅速准确地点按于穴位上,每穴灸1壮。每天施灸1次,10次为一疗程。

12.推拿疗法

①颈前部:患者取仰卧位,颈微后伸。首先往返拿揉夹喉穴(喉结旁开1.5寸,直下成一条直线,左右各一)5分钟。再以轻柔的一指禅推法在人迎、水突、天突、膻中等穴上操作,每穴1分钟。在相应的压痛点及有条索样肿胀的病灶上以轻柔的弹拨法缠法操作,直到疼痛及条索样肿胀消失或明显减轻为度。分别拿住甲状软骨及环状软骨,并有节律性左右轻推数次,使之活动,并有弹响声。最后往返轻抹夹喉穴4~5遍。可让患者轻轻清嗓,并将分泌物吐出;②项背部:患者取坐位,头微前倾,上下往返拿揉颈项部4~5遍;③按揉百会、风池、哑门、风府各半分钟,拿揉肩井及胸锁乳突肌;④腰背部:患者取俯卧位,指振肺俞、肾俞各2分钟。

13.穴位贴敷

(1)喉喑膏外敷。川芎、红花、王不留行、三棱、浙贝、牛蒡子、薄荷脑、玉蝴蝶、冰片,各适量,研末备用,生姜汁调成糊状,贴敷于颈部两侧的廉泉穴。

(2)清咽膏经穴敷贴。金银花、玄参、桔梗、青黛、锦灯笼、冰片等打成细末,用透皮剂调成膏,敷贴在天突穴上。敷贴5~7小时后取下。

(3)散结开音膏。姜半夏、桃仁、藏红花、玉桔梗各9克,夏枯草、茯苓各12克,泽泻15克,青皮、陈皮、木蝴蝶、蝉衣、生甘草各10克,胖大海5枚。方法:将上药制成外用药膏。治疗时用75%乙醇局部消毒咽喉、廉泉至天突穴处,将药膏均匀敷于患处,盖敷固定。次日揭去敷料,用生理盐水清洁皮肤再换药,一般3次治愈。适用于痰凝血瘀之慢喉喑。

(4)肺虚失音膏。党参、陈皮、贝母、半夏、桔梗、茯苓、桑白皮、知母、枳壳、杏仁、款冬、麦冬、地骨皮、黄芩、生地各30克,炒黄连、木通、五味子、苏子、柯子、石菖蒲、甘草、生姜各15克,枇杷叶、百合各20克。方法:以药用麻油熬制,黄丹收膏。治疗时将膏药贴于膻中穴及周围。

(5)肾虚失音膏。党参、川芎、当归、熟地、白芍、茯苓、菟丝子、五味子、杜仲、巴戟天、橘红、半夏曲各30克,牛膝、白术、破故纸、胡芦巴、益智仁、甘草各15克,石菖蒲10克,加姜、枣适量。方法:以上方药用麻油热制,黄丹收备。膏药贴脐及脐下。适用于肾虚型之慢喉喑。

(6)黄药利喉散。大黄、芙蓉叶、白芨、羌活、黄柏各30克,文蛤、露蜂房各10克。方法:以上方药共研细末,以蜂蜜调和。取适量敷于颈前疼痛处,每日换药1次。适用于郁热重喉之慢喉喑。

(7)喉科异功散。斑蝥12克(去翅足,拌糯米炒黄,去米),血竭、乳香、没药、全蝎、玄参各2克,麝香、冰片各1克。方法:以上方药共研为细末,瓶贮备用。物疗时先在患者颈前按压,找到明显的压痛点后,用小块胶布,中间剪一个小孔,孔对压痛点,挑药末如黄豆大置孔中,上盖胶布固定。夏天2~3小时发泡,冬天4~6小时发泡。起泡后,以消毒针挑破,流出黄水,注意不宜长期使用。

14.雾化吸入

(1)金喉雾化剂:毛冬青、薄荷、瓜蒌皮、僵蚕、冰片等组成。

(2)桑叶、菊花、桔梗、生地黄、玄参、薄荷各10克。水煎沸,吸入蒸汽,用于慢性单纯性喉炎、萎缩性喉炎。

(3)藿香、半夏、川芎、乌梅、海藻、苍术各10克,煮沸过滤提取,适用于慢性肥厚性喉炎。

第七节　声疲

声疲语言歌声变,说唱疲倦咽痒干。

肺阴虚损沙脉汤,肾亏金匮肾气丸。

中气不足补中益,气血亏虚养心煎。

声疲是指声带嗓音疲劳,因长期在不适宜的音域范围内超过一定的时间和强度用嗓所引起的以音质下降为主要特征的嗓音疾病,自觉语言异常和歌声异常,如说话唱歌不能持久,嗓音易疲劳,唱歌时音域范围缩窄,音调音色异常,伴有咽痒咽干等不适症状。

检查声带无异常。要与喉暗相鉴别。

(1)声疲属肺阴虚损,喉失濡养者则用嗓后声音发"毛""沙",缺少润泽感,后感音涩,咽喉干燥,咳嗽少痰,当补益肺阴、生津润音,用沙参麦冬汤加减。

(2)声疲属肾脏亏损,声失根本证则常常声疲音低,不耐劳累,嗓音失润,高音不能持久,兼腰膝酸软,夜尿频多,舌淡苔白,脉沉细,当补肾纳气、培本强音,用金匮肾气丸加减。

(3)声疲属中气不足,气不上达则声音质量下降,声音低而发沙,或音调降低声音不洪亮,说唱费力不能持久,伴气短乏力,纳呆坠胀,当补肺健脾、益气达音,用补中益气丸加减。

(4)声疲属气血亏虚,神散音暗则高声说唱之后,嗓音音调降低,声不洪亮,音色暗沙,说唱费力,心神不宁,失眠心烦,当养心安神、补血开音,用养心汤加减。

▶【外治法】

1.针灸

针刺:基本穴为扶突、翳风、太冲、天突、足三里、列缺、三阴交、舌三针(廉泉及廉泉旁开各1寸);辨证取穴:外感者加合谷、风池;气郁痰凝加丰隆;肺脾气虚加太溪、肺俞穴;瘀血阻滞加血海。注意:扶突穴处快速进针(应避开动脉),穴位周围产生酸胀感后,用捻转法行针 1 分钟,快速起针不留针。

2.推拿

取穴:颈前部取人迎、水突、阿是穴及咽喉部三侧线(第一侧线:喉结旁开一寸处直下;第二侧线:胸锁乳突肌内缘直下;第三侧线:胸锁乳突肌外缘直下)。项部取风池、哑门、风府。

手法:一指禅推法、拿法、揉法、扳法。操作:手法要求轻快柔和,不可用暴力。①仰卧位,颈部略后伸。医者先于患者咽喉部三条侧线施用一指禅推法或拿法,配合揉法,往返数次,然后揉人迎、水突、阿是穴,时间约 10 分钟,让患者自觉喉肌放松,喉黏膜有湿润感为好;②坐位,头稍前倾。用一指禅推法推风池、风府、哑门,每穴约 2 分钟,然后拿风池及项部颈椎两侧,往返 4~5 次,再揉第二、三侧线约 4 分钟,最后颈椎扳法。让患者自觉喉肌放松。

3.穴位注射

取人迎、水突、廉泉等穴或阿是穴,注射药物选用复方丹参注射液等,每次选取 1~2 穴,每穴注入药液 0.5~1mL,每日或隔日一次,连续治疗 7~10 次为一疗程。

4.耳穴压豆

取咽喉、声带、肺、大肠、神门、内分泌、皮质下、平喘等穴,脾虚者加取脾胃,肾虚者加取肾。用王不留行籽或磁珠贴压。

5.穴位贴敷

选天突、人迎、尺泽、大椎、足三里、三阴交等穴。

6.中药雾化吸入

方药,玄参、麦冬、薄荷、胖大海、木蝴蝶、桔梗、瓜蒌皮、蜈蚣、全蝎、僵蚕各 10 克混合,再浓煎并反复过滤,沉淀,取液 20mL,瓶装,消毒备用。超声雾化,口腔吸入,每次雾化时间为 15 分钟。

第八节　梅核气

梅核喉似物梗阻,吞之不下咯不出,

肝郁脾虚逍遥散,气滞痰结半夏朴,

胁胀抑郁越鞠丸,冰硼、冰麝散咽服。

梅核气患者自觉咽喉中感觉异常,似有物梗阻,吞之不下,咯之不出,不痛不碍饮食,其症状每随情志变化,时轻时重,查无异常;纵有异常亦较轻微。

应与喉痹、乳蛾、咽喉及食道肿瘤相签别。

(1)梅核气属肝郁脾虚者则纳呆困倦,消瘦便溏,妇女患者月经不调,当疏肝理气、散结解郁,用逍遥散加减。

(2)梅核气属气滞痰结者则咽喉有异物感,时轻时重,喉间多痰色白,肢倦纳呆,脘腹胀满,舌淡胖,舌苔白腻,脉弦滑,当行气导滞、散结降痰,用半夏厚朴汤加减;抑郁胁胀者用越鞠丸。

▶【外治法】

1.针灸

常用穴位有天柱、人迎、合谷、太冲、丰隆、肝俞、肺俞、脾俞等。配穴:痰气互结者配内关、膻中;肝郁气滞者配阳陵泉、期门;心脾气虚者配神门、足三里、阴陵泉。操作方法:取3号1.5寸长毫针,针天突、人迎得气后不留针不捻转。合谷、太冲在得气后行提插捻转泻法。配穴根据辨证虚补实泻,留针20~30分钟,15次为一疗程。

2.耳穴压豆

常用配穴为咽喉、肝、神门、皮质下、内分泌、脑点、三焦、交感、脾、肾、心,耳穴压豆,每日揉按3~5次,同时做吞咽运动,每次3~5分钟,使耳部产生酸、胀、痛的感觉,每3天更换1次,10天为一个疗程。

3.中药穴位发疱法

元胡10克、白芥子10克、细辛10克、甘遂5克、麝香0.4克、斑蝥3.5克、人参芦10克、生半夏15克、生南星15克,上药共研为细末,密封避光保存备用;另将生姜榨汁装瓶,密封避光,保存备用。主穴:天突、华盖、定喘、大椎、足三里、丰隆、阳陵泉;配穴:肺俞、脾俞、肝俞、内关、阿是穴。每次主穴和配穴各选2~3穴。将药粉用姜汁调成糊状,穴位贴敷用牛皮纸固定药膏,胶布固定牛皮纸。注意:皮肤轻度红痒,不宜过度。

4.穴位注射

取左右人迎穴、廉泉、天突穴等,维生素 B_6 0.5~1mL 穴注。

第九节　骨鲠

骨鲠砂仁和草果,灵仙煎汁加白醋。

骨鲠是指各种骨类或异物哽于咽喉或食道等引起疼痛,吞咽不利的疾病。

如骨鲠在咽喉或食道,可用砂仁、草果、乌梅各10克,威灵仙30克,煎取3~4碗,加白醋1~2碗,连续饮尽可使骨松脱而下。也可用威灵仙30克煎服。

也可钳取之或手术取出。

第十节　鼾眠

鼾眠脏腑痰瘀成,鼾声过响呼吸停。

痰瘀导痰桃红物,肥胖困重痰多闷。

肺脾气虚补中益,胖软行缓疲乏证。

鼾眠是指因脏腑失调,痰瘀互结阻塞气道所致的眠中鼾声过响,或出现呼吸暂停的疾病。注意:老年人,重度肥胖及有心脑疾病者,若晚间睡眠中呼吸暂停时间过长或频发,要防猝死。

(1)鼾眠属痰瘀互结证则打鼾,张口呼吸,肥胖困重,痰多胸闷,舌淡胖有齿印,或有瘀点,苔腻,脉弦滑或涩,当化痰散结、活血祛瘀,用导痰汤合桃红四物汤加减。

(2)鼾眠属肺脾气虚证则打鼾或呼吸暂停,肥胖,肌肉松软,行动迟缓,神疲乏力,治当健脾和胃、益气升阳,用补中益气汤加减。

第十一节　喉癣

喉癣瘵虫脏腑虚,咽喉干痒痛溃烂,

腐衣叠生象苔藓,鉴别喉痹菌喉瘤。

瘵虫蚀喉气血亏,养金汤加生脉散。

肺肾阴虚头晕鸣,潮热盗汗月华丸。

阴虚喉癣似结核,生脉知柏地黄丸。

阴虚喉癣是脏腑虚损,瘵虫蚀喉引起的咽喉干痒、疼痛溃烂,腐衣叠生,形似苔藓的咽喉疾病。要与喉痹、喉菌、喉瘤相区别。西医的咽喉结核可参考此治之。

发于咽喉部,形似苔藓,属阴虚之症,故名阴虚喉癣。与咽、喉结核类似,是肺痹病者的并发症,治疗较难,常用知柏地黄丸合生脉散,再加鼠粘子、白芥子、白薇、百部等清热凉血、解毒杀瘵虫之品等合治之。

(1)喉癣属瘵虫蚀喉:气阴亏虚者则咽喉如芒刺痛,舌咽更痛,干燥声嘶,痰稠带血,潮热盗汗,消瘦乏力,当益气养阴、生津润燥,用养金汤和生脉散加减。养金汤中以阿胶、生地补血养阴;沙参、麦冬、白蜜润肺生津;杏仁、桑白皮、知母清肺热,止咳。生脉散有益气养阴之功。两方合用,有补养气阴、生津润燥、清利咽喉的作用。方中可加百部杀痨虫,若时有咯血者,加侧柏叶、茜草根、藕节等,以敛血止血。

(2)属肺肾阴虚、虚火上炎者则咽喉刺痛已久,吞咽困难,灼热干燥痰稠色黄带血,头晕耳鸣,潮热盗汗,手足心热,心烦失眠,当滋养肺肾、降火润燥,用月华丸加减。月华丸为治肺痨专方,方中以二地、二冬、沙参滋肺肾之阴,使金水相生,水旺金润;百部、獭肝、川贝母润肺止咳,兼能解痨毒;桑叶、菊花清肺散邪;阿胶、三七止血通络;茯苓、山药资脾胃化源。可加桔梗、生甘草宣肺利咽;加知母泻火。亦可选用百合固金汤加减。

▶【外治法】

1.含漱法

选用具有清热解毒、祛腐消肿作用的药物煎水含漱,可清利咽喉。如双花、连翘、马勃、桔梗、芙蓉叶、贯众等。

2.吹药法

选用具有祛腐生肌、解毒止痛作用的中药制剂喷患部,使腐去痛止,咽喉清利。如青黛、乳香、没药、黄连、冰片等药研末。

3.含噙法

选用具有清热解毒、养阴利咽作用的药物制成丸剂或含片含服,以清利咽喉。如六神丸等。

4.蒸汽吸入

选用具有清热解毒、养阴利咽作用的药物行蒸汽吸入。如鱼腥草、黄芩、黄连、黄柏、玄参、桔梗、牛蒡子、薄荷等。

5.针灸疗法

可采用局部与远端取穴相结合的方法。局部可取人迎、水突、廉泉等穴;远端取足三里、三阴交等穴;若喉癣日久,元气大伤者,可加取肺俞、脾俞、肾俞、膈俞等穴。每日针1次,留针20分钟,用平补平泻或补法。

第十二节 白喉

白喉时疫传染病,白色假膜咽喉疼,

呼吸吞咽都不利,食减悸忡软喘鸣,

发热头痛脸苍白,区别鹅口蛾喉瘀,

疫毒除瘟化毒汤,桑薄贝草竹葛根,

木通银射苦丁香,火毒龙虎二仙拯,

龙胆生地犀角膏,蒡板知母连玄参,

马勃木通栀昆黏,大青粳米草黄芩。

阴伤养阴清肺汤,攻心三甲复脉斟。

注

白喉是时行疫毒外侵,上犯咽喉所致的传染病,表现为咽喉覆有白色假膜、不易剥脱,咽喉疼痛,呼吸、吞咽不利,饮食减少,心悸怔忡,倦怠酸软无力,喉中喘鸣,可见发热头痛,脸色苍白。应与鹅口疮、乳蛾、喉癣相区别。

(1)白喉属疫毒犯表则咽痛音哑,恶寒发热,头痛,全身不适,舌红苔薄白或薄黄,脉浮数,当疏风清热、解毒利咽,用除瘟化毒汤加减(桑叶、薄荷、川贝母、甘草、竹叶、葛根、木通、金银花、麝香、苦丁香)。

(2)属火毒炽盛则咽部剧痛,声嘶口臭,高热口渴,面红便秘,苔黄,脉洪数,当泻火解毒、祛邪消肿,用龙虎二仙汤加减。用龙胆草、黄连、黄芩、栀子苦寒清热;生石膏、知母清阳明热;犀角、生地、玄参清热凉血而养阴;牛蒡子、马勃、僵蚕、大青叶、板蓝根清热解毒而利咽消肿;木通利尿,导热从小便而出;粳米、甘草健脾和中。可加土牛膝以解白喉疫毒;便秘可加大黄;小便短赤加泽泻、车前子;口渴甚加天冬。

(3)属疫毒伤阴则咽痛干咳,倦乏低热,头昏神疲,当养阴清肺、解毒祛邪,用养阴清肺汤加减。

(4)属疫毒凌心则咽痛声嘶或失音,心悸怔忡,神疲乏力,面色苍白,唇绀,四肢厥冷,汗出如珠,脉微欲绝或结代,当益气养心,解毒复脉,用三甲复脉汤加减。方中生地黄、白芍、阿胶、麦冬补阴血以养心,龟甲、牡蛎、鳖甲潜阳安神;炙甘草健脾和中。可加土牛膝解毒利咽,加入参益气养心复脉。

▶【外治法】

1.含漱法

金银花、土牛膝等量煎水含漱,每日多次,可清洁口腔,清热解毒、消肿止痛。

2.吹药法

用珠黄青吹口散或锡类散吹布于咽喉处,可清热解毒,祛腐止痛。

3.含噙法

可用清热解毒、消肿止痛的中药含片或滴丸含服。如清咽滴丸、六神丸等。

4.针灸疗法

(1)体针:取少商、合谷、尺泽、足三里等穴为主,配用天突、人中穴,强刺激,每日一次,有清泄热毒的作用,可缓解喉痛及呼吸困难。

(2)刺血法:舌下紫筋处,以消毒三棱针刺之,令患者舌伸出口外,流出鲜血少许,再于两手少商、中冲、合谷及耳上紫筋各处放血,以宣泄热毒。

(3)穴位敷贴:生巴豆、朱砂各0.5克,研匀,置药用胶布上,敷贴于大椎、印堂或天突穴,8小时后除去,局部出现红紫色小水疱,用针挑破,有解毒退腐作用。

第十三节　烂喉丹痧

烂喉丹痧疫毒犯,发热咽喉肿痛烂,

肌肤脱屑丹痧密,白喉乳蛾风麻鉴。

毒袭肺卫银翘散,气分清心凉膈散,

毒灼气营壮热昏,急用凉营清气汤,

余毒伤阴低热燥,清咽养荣百合餐。

注

烂喉丹痧是因外感疫毒引起的以发热、咽喉肿痛溃烂、肌肤丹痧密布或脱屑为主要特征的传染病。

要鉴别白喉、乳蛾、风疹和麻疹。西医的猩红热可参此治之。

(1)烂喉丹痧属毒袭肺卫则咽喉肿痛,憎寒发热,继之高热口渴,喉中点状溃烂,肌肤丹痧隐现,当清热解毒、透表泄热,用银翘散加减。

(2)烂喉丹痧属毒壅气分则高热烦渴,咽喉红肿溃烂成片,全身肌肤丹痧显露,当清热解毒、凉膈泄热,用清心凉膈散加减。

(3)烂喉丹痧属毒灼气营则咽喉肿痛,糜烂成片,甚至堵塞气道,丹痧密布,红晕如斑,高热汗多,口渴烦躁,甚者昏蒙欲睡或神昏谵语,舌绛而干或生芒刺,状如杨梅,脉细数,当清气凉血、泻热存阴,用凉营清气汤加减。

(4)烂喉丹痧属余毒伤阴则高热已退,咽喉疼痛减轻,肿胀溃烂减轻,阴津复来,午后低热,口干舌燥,肌肤斑疹消退,肌肤甲错,干燥脱屑,当滋阴生津、清肃余毒,用清咽养荣汤或百合固金汤加减。

第十四节　口疮

口腔溃疡反复作,心脾积热炎口舌,
凉膈清心泄腑热,阴虚火旺煽口疮。
知柏地黄肉桂反,心阴不足鸡子黄,
脾肾阳虚水湿泛,附子理中肾气丸。

口疮是以口腔肌膜出现类圆形溃疡且灼热疼痛为主要特征的疾病。口疮好发于唇、颊、舌尖、舌边缘、前庭沟等处黏膜,牙龈少见。初期,口腔黏膜充血、水肿,出现栗粒大小红点,有烧灼样疼痛,很快溃破,呈圆形或椭圆形,中央稍凹陷,表面覆以灰黄色假膜,周围有狭窄红晕,此时痒痛剧烈,自行愈合后一般不留瘢痕,其后又可复发,严重者没有间歇期,此起彼伏。病因尚不明确,可能与内分泌紊乱,胃肠功能紊乱,肠道寄生虫,病毒、细菌感染,变态反应,免疫功能失调及局部刺激等因素有关。临床上常见其与失眠、便秘、疲劳、精神紧张、月经周期等相伴而发。中医认为本病是心脾积热,阴虚火旺引起,无论实火或虚火都可循经上炎于口,熏灼口腔肌膜而生疮。本病多发于青壮年,以女性为多。病程有自限性,一般7~10天可自愈,可以是局部发生的独立病变,也可以是全身疾病在口腔的表现。

1.心脾积热

口为脾之窍,舌为心之苗。饮食不节,或情志不畅,脏腑蕴热,心脾积热,上炎口腔,发为口疮。方药:凉膈散加减。方中连翘、竹叶、栀子、黄芩清心泻火,薄荷散邪透热,共解上焦之热;大黄、芒硝通腑泄热;甘草健脾和中;白蜜缓急止痛。口渴、咽喉肿痛可加石膏、桔梗、天花粉;红肿热甚可加赤芍、丹皮以凉血活血。

2.阴虚火旺

素体阴虚,或病后失养,或劳累过度,熬夜多思,阴液暗耗,阴虚火旺,虚火上炎,发为口疮。方药:知柏地黄汤加减。可酌加四物汤以助养血,或加玄参、麦冬以助养阴清热。若虚火甚,稍加肉桂反佐,引火归原。若见心烦不寐,舌质皲裂,心阴不足明显者,可用黄连阿胶鸡子黄汤加枸杞、酸枣仁、柏子仁,以滋阴养血、清火安神。

3.脾肾阳虚

素体阳虚,或久病阴损及阳,或贪凉饮冷,或伤寒误治,损伤脾肾之阳,清阳不升,浊阴上泛,寒湿困口发为口疮。方药:附子理中汤加减。方中干姜温中回阳;人参补中益气;白术、炙甘草健脾益气;附子温壮脾肾之阳。若口疮白浊,为阳虚水泛之象,加肉桂温通经脉,加苍术、五倍子健脾燥湿;若见形寒肢冷、夜尿频多,可用金匮肾气丸。

▶【外治法】

1.含漱法

用清热解毒的药剂含漱,以消肿止痛;或以蜂蜜一汤匙,徐徐含咽,可止痛敛疮。

2.吹药法

实证用人中白散、锡类散、冰硼散、西瓜霜等吹布患处;虚证用柳花散或青吹口散吹布患处。

3.针灸疗法

(1)体针:取颊车、地仓、承浆、合谷、通里、神门、少冲等穴,每次选择2~3穴,实证用泻法,虚证用平补平泻法。口疮久不愈者,以毫针点刺口疮处,使之少许渗血,每2~3天1次。

(2)艾灸:脾肾阳虚者取合谷、足三里、太溪、照海、然谷等穴位,每次选取1~2穴,悬灸至局部有焮热感、皮肤潮红为度,2日1次。

(3)穴位注射:取牵正、曲池、颊车、手三里。每次选2穴,各穴位交替使用,每穴注射维生素 B_{12} 或维生素 B_1 0.5mL,每2~3天1次。

(4)穴位敷贴:可用附子、细辛、吴茱萸、肉桂等研为细末,用姜汁或葱白捣汁调敷涌泉穴。

4.膜剂贴敷

(1)水蛭药膜:水蛭100克磨碎成细粉,放入600毫升水中,加热至100℃,10分钟,置于室温下浸泡24小时,用3层纱布过滤,将滤出液加热浓缩至300毫升,加入聚乙烯醇基质制成药膜。患处贴敷药膜,每日3次。

(2)野菊花药膜:野菊花脑3克,达克罗宁0.6克,2%甘露醉液20毫升,甘油30滴,乙醇10毫升,羧甲基纤维素钠4克,糖精适量,蒸馏水100毫升,制成药膜。每日3次贴于疮面,一般用药3~5天后疼痛明显减轻或消失。

(3)珍珠薄膜:珍珠、磨香、牛黄、黄柏、雄黄、冰片、细辛、甘草等,共为细粉末加二氧化钛,聚乙稀醇制成薄膜。贴敷口腔疮面。

(4)青黛药膜:青黛、薄荷脑、羧甲基纤维素钠等制成薄膜,其中主药青黛5毫克/平方厘来。每日4次贴敷于溃疡处。药膜在溃疡面上停留可达12分钟以上。它可以保护疮面,隔绝外界对创面的刺激。青黛膜剂无毒性,安全可靠,具有清热解毒、凉血止血、清肝泻火的作用。可以缓解疼痛,促进溃疡愈合。

(5)口泰药膜:水蛭、黄柏、大青叶、儿茶、甘草各30克放入水中,100℃,10分钟,加入冰片,置于室温下侵泡24小时,用3层纱布过滤,将滤出液加热浓缩至300毫升,加入聚乙烯醇基质制成药膜。患处贴敷药膜,每日3次。

5.散剂外敷

(1)青黛散:青黛60克,冰片3克,硼砂8克、六神丸细粉备用。用时将药粉撒于溃疡面上,每日4次。

(2)复方西瓜霜:西瓜霜、黄连、川贝母、黄柏、黄芩、薄荷脑、柏片、朱砂,共研细末。每日1~2次敷疮面,一般敷药1次即可止痛。本药具有消炎、解毒、清热、止痛、止血的作用。

(3)口疮灵:黄连1.5克,黄柏1.5克,生甘草6克,青黛9克,人中白9克,玄明粉1.5克,煅石膏30克,西月石9克,孩儿茶3克,梅片3克,共研细末,过80目筛。每2小时敷疮面1次。

(4)珍珠八宝散:珍珠15克,人工牛黄5克,鸡内金15克,五倍子30克,枯矾15克,冰片10克,硼砂20克,青黛15克。将诸药研细末搽之。此药可清心泻热敛疮。

(5)溃疡散:生地榆、丹皮、枯矾各等份。将生地榆、丹皮在瓦上焙干成黄褐色酥脆易碎为度,共研细末备用。将药末涂于疮面上。

第十五节　口糜

口糜雪口鹅口疮,体幼体虚湿热蕴,
膀胱湿热心脾热,阴虚脾虚湿浊困。

口糜是以口腔肌膜糜烂成片且口气臭秽为主要特征的疾病。本病多见于婴幼儿,发生于成人者,往往继发于伤寒、大面积烧伤或烫伤、泄泻、糖尿病、原发性免疫缺陷,以及长期大量使用抗生素的患者。中医古籍中的"鹅口疮""白口疮""雪口"等与本病类似。西医学的口腔念珠菌病、球菌性口炎等疾病可参考本病辨证治疗。

1.膀胱湿热

外感湿热,蕴结膀胱,或饮食不节,湿热内生,下注膀胱,湿热循经熏蒸于口而为病。方药:加味导赤汤加减。方中黄连、木通、淡竹叶、甘草清心泻火;黄芩、金银花、连翘、牛蒡子清热解毒;生地、玄参养阴清热;桔梗、薄荷载药上行,直达病所。若热毒不盛而湿浊盛,小便短少,苔滑腻,可用五苓散加减。

2.心脾积热

心开窍于舌,脾开窍于口。过食辛热炙煿,脏腑失调,热积心脾;或小儿胎热内蕴,心脾积热,不得宣泄,循经上炎于口,灼腐肌膜,发为口糜。方药:导赤散合凉膈散加减。导赤散清心除烦养阴,导心火下行,凉膈散清上泄下,去中上二焦火热,两方合用,使心脾热除而阴液无伤。

3.阴虚火旺

大病久病或久泻之后,胃阴耗伤,虚火上浮,灼伤口舌肌膜而为病。方药:益胃汤加减。方中沙参、麦冬、生地、玉竹养阴清热生津;冰糖养胃和中。阴亏大便难行,加白蜜润肠通便。若糜烂延及咽喉,日轻夜重,多为阴伤邪盛,宜用少阴甘桔汤。方中黄芩清热解毒;玄参、桔梗、甘草养阴清热利咽;川芎、陈皮行气活血;柴胡、羌活、葱白祛风除湿;升麻解毒,引药上行。

4.脾虚湿困

饮食不节,损伤脾胃,脾虚运化失职,湿浊内生,上泛于口而为病。方药:连理汤加减。本方用理中汤健脾化湿,加黄连燥湿泻浊。若脾肾阳虚,可用附子理中汤加减。

▶**【外治法】**

1.含漱法

淡盐水或2%～4%碳酸氢钠溶液含漱;金银花、黄连、甘草煎汤含漱,以清热解毒祛腐。

2.涂敷法

冰硼散、生蒲黄粉、青吹口散、牛黄散等用蜜调匀,用棉签蘸涂于患处。

3.针灸治疗

(1)体针:取地仓、合谷,留针15分钟,每日或隔日1次。

(2)穴位敷贴:将吴茱萸研粉用醋调成糊状,敷于足心,以引火下行,用于虚火上炎证。

4.按摩法

取穴健心、劳宫、合谷、足三里、内庭、肾俞、太溪、天枢、关元等。介质:蛋清、酒精、凉水等。手法:推、揉、按。每日一次。

5.灸脐法

艾绒加丁香、吴茱萸、附子、细辛等做成艾条,5×0.5寸,点燃,对准脐部熏烤(悬灸),直到病人觉温热舒适。孕妇勿灸。

第十六节　口癣

口癣口蕈扁平薛,肺胃肝脾湿毒蕴,
祛风燥湿理气郁,肝肾阴虚兼益阴。

口癣是以口腔肌膜出现灰白色条纹或斑块为主要特征的疾病。本病好发于中年人,女性多于男性,病程长,不易痊愈。中医古籍中无"口癣"病名,类似本病的记载见于"口破""口蕈""口糜"等病证中。西医学的口腔扁平苔藓等疾病可参考本病辨证治疗。

1.外邪侵袭

风热湿毒外犯肺脾,肺气失宣,敷而不达,湿毒蕴于脾胃,化火循经上炎于口,发为口癣。方药:消风散加减。方中荆芥、防风,发表、祛风、胜湿;苦参、苍术,清热、燥湿、健脾;牛蒡子疏散风热、透疹、解毒,蝉蜕散风热、透疹,此二味不仅可增荆芥、防风祛风之力,更能疏散风热透疹;石膏、知母清热泻火;木通利湿热;胡麻仁、生地、当归滋阴养血润燥;甘草健脾和中。风热偏盛而身热、口渴者,加银花、连翘以疏风清热解毒;湿热偏盛,胸脘痞满,身重乏力,舌苔黄而腻者,加地肤子、车前子、栀子等以清热利湿。

2.脾胃湿热

脾主运化,胃主受纳,若过食辛热肥甘,或嗜酒无度,脾失健运,胃失和降,水湿内停,酿成湿热,循经上蒸于口,发为口癣。方药:甘露消毒丹加减。方中茵陈、滑石、木通清热利湿;石菖蒲、藿香、白豆蔻、薄荷芳香化浊;黄芩、连翘、射干清热解毒;贝母清热化痰。

3.肝郁化火

情志不遂,或突然的精神刺激,或病邪侵扰,阻遏肝脉,致使肝脏失于疏泄条达,气机郁滞,蕴热化火,灼烁肌膜,发为口癣。方药:丹栀逍遥散加减。方中丹皮清血中伏火;炒山栀清肝热,并导热下行;柴胡、白芍、当归、薄荷疏肝解郁,柔肝养血;白术、茯苓、甘草、煨姜健脾和胃补中。胸胁胀满可加厚朴、半夏宽胸以宣泄郁气;上腹痛配陈皮、枳壳理气和胃止痛。

4.肝肾阴虚

久病失调,阴液亏耗,或情志内伤,阳亢阴耗,或房事不节,肾精耗损,或年老体衰,肝肾之阴精耗损,肌膜失于濡养而发为口癣。方药:知柏地黄丸加减。

▶【**外治法**】

1.涂敷法

可用养阴生肌散、锡类散、珍珠散局部涂敷,每日 3~4 次,可收敛生肌。

2.含漱法

可用黄芩、金银花、竹叶适量,煎水含漱;或野菊花、白鲜皮、黄柏适量煎水含漱,以清热解毒利湿。

3.针灸疗法

(1)针刺:取曲池、内关、合谷、足三里、三阴交、侠溪等穴位,针刺,每日一次。

(2)耳针:可选神门、交感、皮质下、肾、脾、胃等耳穴埋针,或用王不留行籽贴压。

第十七节 牙宣

牙宣牙龈萎缩松,火炎灼伤阴津亏,
胃火牙宣清胃散,阴虚出血地黄丸。
气血不足四君子,皂角银花祛邪热。

注

牙宣是以龈肉萎缩、牙根宣露、牙齿松动、齿龈间渗出脓血为主要特征的疾病。现代医学认为牙周病发生的原因可分为全身和局部因素两类。全身因素是指内分泌紊乱,食物营养缺乏,系统疾病的影响;局部因素是由于口腔不洁,牙石,牙菌斑以及食物嵌塞等引起。本病以中老年人较为常见。西医学的牙周病、牙龈萎缩等疾病可参考本病辨证治疗。

1.胃火上炎

饮食不节,胃肠积热内蕴,火热循经上攻,熏蒸齿龈,龈肉化腐成脓而为病。方药:清胃散加减。方中以黄连清泄胃热,生地黄、牡丹皮凉血清热,升麻载药上行,当归活血止痛。若患者喜冷饮,可加石膏、天花粉;龈齿间出脓,加金银花、蒲公英之类;牙痛加露蜂房,或加防风、荆芥、薄荷;龈齿出血,加茜草根、白茅根之类;口臭、便秘,加生大黄、瓜蒌之类;小便黄,酌加栀子、木通之类;舌苔黄厚,酌加黄芩、栀子之类。

2.肾阴亏虚

先天禀赋不足,或久病耗伤、劳倦过度或房事不节等耗损,致肾虚精亏髓少,精髓不能上濡,牙齿骨骼失养,故骨质渐疏。又阴虚日久化火,虚火上炎,灼腐龈肉,久则齿龈疏豁松动而为病。方药:六味地黄汤加减。可酌加枸杞、续断、骨碎补健齿;牙周出血溢脓,酌加金银花、牛膝之类;牙齿疼痛者加露蜂房。

3.气血不足

素体虚弱,或劳倦过度,脾胃虚弱,气血不足,齿龈失养而为病。方药:八珍汤加减。方中以四君子汤补气,四物汤补血,气血双补,滋养齿龈。如牙龈出血者,可加血余炭;牙龈松动,酌加狗脊、骨碎补;牙龈遇冷酸痛,酌加细辛;齿缝龈袋或有微量稀脓渗出,酌加黄芪、金银花、皂角刺。

▶【外治法】

1.洁齿法

有牙石、牙垢者,须清除之,以去除对牙龈的不良刺激。

2.含漱法

清龈漱口方:荜拔、黄芩、白芷、晚蚕砂各10克,细辛3克。水煎,以药液反复漱涤口腔,必要时含于口中几分钟,然后吐去,可起到解毒祛秽、消肿止痛、清洁口齿、清新口气的作用。

3.填塞法

适用于有牙周袋形成者。将六神丸、喉症丸等塞入龈缝,其自行溶化。根据牙周病变的数量及龈袋的深浅,每次取六神丸1~6粒塞入,每日1~2次。

4.涂搽法

将冰硼散等涂搽于患处牙龈,每日3~4次;或仙人掌洗净去刺捣烂,或将黄连、地骨皮、白矾等以麻油调糊直接涂敷于患处。

5.牙体及牙周组织敷药

(1)神效散:草乌、青盐、皂荚各等份。研细末,入瓦器内,烧灰存性。每次用0.3克揩牙。可解毒止血、祛腐敛疮。

(2)牢牙散:龙胆草(酒浸)45克,羌活、地骨皮各30克,升麻1.2克。共研细末,先以温水漱口,再以药粉搽患处。可止痛固齿。

(3)黄连散:黄连30克,白龙骨30克,白矾0.3克,马牙消30克,龙脑3克。诸药捣筛为散。每用1.5克,敷齿根下。可清热解毒止血。

(4)珍珠散:煅龙骨3克,珍珠3克,儿茶1.5克,海螵蛸3克,三七6克,乳香1.5克,降香3克,秦皮3克,朱砂1.5克,冰片0.03克。共研细末。将药棉捻成团,随药塞患处。或吹于患处。

6.导引法

(1)叩齿法

每日晨起后,口含温盐水,上下牙对合叩齿,每次数十下至百下。

(2)咬齿法

牙齿浮动感,可轻轻咬实,由轻趋重用力,渐咬渐紧,日行1~3次。

(3)揩齿法

用食指或中指,顺牙齿生长的方向,自根部向咀嚼面方向按摩,从前牙及侧牙反复数次,每日2次,每次10分钟。

7.针灸疗法

选取足阳明经穴为主,局部取穴与循经取穴相结合。常用合谷、内庭、颊车、下关等穴。胃热证配二间、曲池、足三里,用泻法或平补平泻法;虚证配太溪、阴谷、行间,用补法,或加灸法。

第十八节　唇风

　　唇风口唇患唇炎，风热邪毒阴火旺。

　　唇热唇肿唇脓溃，病久结痂皲裂破。

　　四物消风通圣散，祛风消肿通络散。

　　唇风是以口唇红肿、痒痛、破裂流水、干燥脱屑为主要特征的疾病。本病以下唇较为多见。西医学的慢性唇炎等疾病可参考本病辨证治疗。本病应与口癣在唇部的表现相鉴别：口癣以白色角化斑纹或斑片为主，可兼见糜烂、皲裂、出血，且口腔其他部位肌膜有同样病损；唇风仅在唇部出现病损，无白色角化斑纹或斑片。

　　1.外邪侵袭

　　足阳明胃经，环口唇。素嗜辛辣厚味，脾胃湿热内生，复感风邪，引动湿热上蒸，搏结唇部而为唇风。方药：双解通圣散加减。方中荆芥、防风、薄荷、麻黄疏散风邪；连翘、栀子、黄芩、石膏清热；白术、滑石利湿；川芎、当归、白芍活血养血、散瘀肿以止痛；桔梗载药上行；甘草健脾和中。若局部肿胀甚者，加黄连、白鲜皮、银花清热解毒；破裂糜烂流水者，加木通、车前子清利湿热。

　　2.阴虚血燥

　　邪热内蕴或热毒蓄久，致津液营血耗伤，或温热病后，伤阴化燥，燥热循经上熏肌膜，口唇失于润养，发为唇风。方药：四物消风饮加减。方中生地、当归、川芎、赤芍养血活血润燥；荆芥、薄荷祛风；柴胡、黄芩清热；甘草健脾和中。可酌加丹皮、玄参、麦冬、石斛以增强滋阴清热、养血润燥之功。若嘴唇动、红肿、食少便溏、气短乏力，乃风盛脾虚之证，治宜健脾益气祛风，可用参苓白术散加黄芪、防风治之。

　　▶【外治法】

　　外搽法：可用黄连膏、紫归油、青吹口散油膏外搽患处，每日3~4次；或用马齿苋、芙蓉叶鲜品捣烂外敷，每日2次。

第九章 中药外用治疗法

第一节 外敷疗法的历史

贴敷疗法源远流长,早在远古时期,人们就已经学会用泥土、草根、树皮外敷伤口止血。据考古学家发现,大约50万年前的北京猿人已经学会了用火取暖和烧烤食物。先古人类在烘火取暖时发现热能够缓解或消除身体的疼痛或某些不适感,之后又经过漫长的生活实践,古人类又逐渐体会到用兽皮或树叶包上烧热的石块、沙土或草木等,敷于身体的四肢或腹部,可以更好地减轻或消除因受凉等原因引起的关节或肢体部位的疼痛及不适感,这很可能是外敷疗法的雏形。

经过漫长的实践,古代的医者在贴敷疗法的基础上总结出了一套系统的方法,即"穴位贴敷疗法",简称"贴敷""敷灸""敷药""贴药"等。汉代名医华佗,除擅长外科、针灸治疗外,也用过贴敷疗法,如《后汉书·华佗传》记载其手术治疗"肠痈",开腹缝合后"敷以神膏,四五日创愈";晋代葛洪的《肘后备急方》,除治疗多种病症附有涂敷方外,还专门列出"治百病备急丸散膏诸要方"一篇,并有贴穴治内病的记载,如治面神经麻痹,"乌头研末,以鳖血调散,待正,则即揭去""治疟疾寒多热少,或但寒不热,临发时,以醋和附子末涂背上"。虽然文中没有明确指出贴何穴(一般认为是贴大椎穴),但也是贴敷疗法与针灸穴位相结合进行治疗的最早记载。西晋的《崔氏方》还记载了黑膏药的熬制方法。

唐宋时期医学有了很大的发展,这个时期的主要著作《备急千金要方》《外台秘要》《太平圣惠方》《针灸资生经》《外科正宗》等,汇集了大量有效的贴敷方药,其中很多贴敷在穴位上,如"麝香膏""紫金膏""太乙膏""阿魏化痞膏"等迄今仍在应用。

唐代医家孙思邈的《备急千金要方》中记载:"治虚寒腹痛、上吐、下泻,以吴茱萸纳脐,帛布封之。"《千金翼方》中记载:"治霍乱吐泻,筋脉挛急……此病朝发夕死,以急救暖脐散填脐。"此外,孙氏用东壁土敷脐,或用苍耳子烧灰敷脐,或用露蜂房烧灰敷脐以治疗脐中流水,用杏仁捣如泥与猪髓搅和均匀后敷脐以治脐红肿。王焘的《外台秘要》也有许多脐疗方法的记录,如用盐和苦酒涂脐治疗二便不通等,此对后世贴敷疗法的应用产生了深远的影响。

宋元时期的《太平圣惠方》和《圣济总录》两书,载有药物填脐的方剂颇多,如《圣济总录》中记载:"腹中寒冷,泄泻久不愈,暖脐膏贴脐,则病已。"由此可见,宋代应用贴敷治病已经相当普遍。

明代的许多著作中也都把贴敷疗法作为一种治疗方法专门予以记述。应用穴位贴敷的记载颇多,如明代《普济方》记载:"鼻渊脑泻,生附子末,葱涎如泥,置涌泉。"

清代医家赵学敏的《串雅内编》和《串雅外编》两书中均载有不少民间药物贴脐的验方,其中有"治水肿病,小便不通,以甘遂末涂脐上,甘草梢煎汤液服之"。此外,治疗腰痛以生姜、水胶共煎成膏,用厚纸摊贴脐眼;治疗痢疾用绿豆、胡椒、麝香、胶枣共捣烂贴脐等。所载方简单且效验,迄今仍被临床所沿用。

贴敷疗法无论是在理论研究还是在临床应用方面都得到了较全面的发展,如《穴敷疗法聚方镜》《中国膏药学》《中华脐疗大成》等专著较系统地整理和阐述了穴位贴敷疗法的理论和临床应用范围,使这一疗法得以进一步完善和提高。膏药剂型也在不断改进,如伤湿止痛膏、咳喘膏、鸡眼膏等,将药物提取后制成橡皮膏的形式,使用更为方便。

第二节　外敷疗法的原理和作用

贴敷疗法是将药物制成散剂、糊剂、膏剂、饼剂等,敷贴于病变部位或穴位上而起治疗作用的方法。贴敷疗法的作用机制比较复杂,目前认为其可能的机制有三个方面:第一,药物对相应经络穴位的刺激与调节作用;第二,药物吸收后的局部或全身药效作用;第三,两者的综合叠加作用。

中医学认为,人体是以五脏为中心,通过经络系统,把五脏、六腑、五官九窍、四肢百骸等全身组织联系成有机的整体,并通过精、气、血、津液的作用,来完成机体的功能活动。人体在结构上是一个不可分割的整体,在功能上是相互协调、相互为用的,并且和外界自然环境关系密切。自然环境影响改变着人体变化,人体适应不断改变的自然环境,二者协调平和,机体功能旺盛,生命力强。这种机体自身整体性和内外环境的统一性,不仅体现在人体生理、病理相互联系上,也体现在根据其内在的联系而指导疾病的治疗上,治法上的内病外治,即是此理。外敷疗法即是在整体观念及辨证论治指导下,通过外界刺激而调节机体内部病变之法。

药物贴敷遵循内病外治之理法。人体之脏腑在内,骨骼肌肉和毛窍在外,经络腧穴系统遍布全身,使之相互联系。外敷的治疗作用:第一,贴敷的药物能通过肌肤、孔窍、腧穴等处深入腠理,由经络直达全身脏腑组织器官,进而发挥治疗作用,即人与自然内外环境的统一性;第二,通过药物刺激穴位,激发经气,疏理经络,调复阴阳,同时通过敷药、经络腧穴的协同作用,激发人体功能,滋生正气,增强脏腑组织功能,以纠偏扶正祛邪,这是人体整体调理作用的结果。综上可知,药物贴敷的治疗作用是药物作用、经络腧穴作用、机体自身整体调理作用的统一,最为适合以多系统、多器官、多层次发病为特点的风湿免疫疾病的预防和治疗,药物进入机体的途径,也是外邪经皮侵入机体的途径,同理,贴敷药物亦可通过此途径进入体内发挥药效。可见,人体正气亏虚,病邪易侵入机体,所以表现为疾病状态,同时人体正气虚弱、更有利于贴敷药物进入体内,药物作用于皮肤和腧穴经络,如同内服药物在胃肠内泌别清浊,将药气透过皮肤直到经脉摄于体内,融化于津液之中,具有内外一贯之妙;随其用药,能祛邪,能扶正,通营卫,调升降,理阴阳,安五脏,清泻五郁之气,而资化源。每种中药都有各自的四气五味、升降沉浮和作用归经,通过这些特性来祛除病邪,消除病因,纠正阴阳盛衰,恢复脏腑的功能,药物贴敷正是根据药物性质功效,辨证论治,选方用药,使之在病体的相应皮肤穴位被吸收,进入体液,通过经脉气血输布五脏六腑、四肢九窍、筋骨,进而发挥其药理作用。另外,药气能到达一般用药途径所不易到达的部位,并能维持较高浓度,发挥疗效,药气聚于筋骨则治疗筋骨,药气达关节肌肉则治疗关节肌肉,药气聚于脏腑则治疗脏腑,药气所聚,功效所至,病邪所祛。

现代研究证明:贴敷疗法还可通过刺激穴位以及药物的吸收、代谢对机体产生影响,可直接反射性地调整大脑皮质和自主神经系统。药物的贴敷吸收除与药物的理化性质和药理性质有关外,还与皮肤有关。药物渗透通过皮肤吸收进入体循环的途径有两条,即表皮途径和附属器途径。表皮途径是指药物透过表皮角质层进入活性表皮,扩散至真皮被毛细血管吸收进入体循环的途径,它是药物经皮吸收的主要途径。另一条是皮肤附属器吸收途径,即通过毛囊、皮脂腺和汗腺吸收。药物通过皮肤附属器的穿透速度要比表皮途径快,但因附属器数量少,故其不是主要途径。

药物贴敷后在贴敷局部形成一种汗水难以蒸发扩散的密闭状态,使角质层含水量从 5%~15% 增至 50%,皮肤水化,角质层细胞膨胀成多孔状态并使其紧密的结构变得疏松,易于药物穿透。研究证明,药物的透皮速率可因此增加 4~5 倍,同时还可使表皮温度从 32℃ 增至 37℃,加速局部血液循环。

在贴敷法的基础上,衍生出的敷熨疗法,是在药物外敷的基础上再加冷熨或者热熨,从而使药物更好地作用于肌肤,使其达到祛病强身的目的。

贴敷疗法是将药物和适当的辅料经过特殊的处理后,敷于患部或腧穴的外治疗法。贴敷疗法又可分为冷敷法和热敷法。冷敷法是以冰凉的物体对患处或穴位进行冷疗的方法,主要用于热毒蕴结的实证,所用药的药性多苦寒。热敷法又称热熨疗法、熨疗法、热敷贴疗法、药熨疗法,分为干热敷和湿热敷两种。干热敷是将中草药炒热或烧热后置于布袋内,将口袋扎紧,趁热敷于患部外表以达到治疗疾病目的的一种方法,一般每次敷 10~20 分钟,每日 2 次。湿热敷是将中草药放入锅内煮沸,取其汁,趁热将毛巾浸透后拧干,并折成方形或长条形(根据治疗部位需要而定)敷于患部外表,为保持温度,两块毛巾交替使用,一般换 3~4 块毛巾即可。

第三节　外敷疗法的异常反应和处理

一、中毒

许多外敷药物有毒,不宜内服。配制好的药物(粉、膏、糊等)须妥善保管,谨防儿童误食中毒。药物贴敷虽然比较安全,但对一些剧毒药物如斑蝥、砒石等,外用也不宜过量或持续使用,创面大者亦不宜使用,以防止吸收中毒。使用这些剧毒药物时须在专科医生指导下进行。

二、疼痛

贴敷药物后,在敷药处出现热、凉、麻、痒、蚁行感或轻中度疼痛属正常现象,一般无须处理,待达到所要求的贴敷时间后除去药物即可。如贴敷处有烧灼或针刺样剧痛,患者无法忍受,可提前揭去药物。疼痛的程度与患者的年龄、性别及皮肤的个体差异有一定关系。婴幼儿、青壮年妇女多反映疼痛较剧,老年患者则多能忍受。烧灼性剧痛,敷药后几分钟即可产生,除去药物后仍可能持续一段时间。

三、水疱

在贴敷药物处出现水疱十分常见,主要因药物刺激或胶布过敏所致。临床上常专门采用某些有刺激性的药物如斑蝥、毛茛、旱莲草、大蒜等贴敷穴位,使敷药局部皮肤充血、发热及表皮下渗液形成水疱,达到防病治病的目的。这种方法又称天灸疗法或发疱疗法,是穴位贴敷疗法的重要组成部分。

水疱的大小与性别、年龄有一定关系。儿童及青壮年女性水疱常较大,青壮年男性及老年人水疱常较小。对小水疱可表面涂以甲紫溶液,任其自然吸收。水疱较大者可用消毒三棱针从水疱下端挑破,排出水液,或用一次性注射器抽出疱液,然后涂以甲紫溶液,外用消毒敷料覆盖。操作过程中尽量保持水疱处皮肤完好。

发疱面积过大会出现类似烧伤的反应,因此,发疱面积不能过大。如需防止局部发疱过大,可先在穴位处涂擦油类(如石蜡油或植物油)少许,或适当缩短贴敷时间。

四、过敏

过敏也是药物贴敷过程中常见现象之一。轻者表现为局部皮肤瘙痒、色赤、丘疹或水疱,重者可出现局部溃烂。主要因药物或胶布刺激皮肤所致。轻度过敏者,可适当缩短每次贴敷治疗时间或延长两次治疗的间歇时间。夏季天热出汗多,尤其应当注意。对胶布过敏者,可改用纱布、绷带固定。

五、感染

感染的出现率较低,可能与许多贴敷药物本身有显著抗感染作用有关。为防止感染发生,所选用药物须除去杂质,穴位严格消毒。夏季贴敷时间应相对缩短。贴敷后局部如有丘疹、水疱者,须保护好贴敷面,防止继发感染。一旦有感染发生,需对症处理。

贴敷中密切观察,根据患者的年龄、体质和对药膏的耐受程度而分情况护理。对药物耐受能力强可贴3~6小时;小儿及皮肤敏感者,若耐受不了灼热感,可根据自己的耐受度及时取下,不受2小时所限。贴敷的最佳时间为去药后局部潮红,有热痛感,几天后脱一层薄屑而不起疱,既达到治疗目的,又无起疱的痛苦。

第四节　中药外用治疗的取穴方法

取穴对于中医外治法十分重要,取穴是否准确,直接影响到效果。穴位应用,强调的是准确取穴,学习一些简单直接的取穴方法非常必要,能让没有中医学基础的人也能快速地找到穴位。

一、手指同身寸定位法

以手指的长短、宽窄为依据定穴,因为此法只限于自身使用,故又称"指寸法"。

(一)1寸长度的定位法(又称拇指同身寸法或中指同身寸法)。

拇指同身寸是指寸法取穴之一,以拇指屈侧指节横纹两端间距离为1寸量取穴位。《千金要方》中有"取手大拇指第一节横度为一寸"的记载,适用于四肢部的取穴。

中指同身寸也是指寸法取穴方法之一,以本人中指第1、第2指节横纹桡侧端间距离为1寸量取穴位。《太平圣惠方》中记载:"今取男左女右手中指第二节内度两横纹,相去为一寸。"适用于四肢直寸与背部横寸取穴。具体取穴时,可将拇指与中指屈曲对接,形成环状,伸直其余手指,使中指桡侧面得到充分显露,取其中节上下两横纹之间的距离作为1寸。适用于四肢部腧穴的纵向比量和背、腰、骶部腧穴的横向取穴。

(二)1.5 寸的定位方法

一般我们把示指、中指并拢后,以中指第 2 指节横纹为标准,两指的宽度定位为 1.5 寸。

(三)2 寸的定位方法

3 横指为 2 寸;也有把示指指端到第 2 指节横纹的长度定为 2 寸;还可以把拇指指端到第 1、2 掌骨指蹼连接处定为 2 寸。

(四)3 寸的定位方法(又称横指同身寸取穴法)

横指同身寸定位法(又叫一夫法):是指将第 2、3、4、5 指并拢,以中指的第 2 指间关节横纹为基准做一条横线,两端的距离为 3 寸,适用于上下肢、下腹部的直寸和背部的横寸定穴的方法。

现在,通过拇指同身寸、中指同身寸、横指同身寸,确定了定位的标准尺寸,这样 1 寸、1.5 寸、2 寸、3 寸就都有了。如果穴位是 2.5 寸,就 1.5 寸再加 1 寸;如果是 4 寸,就可以用"一夫法"加 1 寸;如果是 5 寸,就把"一夫法"再加 2 寸;要是 6 寸用 2 个"一夫法"就可以了。

二、体表标志取穴法

根据人体表面的一些自然标志来取穴。固定的标志有五官、眉毛、发际、乳头、肚脐、指(趾)甲及骨性标志等。比较明显的标志取穴如鼻尖取素髎,鼻旁 0.5 寸取迎香,两眉头连线中点取印堂,两乳头连线中点取膻中,脐旁 2 寸取天枢,锁骨肩峰端与肩胛冈之间凹陷处取巨骨,胸剑结合部处取中庭。

需要采取某种动作姿势才会出现的活动标志有皮肤的皱褶、肌肉的隆起或凹陷、肌腱的显露以及某些关节凹陷等。如耳门、听宫、听会等应张口取;下关应闭口取;屈肘关节,肘横纹头取曲池穴;上臂平举抬肩,肩峰前下凹陷中取肩髃;取养老时,应正坐屈肘,掌心向胸,当尺骨小头桡侧骨缝中取之;咬牙时,下颌角咬肌隆起处取颊车;握拳,第 5 掌指关节后方纹头取后溪;弯曲膝关节取足三里、阳陵泉等。

三、常用简便取穴法

利用简便易行的方法取穴。如两耳尖直上与头顶正中线交点取百会穴;拇指向示指并拢,虎口处肌肉隆起最高点取合谷穴;两虎口自然平直交叉,示指尖所抵达处取列缺穴;屈膝,掌心盖住膝关节髌骨,手指垂直向下(示指紧靠在小腿胫骨前嵴外缘),中指尖所达之处取足三里。

(一)体表垂线简述

正中线:靠近体表前侧正中的一条垂线为前正中线(与任脉相吻合),靠近体表后侧正中的一条垂线为后正中线(与督脉相吻合)。锁骨中线:通过锁骨中点与乳头的一条垂线。腋前线:通过腋前皱襞的一条垂线。腋中线:通过腋中的一条垂线。腋后线:通过腋后皱襞的一条垂线。肩胛线:通过肩胛下角的一条垂线。

(二)常见穴位方位说明

上与下:近头者为上,近足者为下。前与后:近胸腹者为前,近背者为后。内侧与外侧:靠近人体正中矢状面者为内侧,远离人体正中矢状面者为外侧。远侧与近侧:用于四肢、靠近躯干者为近侧,远离躯干者为远侧。浅与深:近体表者为浅,远体表者为深。尺侧与桡侧:前臂内侧为尺侧,外侧为桡侧(内尺外桡)。胫侧与腓侧:小腿内侧为胫侧,外侧为腓侧(内胫外腓)。

此外,古人有"取五穴用一穴而必端,取三经用一经而必正"之说。意思是说,正确的取穴方法,是取某一个穴位时,必须了解它上下左右的穴位;定某一经时,必须参照其周围几条经脉的循行。这样全面参考才能正确地定位取穴。

第五节　外敷疗法的常用经络穴位

穴位贴敷疗法是以穴位作为治疗区域,选好、选准穴位十分重要。贴敷穴位在选择时,除了和其他刺灸疗法一样根据症情予以最佳处方外,还应注意,穴位不可选得过多,尽量少选关节或其他活动度较大部位的穴位,以避免贴敷时容易脱落。

其次,穴区要选准,尽量采用体表标志。在贴敷时,根据穴位所在部位,分别要求患者保持平卧、正坐、俯首、平肩等正确姿势,使之能贴敷稳妥,防止药物流失。

一、头颈部常用穴位

头颈部穴位因其居头面或颈部,外敷用药应注意选择药性较温和的药物,避免选择具有腐蚀性刺激性药物,头皮毛发密植一般不选用外敷药物,面部取穴用药避免用具有色素沉着的药物,颈部要远离大血管,同时注意外敷用药时间不宜过长。

(一)百会

【定位】后发际正中直上 7 寸。

【简易取穴】两耳尖连线中点处即是。

【主治】头痛,眩晕,中风失语,癫狂,脱肛,阴挺,不寐。

(二)太阳

【定位】眉梢与目外眦(外眼角)之间向后约 1 寸处凹陷中。

【简易取穴】眉梢延长线与目外眦延长线之交点处即是。

【定治】头痛,目疾,三叉神经痛,口眼歪斜。

(三)印堂

【定位】两眉头连线的中点。

【简易取穴】仰卧位,两眉头连线之中点处即是。

【主治】头痛,眩晕,鼻渊,小儿惊风,失眠。

(四)牵正

【定位】耳垂前 0.5~1.0 寸。

【简易取穴】坐位或侧卧位,耳垂前一横指处即是。

【主治】口眼歪斜,口舌生疮。

(五)风池

【定位】胸锁乳突肌与斜方肌之间凹陷中,平风府穴处。

【简易取穴】俯伏坐位,医者从枕骨粗隆两侧向下推按,当至枕骨下凹陷处与乳突之间时,用力按有麻胀感处即是。

【主治】头痛,眩晕,目赤肿痛,鼻炎,鼻衄(鼻出血),耳鸣,颈项强痛,感冒,癫痫,中风,热病,疟疾。

(六)阳白

【定位】目正视,瞳孔直上,眉上1寸。

【简易取穴】眼睛平视前方,由眉毛中点直上一横指处即是。

【主治】头痛,目痛,视物模糊。

(七)听会

【定位】耳屏间切迹前,下颌骨髁状突的后缘,张口有孔。

【简易取穴】位于耳屏切迹前方,下颌骨裸状突后缘,张口有凹陷处。

【主治】耳鸣,耳聋,齿痛,口歪。

(八)天柱

【定位】后发际正中直上0.5寸,旁开约1.3寸,当斜方肌外缘凹陷中。

【简易取穴】后颈部正下方凹陷处,即脖颈处有一块突起的肌肉(斜方肌),此肌肉外侧凹处,后发际正中旁开约2厘米处左右即为此穴。

【主治】头痛,项强,鼻塞,癫狂痛,肩背痛,热病。

(九)下关

【定位】额弓下缘,下颌骨股状突之前方,切迹之间凹陷中,合口有孔,张口即闭。

【简易取穴】闭口,由耳屏向前循摸有一高骨,其下有一凹陷即是本穴。

【主治】耳聋,耳鸣,齿痛,口噤,口眼歪斜。

(十)颊车

【定位】下颌角前上方一横指凹陷中,咀嚼时咬肌隆起最高点处。

【简易取穴】当上下齿咬紧时,在咬肌隆起的高点处。

【主治】口歪,齿痛,颊肿,口噤不语。

(十一)地仓

【定位】口角旁开0.4寸。

【简易取穴】正坐位,平视,瞳孔直下垂线与口角水平线相交点即是。

【主治】口歪,流涎。

(十二)四白

【定位】目正视,瞳孔直下,当眶下孔凹陷中。

【简易取穴】同身拇指横放在眼下,拇指掌指关节横纹垂直正对瞳孔,横纹上端在眼眶骨下缘中点,横纹下端即是。

【主治】目赤痛痒,目翳,口眼歪斜,头痛眩晕。

(十三)巨髎

【定位】目正视,瞳孔直下,平鼻翼下缘处。

【简易取穴】正坐平视,由瞳孔直下垂直线与鼻翼下缘水平线的交点处即是。

【主治】口眼歪斜,鼻衄,齿痛,唇颊肿。

(十四)耳门

【定位】耳屏上切迹前,下颌骨髁状突后缘凹陷中。

【简易取穴】耳屏上切迹前,张口用手掐切时有一凹陷,闭口时穴位关闭处即为是穴。

【主治】耳鸣,耳聋,聤耳,齿痛。

二、胸腹部常用穴位

胸腹部取穴用药多用温性或热性药物,或宣肺理气,或宽胸疏肝,或益气温阳等药物,可配合药物灸。

(一)膻中

【定位】前正中线,平第四肋间隙。

【简易取穴】两乳头之间中点。

【主治】咳嗽,气喘,胸痛,心悸,乳少,呕吐,噎膈。

(二)中脘

【定位】脐上4寸。

【简易取穴】脐中央与胸骨体下缘两点的中点处即是。

【主治】胃痛,呕吐,吞酸,腹痛,泄泻,黄疸,癫狂。

(三)气海

【定位】脐下1.5寸。

【简易取穴】肚脐直下两横指(约1.5寸)处即是。

【主治】腹痛,泄泻,便秘,遗尿,疝气,遗精,月经不调,经闭,虚脱。

(四)关元

【定位】脐下3寸。

【简易取穴】脐中直下四横指处即是。

【主治】遗尿,小便频数,尿闭,泄泻,腹痛,遗精,阳痿,疝气,月经不调,带下,不孕,虚劳羸瘦。

(五)中极

【定位】脐下4寸。

【简易取穴】仰卧位,前正中线延长至下腹部之耻骨联合处,由此交点处向上一横指处即是。

【主治】遗尿,小便不利,疝气,遗精,阳痿,月经不调,崩漏,带下,阴挺,不孕。

(六)天枢

【定位】脐旁2寸。

【简易取穴】由脐中作一条垂直于腹正中线的水平线,再由一乳房与前正中线之间的中点作一条地面的垂直线,此两线的相交点即是。

【主治】腹胀肠鸣,绕脐痛,便秘,泄泻,痢疾,月经不调。

(七)归来

【定位】脐下4寸,前正中线旁开2寸。

【简易取穴】中极穴旁外两横指处即是。

【主治】腹痛,疝气,月经不调,带下病,阴挺。

(八)章门

【定位】第十一肋端。

【简易取穴】①由脐上两横指及乳房旁外两横指,各作一水平线和垂直线,两线的交点即是;②直立,上臂紧贴胸廓侧面,屈肘,手指按压同侧缺盆处,肘尖所指处即是。

【主治】胁痛腹胀、肠鸣泄泻、呕吐、胸胁痞块。

(九)大横

【定位】脐旁4寸。

【简易取穴】仰卧位,由乳头向下作与前正中线相平行的直线,再由脐中央作一水平线,此两线的相交点即是。

【主治】腹胀痛,便秘,泄泻,痢疾。

三、肩背腰骶部常用穴位

肩背腰骶部穴位应用非常广泛,可用于热证、寒证、实证、虚证等。多取穴足太阳膀胱经及督脉穴位,寒热温凉药物都可据病情运用。

(一)大椎

【定位】第七颈椎棘突下。

【简易取穴】坐位低头,项后背部脊柱最上方突起之椎骨(其特点是该椎骨用手按住时能感到随颈部左右摇头而活动)的下缘凹陷处即是。

【主治】热病,疟疾,咳嗽,气喘,骨蒸,盗汗,癫痫,风疹。

(二)命门

【定位】第二腰椎棘突下。

【简易取穴】直立,由肚脐中作线环绕身体一周,该线与后正中线的交点即是。

【主治】阳痿,遗精,带下,月经不调,泄泻,腰脊强痛。

(三)腰阳关

【定位】第四腰椎棘突下。

【简易取穴】俯卧,先摸及两胯骨最高点,平这两个最高点的脊椎即为第四腰椎,其棘下的凹陷处即是。

【主治】月经不调,遗精,阳痿,腰骶痛,下肢痿痹。

(四)大杼

【定位】第一胸椎棘突下,旁开 1.5 寸。

【简易取穴】低头,可见颈背部交界处椎骨有一高突并能随颈部左右摆动而转动者即是第七颈椎,其下为大椎穴。由大椎穴再向下推一个椎骨,该椎骨下缘旁开两横指处即是。

【主治】咳嗽,发热,项强,肩背痛。

(五)风门

【定位】第二胸椎棘突下,旁开 1.5 寸。

【简易取穴】取穴法类似大杼,由大椎穴再向下推两个椎骨为第二胸椎,该椎骨下缘旁两横指处即是。

【主治】伤风,咳嗽,发热,头痛,项强,腰背痛。

(六)肺俞

【定位】第三胸椎棘突下,旁开 1.5 寸。

【简易取穴】取穴法类似大杼,由大椎穴再向下推三个椎骨为第三胸椎,该椎骨下缘旁开两横指处即是。

【主治】咳嗽,气喘,吐血,骨蒸,潮热,盗汗,鼻塞。

(七)膈俞

【定位】第七胸椎棘突下,旁开 1.5 寸。

【简易取穴】正坐或俯卧位,从肩胛骨下角水平摸到第七胸椎,由其胸椎棘突下双侧各旁开两横指处即是。

【主治】呕吐,呃逆,气喘,咳嗽,吐血,潮热,盗汗。

(八)心俞

【定位】第五胸椎棘突下,旁开 1.5 寸。

【简易取穴】取穴法类似膈俞,由膈俞穴再向上推两个椎骨为第五胸椎,该椎骨棘突下双侧各旁开两横指处即是。

【主治】心痛,惊悸,咳嗽,吐血,失眠,健忘,盗汗,梦遗,癫痫。

(九)肝俞

【定位】第九胸椎棘突下,旁开 1.5 寸。

【简易取穴】取穴法类似膈俞,由膈俞穴再向下推两个椎骨为第九胸椎,该椎骨棘突下双侧各旁开两横指处即是。

【主治】黄疸,胁痛,吐血,目赤,目眩,雀目,癫狂痫,脊背痛。

(十)胆俞

【定位】第十胸椎棘突下,旁开 1.5 寸。

【简易取穴】取穴法类似膈俞,由膈俞穴再向下推三个椎骨为第十胸椎,该椎骨棘突下双侧各旁开两横指处即是。

【主治】黄疸,口苦,胁痛,肋痛,肺痨,潮热。

四、上肢部常用穴位

上肢部位取穴一般遵循经脉循行而远端取穴,或局部五腧穴取穴,外敷药物多取五腧穴之荥穴、经穴、合穴。同时一般要避开关节活动部位穴位。

(一)尺泽

【定位】肘横纹中,肱二头肌腱桡侧缘。

【简易取穴】肘部微屈,手掌向前上方,触及肘弯里大筋(即肱二头肌)的桡侧,与肘横纹的交点即是。

【主治】咳嗽,气喘,咯血,潮热,胸部胀满,咽喉肿痛,小儿惊风,吐泻,肘臂挛痛。

(二)孔最

【定位】尺泽穴与太渊穴连线上,腕横纹上7寸处。

【简易取穴】先取掌后第一腕横纹及肘横纹之间的中点,由中点向上量一拇指(1寸),平该点水平线,摸前臂外侧骨头的内缘(桡骨尺侧)即是。

【主治】咳嗽,气喘,咯血,咽喉肿痛,肘臂挛痛,痔疾。

(三)列缺

【定位】桡骨茎突上方,腕横纹上1.5寸。

【简易取穴】两手张开虎口,垂直交叉,一侧示指压在另一侧的腕后桡侧高突处,当示指尖所指处赤白肉际的凹陷即是。

【主治】伤风,头痛,项强,咳嗽,气喘,咽喉肿痛,口眼歪斜,齿痛。

(四)间使

【定位】腕横纹上3寸,掌长肌腱与桡侧腕屈肌腱之间。

【简易取穴】仰掌微屈腕,在掌后第一横纹上四横指,两条大筋处即是。

【主治】心痛,心悸,胃痛,呕吐,热病,疟疾,癫狂痫。

(五)内关

【定位】腕横纹上2寸,掌长肌腱与桡侧腕屈肌腱之间。

【简易取穴】仰掌,微屈腕关节,在掌后第一横纹上两拇指宽,两条大筋处即是。

【主治】心痛,心悸,胸闷,胃痛,呕吐,癫痫,热病,上肢痹痛,偏瘫,失眠,眩晕,偏头痛。

(六)劳宫

【定位】第二、三掌骨之间。

【简易取穴】握拳,中指尖下即是。

【主治】心痛,呕吐,癫狂痫,口疮,口臭。

(七)神门

【定位】腕横纹尺侧端,尺侧腕屈肌腱的桡侧凹陷中。

【简易取穴】仰掌屈肘,手掌小鱼际上角有一突起圆骨,其后缘可扪及一条大筋,这一大筋桡侧缘与掌后腕横纹的交点处即是。

【主治】心痛,心烦,惊悸,怔忡,健忘,失眠,癫狂痫,胸胁痛。

(八)通里

【定位】腕横纹上 1 寸,尺侧腕屈肌腱的桡侧。

【简易取穴】仰掌屈肘,手掌小鱼际上角有一突起圆骨,其后缘向上可扪及一条大筋,沿着这一大筋桡侧缘上移一拇指处即是。

【主治】心悸,怔忡,舌强不语,腕臂痛。

(九)曲池

【定位】屈肘,成直角,当肘横纹外端与肱骨外上髁连线的中点。

【简易取穴】仰掌屈肘成45°,肘关节桡侧,肘横纹头即是。

【主治】咽喉肿痛,齿痛,目赤痛,瘰疬,瘾疹,热病,上肢不遂,手臂肿痛,腹痛吐泻,高血压,癫狂。

(十)手三里

【定位】在阳溪穴与曲池穴的连线上,曲池穴下 2 寸处。

【简易取穴】屈肘立掌,桡侧肘横纹头(即曲池穴)往前二拇指处即是。

【主治】上肢痿痹,肘痛,齿痛,颊肿。

五、下肢部常用穴位

下肢部位取穴同上肢部位取穴原则,一般遵循经脉循行而远端取穴,或局部五腧穴取穴,外敷药物多取五腧穴之荥穴、输穴、经穴、合穴。同时一般要避开关节活动部位穴位。

(一)髀关

【定位】髂前上棘与髌骨外缘连线上,平臀沟处。

【简易取穴】仰卧伸直下肢,髂前上棘与髌骨外侧缘的连线,跟腹股沟相交处定为一点,由此点直下两横指处即是。

【主治】腰痛膝冷,痿痹,腹痛。

(二)伏兔

【定位】在髂前上棘与髌骨外缘连线上,髌骨外上缘上6寸。

【简易取穴】正坐屈膝成直角,医生以手掌后第一横纹中点按在髌骨上缘中点,手指并拢押在大腿上,当中指尖端所到达处即是。

【主治】腰痛膝冷,下肢麻痹,疝气,脚气。

(三)梁丘

【定位】在髂前上棘与髌骨外缘连线上,髌骨外上缘上2寸。

【简易取穴】当下肢用力蹬直时,髌骨外上缘上方可见一凹陷(股外直肌与股直肌之间结合部),该凹陷正中即是。

【主治】膝肿痛,下肢不遂,胃痛,乳痈,血尿。

(四)犊鼻

【定位】髌骨下缘,髌韧带外侧凹陷中。

【简易取穴】屈膝时,在髌骨下缘的髌韧带(即髌骨与胫骨之间的大筋)两侧可见有凹陷,其外侧凹陷正中即是。

【主治】膝痛,下肢麻痹,屈伸不利,脚气。

(五) 足三里

【定位】犊鼻穴下 3 寸,胫骨前嵴外一横指处。

【简易取穴】站位,用同侧手掌张开虎口,围住髌骨上外缘,四指直指向下,中指尖所指处即是。

【主治】胃痛,呕吐,噎膈,腹胀,泄泻,痢疾,便秘,乳痈,肠痈,下肢痹痛,水肿,癫狂,脚气,虚劳羸瘦。

(六) 承扶

【定位】臀横纹中央。

【简易取穴】大腿上部后侧,臀部下缘的横纹中点。

【主治】腰骶臀股部疼痛,痔疾。

(七) 殷门

【定位】承扶穴与委中穴连线上,承扶穴下 6 寸。

【简易取穴】取臀横纹中点及腘横纹中点之连线的中点,由此往上一拇指处即是。

【主治】股痛,下肢痿痹。

(八) 委中

【定位】腘横纹中央。

【简易取穴】俯卧位,微屈膝,腘窝横纹的中点,两筋之间即是。

【主治】腰痛,下肢痿痹,腹满,吐泻,小便不利,遗尿,丹毒。

第六节　外敷疗法的常用药

穴位贴敷疗法所用的中草药一般都有较强的刺激性,多为辛窜开窍、通经活络之品,如白芥子、大蒜、胡椒、辣椒之类,或多为味厚力猛、有毒之品,如斑蝥、毛茛、生天南星、甘遂、巴豆等。现将常用的穴位贴敷药物介绍如下。

一、毛茛

味辛,性温,有毒。该全草含毛茛苷,水解后产生原白头翁素,再聚合为白头翁素。新鲜植物含原白头翁素。本品发生刺激作用的成分是原白头翁素,它在豚鼠离体器官(支气管、回肠)及整体实验中均能对抗组胺。它有强烈挥发性刺激作用,与皮肤接触可引起炎症及水疱;内服可引起剧烈胃肠炎和中毒症状,但很少引起死亡。白头翁素则无刺激作用。

(一) 功能

定喘,止痛,退黄,截疟,消翳。主治哮喘、黄疸、疟疾、瘰疬、关节炎、阴疽肿毒未溃者。

(二) 应用

(1)敷于经渠或内关穴、大椎穴、合谷穴,可治疗疟疾。

(2)敷于患处,可治疗痹证(寒型)。

(3)敷于列缺穴,可防治传染性黄疸型肝炎。

(4)与食盐混合后制成药丸,敷于少商,可治疗急性结膜炎、咽喉炎等。

(三) 注意事项

本品外敷用量不宜过多,敷后皮肤出现灼热疼痛感时,应立即除去敷药,后常规消毒并外涂万花油,消毒纱布覆盖,以防感染。本品有毒,误服可引起头痛目昏、腹胀腹痛,甚至腹泻、便秘及全身乏力等。

二、斑蝥

味辛,性寒,有毒。归肝、胃经。南方大斑蝥含斑蝥素 1%~1.2%、脂肪 12%,以及树脂、蚁酸、色素等。黄黑小斑蝥含斑蝥素 0.97%。本品发生刺激作用的成分主要是斑蝥素,它对皮肤、黏膜有强烈的刺激作用,能引起局部发赤或发疱,起到一种

"微面积的化学性烧伤性刺激"作用,这种刺激先作用在皮肤的神经感受器上,通过复杂的神经反射机制达到止痛及治病的目的。但其组织穿透力较小,作用较缓慢,仅有中度疼痛,通常不涉及皮肤深层,所起的疱很快痊愈,且不留瘢痕;对黏膜或皮肤创口作用较剧烈,亦较难痊愈。

(一)功能

破血、攻毒、蚀疮(外用),作用强烈,主治痈疽、顽癣等。

(二)应用

(1)敷于患处,可治疗关节疼痛(如风湿性关节炎)。

(2)浸泡于75%乙醇后取液外涂患处,可治疗神经性皮炎。

(3)敷于印堂穴,可治疗慢性鼻炎。

(4)敷于太阳穴,可治疗面瘫。

取斑蝥适量研为细末,使用时先取胶布一块,中间剪一小孔如黄豆大,贴在施灸穴位上(以暴露穴位并保护周围皮肤),然后将斑蝥末少许置于孔中,上面再贴一胶布固定即可,以局部起疱为度。或用斑蝥浸于醋中或浸于95%乙醇中,10天后擦抹患处。

(三)注意事项

本品有剧毒,勿随便内服,可引起胃肠炎及肾炎,严重者会导致中毒而引起死亡。斑蝥一般多外用(穴位贴敷时常去其头、足、翅,且用生品),操作时需要慎重、仔细,尤其不要让药物误入眼内或口中;外敷面积不宜过大,敷贴时应密切观察,以局部皮肤灼痛起疱为度,立即去除。本法常会引起皮肤局部不同程度的发红起疱,但水疱都局限于表皮,除短期色素沉着外,不留瘢痕,而且停药后色素沉着也将逐渐消失。

三、马钱子

味苦,性寒,有大毒。归肝、脾经。马钱子的主要成分为马钱子碱,具有较强的抗菌作用,马钱子的水煎剂(1:2)在试管内对许兰黄癣菌、奥杜盎小芽泡癣菌有不同程度的抑制作用;体外实验也表明,0.1%马钱子碱能完全抑制流感嗜血杆菌、肺炎双球菌、甲型链球菌和卡他球菌的生长。此外,马钱子还具有镇痛作用。

(一)功能

通络止痛,消肿散结。主治跌仆损伤,麻木瘫痪,痈疽肿毒,痹证(风型),面瘫等。

(二)应用

(1)敷于患侧太阳、颊车穴,可治疗三叉神经痛。

(2)敷于患侧颊车穴,可治疗面神经麻痹。

(3)敷于患处,可治疗跌打骨折。

(三)注意事项

本品通络止痛作用较强,生用外敷具有发疱作用,善于治疗风湿痹痛、面神经麻痹。马钱子有剧毒,外用宜适量,切勿入口、入目,孕妇忌用。

四、白芥子

味辛,性温,微毒。归肺、胃经。该种子含白芥子甙、芥子碱、芥子酶、脂肪油、蛋白质及黏液质。白芥子甙本身无刺激作用,遇水后经芥子酶的作用,产生异硫氰酸对羟基节酯(即挥发性的白芥子油)、酸性硫酸芥子碱及葡萄糖,故白芥子水浸液对皮肤真菌有抑制作用。

(一)功能

利气豁痰,温中散寒,通络止痛。主治痰饮咳喘,胸胁胀满疼痛,反胃呕吐,中风不语,肢体痹痛麻木,脚气,阴疽,肿毒,跌打肿痛等。

(二)应用

(1)敷于膻中、定喘穴,可治疗支气管哮喘。

(2)敷于患侧地仓、颊车穴,可治疗面神经麻痹。

（3）敷于气海、关元穴,可治疗原发性痛经。

（4）敷于膝眼穴,可治疗鹤膝风。

（三）注意事项

本品有微毒,刺激发疱作用峻烈,临床有白芥子膏外敷致过敏性休克的报道,故过敏体质者慎用。孕妇、体弱者忌用。

五、甘遂

味苦,性寒,有毒。归肺、肾、大肠经。本品主要成分为一大戟醇、大戟醇、甘遂醇、大戟二烯醇,有泻下、镇痛、利尿、抗生育等作用,对内分泌功能及染色体有影响。

（一）功能

泄水逐饮、消肿散结。主治水肿胀满,气逆喘咳,胸腹积水,二便不通。

（二）应用

（1）敷于大椎穴,可治疗疟疾。

（2）敷于肺俞穴,可治疗哮喘。

（3）敷于中极穴,可治疗急性尿潴留。

（三）注意事项

本品有毒,外敷皮肤可刺激发疱,常与白芥子、麝香等药配伍使用,皮肤过敏者及孕妇忌用。内服 9~15 克可致中毒。

六、巴豆

味辛,性热,有毒。归胃、大肠经。本品发生刺激作用的成分是巴豆油,对皮肤、黏膜有强烈的刺激作用,是最强烈的泻药。外用巴豆油,对皮肤亦有刺激作用,引起发红,可发展成为脓疱甚至坏死。实验研究还表明,巴豆油可使小鼠血清甲胎蛋白及肾上腺皮质激素分泌增加,局部应用能引起组胺的释放。

（一）功能

峻下积滞,逐水消肿,祛痰利咽,外用蚀疮。

主治寒积便秘,腹水鼓胀,喉痹喘咳,痈肿脓成未溃,恶疮疥癣,疣痣等。

（二）应用

(1)巴豆仁压碎外敷颊车穴(配合热敷),可治疗面神经麻痹。

(2)药末外敷患处,可治疗风湿性关节炎。

(3)配朱砂各 0.5 克,研末混匀,外敷阑尾穴,可治疗急性阑尾炎。

(4)巴豆霜 3 克、轻粉 1.5 克,放于纱布上面,贴在肚脐上,治疗肝硬化腹水。

（三）注意事项

本品有大毒,外敷皮肤有发疱作用。巴豆对皮肤黏膜有强烈的刺激作用,人畜误食巴豆会发生严重的后果,甚至休克、死亡。孕妇及体弱者忌用,在用巴豆发疱治疗疾病时切勿口服。

第七节　外敷疗法的适应证和禁忌证

凡临床各科内外诸疾皆可疗之,而且疗效显著。凡内治可疗诸疾,皆可以用贴敷治之,病种涉及呼吸、循环、消化、泌尿、神经内分泌等各内科系统和鼻咽口腔五官及妇儿科的疾病。

一、外敷疗法的适应证

（一）呼吸系统

如气管炎、支气管炎、支气管哮喘、肺结核等。

（二）心脑血管系统

如冠心病、心绞痛、高血压、中风等。

(三)消化系统

如消化不良、慢性胃肠炎、胆囊炎、胃溃疡等。

(四)泌尿系统

如肾炎、水肿、尿潴留、遗尿等。

(五)外科疾患

镰疮、褥疮、红丝疔、丹毒、胆石症、尿路结石、前列腺炎、腱鞘炎、腱鞘囊肿、鞘膜积液、急性乳腺炎、乳腺增生病等。

(六)骨伤科疾病

颈椎病、腰椎病、膝关节疾病、风湿、类风湿等。

(七)危急重症

如昏迷、休克、中风、高热等危重急症的辅助抢救方法之一。

(八)肿瘤

近年来各种外治方法用于治疗肿瘤均取得了一定的疗效,特别是采用穴位贴敷疗法治疗缓解各种癌痛,为患者解除了疼痛,提高了生存质量。

(九)儿科病

如小儿发热、小儿泄泻、小儿肺炎、小儿脐患、小儿夜啼、百日咳、鹅口疮、麻疹、腮腺炎等。

(十)妇产科病

如月经不调、痛经、带下、妊娠呕吐、难产、胞衣不下、产后腹痛、恶露不绝、子宫脱垂等病。

(十一)保健

穴位贴敷疗法不仅具有治疗作用,而且还具有保健之功效,在关元、气海、足三里等具有强壮作用的穴位上贴敷,可获养生保健、益寿延年之效。

二、外敷疗法的禁忌证

(一)禁用部位

对于眼部、乳头、阴部、小儿肚脐、阴囊部、会阴部等,禁用该疗法,要严防有毒性及强烈刺激性的发疱药物,误入口腔、鼻腔和眼内。对于面部、近心脏部和大血管附近的穴位,不宜用刺激性太强的药物进行发疱,以免发疱遗留瘢痕,影响容貌或活动功能,尤其是过敏体质患者。

(二)禁用对象

对体弱者、孕妇、严重心脏病患者、精神病患者,以及对发疱疗法有恐惧心理者,尽量不用药物贴敷疗法,以免引起意外医疗事故。对于体弱者,一般不使用药力峻猛的发疱药物。有药物过敏史者,慎用穴位贴敷疗法,若根据病情需用者宜密切观察用此法后患者的反应。孕妇的腹部、腰骶部以及某些过敏穴位,如合谷、三阴交等处不宜采用贴敷发疱治疗。有些药物如麝香等孕妇禁用,以免引起流产。

(三)禁用病证

疮疡已溃,已形成瘘管,或感染的皮肤局部,不使用药物贴敷疗法。有怕热、咳黄痰、发热、肺部感染、支气管扩张、经常咯血者暂不要用此法。另外,对于使用贴敷药物产生过敏反应者应及时调整用药,以防过敏加重。对危、急、重病症者,慎用。要严格消毒,注意药膏的软硬度或贴敷药物的热凉。

除此之外,还要注意以下一些注意事项:

第一,在患处或红肿部位及有关部位、经穴上贴敷时,先用消毒药液或消毒棉球消毒后再施药。

第二,每次贴敷时取穴不宜过多,应少而精,一般以 6~8 个穴为宜。对一些慢性疾病的保健调理,可采用几组穴位轮换交替的贴敷方法,每次贴敷一组穴位。同一部位不宜连续贴敷过久,以免药物刺激太久,造成皮肤溃疡,影响继续治疗。一般为每日换药1次。同时用药厚度要适中,不可太厚或太薄。

第三,药物敷脐时,首先应将脐部擦洗干净后再贴敷。用膏贴加热时注意不可过热。刺激性大的药物或有脐病者或脐部感染者禁用。热敷时,要注意温度不宜过高,以免烫伤皮肤,或出现其他意外医疗事故,温度过低则影响疗效。

第四,贴敷药物后,局部出现热、凉、麻、痒或轻度疼痛属正常现象,如贴敷处有烧灼或针刺样剧痛,难以忍受时,应提前揭去药物,及时终止贴敷。贴敷后应注意观察皮肤有无过敏、糜烂、溃破现象,一旦有不适情况,立即停用。对胶布过敏者,可选用低过敏胶带或用绷带固定贴敷药物。皮肤过敏者不宜使用。有可疑过敏史者,要先从小剂量开始,贴敷时间要短,以后逐渐增加药量和延长时间。用药过程中如果出现皮肤过敏、痛痒、潮红、发生小水疱,应停止用药。

第五,贴敷药物不可内服。对于残留在皮肤的药膏等,不可用汽油或肥皂等刺激性物品擦洗。

第六,小儿皮肤薄嫩,不宜使用刺激性过强的药物,敷药时间也不宜过长。

第七,贴敷方中有部分验方含有马钱子、雄黄、斑蝥、硫黄、轻粉、朱砂、甘遂、黄丹、巴豆、铅粉、木鳖子等外用药物,均具有不同程度的毒性,使用时应慎重,应控制用量,在医生指导下配方,虽然贴敷后吸收的剂量不大,但也应该防止发生中毒反应。

第八,药物贴敷时,应尽量减少出汗,以使药物与穴位充分接触,并保持医用胶布的黏性。敷药部位在10小时内一般不宜洗冷水或过热水,不要抓破和拭擦。药物贴敷治疗的当天,患者要禁食寒凉、生冷和辛辣之品。若贴药处皮肤出现水疱,则牛肉、鸭、花生、虾蟹以及其他辛辣煎炸食物都要禁食。

第八节　耳鼻喉科疾病的中药外用治疗法

一、耳鸣

（一）病证简述

耳鸣是听觉功能紊乱而产生的一种症状。耳鸣常与高血压、神经衰弱或经常与药物中毒、巨大声音的震动引起鼓膜缺损有关。耳鸣分为生理性耳鸣和病理性耳鸣。

生理性耳鸣：在正常情况下，当人体处于极其安静的环境时，可以听到身体内部器官脏器维持其自然活动状的声音、动脉受压所产生的脉动性声音或呼吸声、咽鼓管开放的声音等，这些均属于亚体声，为生理性耳鸣。

病理性耳鸣：任何外界机械性、噪声性、中毒性、感染性、变态反应性、药物耳毒性及全身疾病等病因所引发的耳鸣均属于病理性耳鸣的范畴。

（二）病因

中医认为，本症是由脏腑失调，或气机郁滞，肝火上扰，痰火郁结，或脾肾不足，肝肾阴亏、元精失固等引起的。但现代医学认为，大部分耳鸣是我们的情绪或精神因素导致的，如急躁、紧张、压抑、过度劳累等情况，均可导致耳鸣的出现。其他一些全身性疾病也能引起耳鸣：自主神经紊乱、脑供血缺乏、中风前期、高血压、营养不良等。主要原因是随年龄的增长，听觉神经系统的退行性变。血管性疾病也会发生耳鸣，如来自静脉的耳鸣多为嘈杂声，来自动脉的耳鸣与脉搏的搏动相一致。

（三）外敷法治疗

1.中药内服合外敷

组成：葛根 50 克，柴胡、沙参各 25 克，黄芩 10 克，石菖蒲、香附各 12 克，甘草 8 克。

用法：水煎服，每日 1 剂，10 天为一疗程。药渣可用布包温热后捂患耳耳周，每次半小时。

功效及主治：调理少阳、开窍益聪。适用于耳鸣、肝气不舒证。

2.中药穴位贴敷

组成：吴茱萸、黄柏等量、等分。

用法：两药粉按 1∶1 混合，醋调，敷涌泉穴。隔日夜间敷，10 天为一疗程。

功效及主治：引火下行。适用于耳鸣、肝肾阴亏证。

二、中耳炎

(一) 病证简述

中耳炎是累及中耳(包括咽鼓管、鼓室、鼓窦及乳突气房)全部或部分结构的炎性病变，好发于春冬两季，包括非化脓性以及化脓性两种，其中非化脓性中耳炎也称为卡他性中耳炎，而化脓性中耳炎有急性与慢性之分。中医认为，中耳炎的发病是由于体内肝胆湿热、(火)邪气盛行导致的，故又称为"耳脓"。

(二) 病因

患中耳炎的主要原因是中耳部位受到金黄色葡萄球菌、乙型溶血性链球菌和肺炎双球菌等细菌或病毒感染，病原体及分泌物很容易经过咽鼓管进入中耳引起炎性病变，儿童更易发病。中耳炎可发生在一侧耳朵，亦可同时发生在两侧耳朵。

(三) 外敷法治疗

1.组成

紫草、苦参各 100 克，香油 1000 毫升，冰片 12 克，枯矾 6 克。

2.用法

将上药前 2 味放入香油内浸泡 24 小时，加热炸枯呈黑黄色，过滤后再将后 2 味的混合细粉搅匀备用。先以 3% 过氧化氢洗净耳内脓液，取本品滴入耳内，每次 1~2 滴，再用消毒棉签蘸本品适量塞入耳内，最后用药棉堵塞外耳道。每日一次，3 日为一疗程。

3.适应证

化脓性中耳炎。

三、突发性耳聋

(一)病证简述

突发性耳聋也叫作"特发性突发性聋",在平时我们会简称为"突发性聋"或"突聋",指的是突然之间发生的,而且病因不明的感音神经性听力损失。它的主要临床表现是单侧听力下降,可伴有耳鸣、耳堵塞感、眩晕、恶心、呕吐等。

(二)病因

突发性聋的病因不明,很多致病因素都可能导致突发性聋,目前获得广泛认可的主要有病毒感染学说、循环障碍学说、自身免疫学说以及膜迷路破裂学说等。中医认为突发性聋多为气滞血瘀,耳部经络被瘀血所阻塞,清阳之气不能上达于耳窍,使得耳部的正常生理功能减退,从而发生耳鸣、耳聋等。

(三)外敷法治疗

1.组成

丹参(洗)、白术、川芎、附子(去皮脐)、蜀椒(去目炒出汗)、大黄、干姜、巴豆(去皮心)、细辛(去苗叶)、肉桂(去粗皮)各15克。

2.用法

上10味药切碎,以醋渍一宿,熬枯去渣,用猪脂炼成1500克,同置银器中,微火熬成膏,倾入瓷盒中待凝,绵裹如枣核大,塞耳中。每日换药1次。

3.适应证

风聋(神经性耳聋等)。

四、鼻窦炎

(一)病证简述

鼻窦炎是鼻窦黏膜的非特异性炎症,正确的名称为副鼻窦炎,为一种鼻科常见多发病。鼻窦共有四组：上颌窦、筛窦、额窦和蝶窦，均可发生鼻窦炎。各窦可单独发病，也可形成多鼻窦炎或全鼻窦炎。临床表现主要有：黄鼻涕、前额部肿痛、不舒适感、昏沉感、鼻塞。可能有全身症状。发热或寒战提示感染已扩散至鼻窦以外。鼻腔黏膜常充血、红肿，黄绿色脓性分泌物多。

（二）病因

目前认为鼻窦炎的发病主要是由于各种原因引起的窦口阻塞导致鼻窦内的感染，其中鼻息肉是引起鼻窦开口阻塞的重要原因，而鼻窦的炎症刺激反过来又促进鼻息肉的生长。另外，游泳时污水进入鼻窦、邻近器官感染扩散、鼻腔肿瘤妨碍鼻窦引流以及外伤等，均可引起鼻窦炎。

（三）外敷法治疗

1.组成

鱼腥草、鹅不食草、瓦松各 15 克，冰片 1 克。

2.用法

先将鱼腥草、鹅不食草、瓦松和匀，磨成细粉，再加入冰片调匀，装瓶备用。用时取药粉少许搐鼻，每日 2~3 次，7 天为一疗程。

3.适应证

肺经风热型鼻窦炎。

五、过敏性鼻炎

（一）病证简述

变态反应性鼻炎简称变应性鼻炎，一般又称过敏性鼻炎，是发生在鼻黏膜的变态反应，也是呼吸道变态反应常见的表现形式，有时和支气管哮喘同时存在。发病人群以青壮年为主，但现在发现儿童患者也较常见。虽然发病率在性别上无显著差异，但女性激素可加重变态反应。包括季节性鼻炎和常年性鼻炎。虽然变应性鼻炎不是一种严重疾病，但影响患者的日常生活、学习以及工作效率，并且造成沉重的经济负担，可诱发支气管哮喘、鼻窦炎、鼻息肉、中耳炎等，或与变应性结膜炎同时发生。

(二)病因

变应性鼻炎常与接触变应原有关。近来研究表明,遗传和环境亦是变应性鼻炎的重要病因。

1.变应原

变应原作用于个体主要有三种方式:①吸入变应原:室内变应原主要有尘螨、动物皮毛或来源于植物的过敏原等,室外变应原包括花粉和真菌等;②食入变应原:常见者如牛奶、鸡蛋、肉类、鱼虾及其他海味和某些药物等;③直接接触变应原:如化妆品、肥皂、油漆及某些外用药液。

2.遗传因素

变态反应性疾病是一个慢性发展过程,与遗传有关。从临床角度看,变应性鼻炎患者常伴有明显家族史。

3.环境因素

室外污染主要来源于机动车和大气污染成分,如臭氧、氮氧化物等。室内污染主要有甲醛、甲苯等。

(三)外敷法治疗

1.组成

白芥子 2 份,延胡索、甘遂、白芷、细辛、制川乌、制草乌各 1 份。

2.用法

将上药研粉,过 80 目筛,用生姜汁调匀成糊状;取适量摊于 3cm×3cm 纱布上,药糊直径为 2 厘米,于表面撒上一薄层肉桂粉。敷贴肺俞、膏肓、肾俞(均双)、大椎、膻中穴,胶布固定,每次敷贴 4 小时,7 日 1 次,3 次为一疗程。

3.适应证

常年性变应性鼻炎。

六、鼻出血

(一)病证简述

鼻出血,医学称"鼻衄",出血可发生在鼻腔的任何部位,但以鼻中隔前下区最为多见,有时可见喷射性或搏动性小动脉出血。鼻腔后部出血常迅速流入咽部,从口吐出。一般说来,局部疾患引起的鼻出血,多限于一侧鼻腔;而全身疾病引起者,可能两侧鼻腔内交替或同时出血。按出血严重程度分类,可将鼻出血分为严重鼻出血、中度鼻出血及轻度鼻出血。

(二)病因

鼻出血是临床常见症状之一。多由于"肺燥血热"引起鼻腔干燥,毛细血管韧度不够、破裂所致。也可由全身疾病所引起,偶有因鼻腔邻近病变出血经鼻腔流出者。

(三)外敷法治疗

1.组成

鲜薄荷叶(或干品)适量。

2.用法

捣烂取汁,滴鼻。或以干品水煮,棉裹塞鼻。

3.适应证

治鼻出血不止。

七、慢性咽炎

(一)病证简述

慢性咽炎发作时咽部可有各种不同的感觉,如异物感、干燥、灼热、微痛等,咽分泌物增多、黏稠,故常有清嗓动作,吐白色黏痰,严重者可引起刺激性咳嗽及恶心、呕吐、咽部检查见黏膜弥漫充血,血管扩张,色暗红,附有少量黏稠分泌物,悬雍垂肿胀或松弛延长。

(二)病因

慢性咽炎为咽黏膜的慢性炎症,多因急性咽炎反复发作或治疗不彻底,以及邻近器官病灶刺激,如鼻窦炎、扁桃体炎、鼻咽炎、气管炎等引起。烟酒过度,粉尘及有害气体刺激亦为常见病因。此病常为上呼吸道性炎症的一部分,并与某些全身性病症,如贫血、糖尿病、便秘、心脏病、肾炎、肝硬化等,引起局部末梢循环障碍有关。

(三)外敷法治疗

1.组成

吴茱萸 60 克。

2.用法

研末,分成 4 份。每次取 1 份,以盐水调敷于双足涌泉穴,每日一次。

3.适应证

慢性咽炎。

八、咽喉肿痛

(一)病证简述

咽喉肿痛是口咽和喉咽部病变的主要症状,以咽喉部红肿疼痛、吞咽不适为特征,中医又称"喉痹"。咽喉肿痛在临床上较为常见,多见于西医学的急性扁桃体炎、急性咽炎和单纯性喉炎、扁桃体周围脓肿及流感等,除了及时药物治疗外,食疗对嗓子肿痛的辅助治疗效果显著。

(二)病因

中医认为,咽喉为肺胃所属:咽接食管,通于胃;喉接气管,通于肺,外感风热,肺胃实热等产生的热证,皆可引起咽喉肿痛。

(三)外敷法治疗

1.组成

细辛、生附子、生吴茱萸各 15 克,大黄 6 克。

2.用法

上药共研细末,用米醋调为药糊备用。取药糊适量,敷于双足心涌泉穴,用纱布包扎固定。每日换药 1 次。

3.适应证

咽喉肿痛。

第十章 针灸疗法

第一节　针灸治疗原则

针灸治疗原则是针灸治疗疾病所遵循的基本准则,对确立针灸治疗方案具有直接的指导意义。针灸治疗原则主要有补虚泻实、清热散寒、标本缓急、三因治宜、同病异治与异病同治等。

一、补虚泻实

补虚指扶助正气,泻实指祛除邪气。《素问·通评虚实论》说:"邪气盛则实,精气夺则虚。"此指出正气不足为"虚",邪气盛为"实"。《灵枢·经脉》说:"盛则泻之,虚则补之……陷下则灸之,不盛不虚以经取之。"此提出了虚则补、实则泻的正治法则,这是针灸补泻的基本原则。

(一)补虚

"虚则补之"是指虚证采用补法治疗。针刺补法主要是通过针刺手法的补法结合腧穴特性和配伍来实现的。如某脏虚,可在其背俞穴、原穴施行针刺补法达到补益本脏的目的;此外,正气不足时可选用具有强壮作用的腧穴,如关元、足三里、气海等。还可根据五输穴的五行属性,结合五行之间生克制化的关系,采用"虚则补其母"的方法,如某脏腑的虚证可选用本经母穴、表里经母穴或母经母穴进行治疗。虚证中的陷下证,多由于气虚尤其是阳气不足引起,用灸法可温补阳气,升提举陷,如脱肛灸百会等。

(二)泻实

"实则泻之"是指实证采用泻法治疗。针刺泻法主要通过针刺手法的泻法结合腧穴特性和配伍应用来实现。如胃实热证,可取胃经荥穴内庭,运用针刺泻法达到祛邪的目的。还可根据五输穴特性,结合五行生克制化的关系。"实则泻其子",如某脏腑实证可选用本经子穴、表里经子穴或子经子穴以泻实。如果络脉瘀阻,可选取膈俞、曲泽、委中等穴用三棱针点刺出血,或加拔火罐,直接祛除瘀血,达到活血化瘀的目的。

临床中关于补和泻的内容是很丰富的,如配穴内容有全补、全泻,或补多泻少、补少泻多;对施术部位的选择有上补下泻,上泻下补,左补右泻,左泻右补;在施术过程中有纯补纯泻,也有先补后泻和先泻后补。另外,还可结合气血营卫运行与天时相应,天气时运盛则泻,反之则补。由于疾病的临床证候复杂多变,除补虚、泻实外,还应根据虚实程度、轻重缓急决定补泻的多少先后。

二、清热散寒

清热指热性病证治疗用"清"法;散寒指用温通或回阳法治疗寒性病证。《灵枢·经脉》说:"热则疾之,寒则留之。"这是针对热证和寒证的治疗原则。

(一) 清热

清热是针灸发挥疏风、清热、解毒、开窍作用的一种治疗方法,适用于热证。《素问·至真要大论》说:"温者清之。"《灵枢·经脉》说:"热则疾之。"即指浅刺疾出或点刺出血,快速进针,快速出针而不留针。如邪热在表,或热闭清窍导致昏厥等,应浅刺而疾出,可用三棱针在大椎或十二井穴点刺出血,有清泄热毒、醒脑开窍的功效。临床上常用方法有以下几种。

1.疏风散热

取大椎或风府、风池、身柱、肺俞,用三棱针刺出血,合谷、列缺针用泻法,主治风热感冒、咳嗽、脉浮数有力的表热证。

2.清热开窍

取百会、水沟、承浆、十宣,点刺法出血,用泻法,以治疗中风窍闭、中暑昏迷、小儿惊厥、热极神昏、痰迷心窍、精神失常等热盛窍闭证。

3.清热解毒

取大椎、颊车、翳风、合谷,针用泻法,取少商、商阳点刺出血,以治疗痄腮、咽喉肿痛、口舌生疮等温毒热证。

4.清泄里热

根据热邪所客脏腑,取本经之井穴或荥穴,用毫针点刺出血,调理五脏六腑之热。

(二)散寒

散寒是指发挥针灸温养阳气、温经通络、回阳固脱的作用,以治疗寒证的方法,《素问·至真要大论》说"寒者热之""清者温之",《灵枢·经脉》说:"寒则留之"。指寒性病证应深刺而久留针。如寒邪内生之疾,针刺应深且多留针,并可加用艾灸以温散寒邪。治疗寒证可用"烧山火"法。临床上常用方法有以下几种。

1.温经通络

根据寒邪所在部位,循经取穴,针用补法,留针,或用温针,针后加灸,使其产生热感,主治瘫痪、痿软,风湿痹痛等。

2.温中散寒

取上脘、中脘、下脘、梁门、建里、足三里,针用补法,留针,或针后加灸,使其产生热感,以治疗胃脘隐痛得温则减、消化不良、脉沉迟等胃寒证。

3.回阳固脱

取关元、神阙用灸法,时间宜长,用以治疗目合口张、手撒遗尿、四肢厥冷、脉微弱的元阳欲脱之证。

三、标本缓急

标与本是一个相对概念,指在疾病的发展变化中各种矛盾的主次关系。标本含义颇广,可以说明疾病过程中各矛盾的本末、主次、先后关系。从病变部位来说,内为本,外为标;从邪正双方来说,正气为本,邪气为标;从病因与症状来说,病因为本,症状为标;从疾病来说,原发病为本,继发病为标。在针灸治疗中,要根据具体情况,处理好治标与治本的关系,确立相应的治疗原则。

(一)治病求本

治病求本,指针对病因进行治疗,临床症状只是疾病反映于外的现象,治疗要通过辨证,确立证型,最终找到疾病的本质,给以相应的治疗。《素问·阴阳应象大论》曰:"治病必求于本。"这是在大多数情况下治疗疾病所要坚持的基本原则。运用这一治则的关键在于抓住疾病的根本原因,如外感风寒引起发热,风寒是病之本,发热是病之标。此时用祛风散寒的治法以解其表,则热可自退。内伤病阴虚发热,阴虚是其本,发热是病之标,此时用补阴的治法,则虚热亦可自退。还可根据症状出现的先后区分标本。

(二)急则治标

在某些特殊情况下,标病甚急,如不及时处理可危及生命或影响疾病的治疗,此时治本不能救其急,应急治其标。例如,中风闭证,其病多因年老肾阴亏耗、肝阳上扰而致,但此时病势危急,应当用醒脑开窍法,刺十宣、水沟、百会等穴,先治其标,待神志清醒,再调补肝肾、疏通经络以治其本。又如支气管哮喘发作时,痰涎上涌气道,呼吸困难,此时也应先治其标,豁痰平喘,刺列缺、丰隆、天突、膻中等穴,待哮喘平息后,再调补肺肾、脾胃,以治其本。

(三)缓则治本

在标病并不急迫的情况下,则应遵循"治病求本"的原则,以治其本,如外感风寒引起的咳嗽,病因风寒为本,症状咳嗽为标,可针刺大椎、风池、列缺以疏风散寒治其本,风寒去则咳嗽自愈。再如妇女更年期综合征,多数是肝肾阴亏,肾水亏不能涵养肝木,就容易导致肝阳上亢,当用缓则治其本的治则补益肝肾以潜其阳,可针刺补复溜、三阴交、关元、肾俞、太冲等穴。

(四)标本同治

病有标本缓急,所以治有先后。疾病在发展过程中出现标病与本病俱缓或俱急的状态时,则可采用标本同治法。例如,高血压病,如属于肾阴虚、肝阳亢,证见眩晕、头痛重,并有漂浮感、耳鸣健忘、心悸失眠、舌红、苔薄白或薄黄、脉弦细而数,可针太溪、照海、肾俞等穴补肾以治其本,同时针太冲、行间、风池等穴泻肝以治其标。另外,外感病中病邪由表入里,出现表里同病,感受寒邪引起发热、腹泻兼见时,在针泻合谷、曲池清热解表的同时,针泻天枢、上巨虚以清其里。

四、二因治宜

中医学认为人与自然界是统一的整体,季节、地理环境等的变化会直接影响到人,所以在疾病的治疗过程中也要充分考虑这些因素的作用。同时,人的个体差异也需要在治疗方法上有所区别。二因制宜是指因时、因地制宜,即根据季节变化(包括时辰)、地理环境的不同,制定适宜的治疗方法。二因制宜的核心是指针灸治疗中不能孤立地看待疾病,既要看到人的整体,又要注意个体差异,人与自然有密不可分的关系,将其作为一个整体进行分析,才能收到较好的治疗效果。

(一)因时制宜

因时制宜是指在针灸治疗时,根据患者所处的季节与时辰制订相应的治疗方案,四时气候的变化对人体的生理功能和病理变化有一定的影响。春夏之季,阳气升发,人体气血趋向体表,病邪伤人多在肌表;秋冬之季,阴气渐盛,人体气血会藏于内,病邪伤人多在深部。在治疗上,春夏浅刺,秋冬深刺。历代医家根据人体气血流注盛衰与一天之内不同时辰的变化,提出子午流注、灵龟八法、飞腾八法等按时取穴的治疗方法。因时制宜还包括要根据病情选择有效的治疗时机。如疟疾多在发作前 2~3h 针刺,失眠症一般在下午针刺,痛经一般在月经来潮前 1~2 天开始针刺,均是提高疗效的有效手段。

(二)因地制宜

因地制宜是指根据不同的地理环境制订治疗方案。由于地理环境、气候条件和生活习惯的不同,人的生理活动和病理特点也不相同,治疗方法也有差异。《素问·异法方宜论》指出:"北方者……其地高陵居,风寒冰冽,其民乐野处而乳食,藏寒生满病,其治宜灸炳。南方者……其地下,水土弱,雾露之所聚也,其民嗜酸而食,故其民皆致理而赤色,其病挛痹,其治宜微针。"即地高气寒之所,多用灸法;温暖潮湿之地,多用毫针。

第二节 针灸治疗方法

一、毫针疗法

(一) 毫针的构造、规格、检查

1.毫针的构造

毫针分为针尖、针身、针根、针柄、针尾五个部分。

针尖亦称针芒,是针身的尖端锋锐部分;针身亦称针体,是针尖至针柄间的主体部分;针根是针身与针柄连接的部分;针柄是针根至针尾的部分;针尾亦称针顶,是针柄的末端部分。

2.毫针的规格

毫针的规格是以针身的直径和长度区分的。

一般临床以粗细为 28~32 号(0.38~0.28mm),长短为 1~3 寸(25~75mm)的毫针最为常用。

3.毫针的检查

(1)检查针尖:主要检查针尖有无卷毛或钩曲现象。

(2)检查针身:主要检查针身有无弯曲或斑剥现象。

(二) 针刺法练习

针刺法练习,主要包括指力练习、手法练习和实体练习。

1.指力练习

用松软的纸张,折叠成长约 8cm、宽约 5cm、厚 2~3cm 的纸块,用线如"井"字形扎紧,做成纸垫。练针时,左手平执纸垫,右手拇、示、中三指持针柄,如持笔状地持 1~1.5 寸毫针,使针尖垂直抵在纸块上,然后右手拇指与示、中指交替捻动针柄,并渐加一定的压力,待针穿透纸垫后另换一处,反复练习。纸垫练习主要是锻炼指力和捻转的基本手法。

2.手法练习

手法练习主要在棉团上进行。

取棉团,用棉线缠绕,外紧内松,做成直径为 6～7cm 的圆球,外包白布一层缝制即可练针。可练习提插、捻转、进针、出针等各种毫针操作手法。做提插练针时,以执笔式持针,将针刺入棉球,在原处做上提下插的动作,要求深浅适宜,幅度均匀,针身垂直。在此基础上,可将提插与捻转动做配合练习,要求提插幅度上下一致,捻转角度来回一致,操作频率快慢一致,达到动作协调、得心应手、运用自如、手法熟练的程度。

3.实体练习

通过纸垫、棉团练针掌握了一定的指力和手法后,可以在自己身上进行试针练习,亲身体会指力的强弱、针刺的感觉、行针的手法等。自身练针时,要求能逐渐做到进针无痛或微痛,针身挺直不弯,刺入顺利,提插、捻转自如,指力均匀,手法熟练。同时仔细体会指力与进针、手法与得气的关系以及持针手指的感觉和受刺部位的感觉。

(三)针刺前的准备

1.针具选择

选择针具时,应根据患者的性别、年龄、形体的肥瘦、体质的强弱、病情的虚实、病变部位的表里深浅和腧穴所在的部位,选择长短、粗细适宜的针具。《灵枢·官针》曰:"九针之宜,各有所为,长短大小,各有所施也。"

2.体位选择

针刺时,患者体位的选择原则是要有利于腧穴的正确定位,便于针灸的施术操作和较长时间的留针而不致疲劳。临床常用体位主要有以下几种。

(1)仰卧位:指患者身体平卧于床,头面、胸腹朝上的体位。适宜于取头、面、胸、腹部腧穴和上、下肢部位的腧穴。

(2)侧卧位:指患者身体一侧着床,头面、胸腹朝向一侧的体位。适宜于取身体侧面少阳经腧穴和上、下肢部分腧穴。

(3)俯卧位:指患者身体俯伏于床,头面、胸腹朝下的体位。适宜于取头、项、脊背、腰骶部腧穴和下肢背侧及上肢部分腧穴。

（4）仰靠坐位：指患者身体正坐，背靠于椅，头后仰，面朝上的体位。适宜于取前头、颜面和颈前等部位的腧穴。

（5）俯伏坐位：指患者身体正坐，两臂屈伏于案上，头前倾或伏于臂上，面部朝下的体位。适宜于取后头和项、背部的腧穴。

（6）侧伏坐位：指患者身体正坐，两臂侧屈伏于案上，头侧伏于臂，面部朝向一侧的体位。适宜于取头部的一侧、面颊及耳前后部位的腧穴。

在临床上除上述常用体位外，对某些腧穴则应根据腧穴的不同要求采取不同的体位。同时也应注意根据处方所取腧穴的位置，尽可能用同一种体位针刺取穴。如因治疗要求和某些腧穴定位的特点而必须采用两种不同体位时，应根据患者的体质、病情等具体情况灵活掌握。对初诊、精神紧张或年老、体弱、病重的患者，有条件时应尽量采取卧位，以防患者感到疲劳或晕针等。

3.消毒

针刺治病要有严格的无菌观念，切实做好消毒工作。针刺前的消毒范围包括：针具器械、医者的双手、患者的施术部位、治疗室用具等。

（1）针具器械消毒：目前国内外在有条件的地区提倡使用一次性针具，对于普通针具、器械的消毒以高压蒸汽灭菌法较常用。①高压蒸汽灭菌法：将毫针等针具用布包好，放在密闭的高压蒸汽锅内灭菌。一般在 $1 \sim 1.4$ kg/cm^2 的压力，$115 \sim 123℃$ 的高温下，保持 30min 以上，可达到消毒灭菌的要求。②药液浸泡消毒法：将针具放入 75% 乙醇内浸泡 $30 \sim 60$min，取出用消毒巾或消毒棉球擦干后使用。也可置于器械消毒液内浸泡，如"84"消毒液，可按规定浓度和时间进行浸泡消毒。直接和毫针接触的针盘、针管、针盒等，可用 2% 戊二醛溶液浸泡 $15 \sim 20$min 达到消毒目的时才能使用。经过消毒的毫针，必须放在消毒过的针盘内，并用消毒巾或消毒纱布遮盖好。③环氧乙烷气体消毒法：根据国际 ISO 标准，提倡使用环氧乙烷气体消毒。一般多采用小型环氧乙烷灭菌器。灭菌条件为：温度 $55 \sim 60℃$，相对湿度 $60\% \sim 80\%$，浓度 800mg/L，时间 6 h。

已消毒的毫针，应用时只能一针一穴，不能重复使用。

（2）医者手指消毒：针刺前，医者应先用肥皂水将手洗刷干净，待干，再用 75% 乙醇棉球擦拭后，方可持针操作。持针施术时，医者应尽量避免手指直接接触针身，如某些刺法需要触及针时，必须用消毒干棉球做隔物，以确保针身无菌。

(3)针刺部位消毒:在患者需要针刺的穴位皮肤上用75%乙醇棉球擦拭消毒,或先用2%碘酊涂擦,稍干后,再用75%乙醇棉球擦拭脱碘。擦拭时应从腧穴部位的中心点向外绕圈消毒。当穴位皮肤消毒后,切忌接触污物,保持洁净,防止重新污染。

(4)治疗室内消毒:针灸治疗室内的消毒,包括治疗台上的床垫、枕巾、毛毯、垫席等物品,要按时换洗晾晒,如采用一人一用的消毒垫布、垫纸、枕巾则更好。治疗室也应定期消毒净化,保持空气流通,环境卫生洁净。

(四)进针法

针刺操作时,一般应双手协同操作,紧密配合。《难经·七十八难》说:"知为针者信其左,不知为针信其右。"《标幽赋》更进一步阐述其义:"左手重而多按,欲令气散;右手轻而徐入,不痛之因。"临床上一般用右手持针操作,主要是拇、示、中指夹持针柄,其状如持笔,故右手称为"刺手"。左手爪切按压所刺部位或辅助针身,故称左手为"押手"。

刺手的作用:刺手的作用主要是掌握针具,施行手法操作;进针时,运指力于针尖,而使针刺入皮肤,行针时便于左右捻转、上下提插和弹震刮搓及出针时的手法操作等。

押手的作用:押手的作用主要是固定腧穴的位置,夹持针身协助刺手进针,使针身有所依附,保持针垂直,力达针尖,以利于进针、减少疼痛和协助调节、控制针感。

临床常用进针方法有以下几种:

1.单手进针法

单手进针法多用于较短的毫针。右手拇、示指持针,中指端紧靠穴位,指腹抵住针体中部,当拇、示指向下用力时,中指也随之屈曲,将针刺入,直至所需的深度。此法三指并用,尤适宜于双穴同时进针。此外,还有用拇、示指夹持针体,中指尖抵触穴位,拇、示指所夹持的针沿中指尖端迅速刺入,不施捻转。针入穴位后,中指即离开应针之穴,此时拇、示、中指可随意配合,施行补泻。

2.双手进针法

(1)指切进针法:指切进针法又称爪切进针法,用左手拇指或示指端切按在腧穴位置的旁边,右手持针,紧靠左手指甲面将针刺入腧穴。此法适用于短针的进针。

(2)夹持进针法:夹持进针法或称骈指进针法,即用左手拇、示二指持捏消毒干棉球,夹住针身下端,将针尖固定在所刺腧穴的皮肤表面,右手捻动针柄,将针刺入腧穴,此法适用于长针的进针。

临床上也有采用插刺进针的,即单用右手拇、示二指夹持消毒干棉球,夹住针身下端,使针尖露出 2~3 分,对准腧穴的位置,将针迅速刺入腧穴,然后将针捻转刺入一定深度,并根据需要适当配合押手行针。

(3)舒张进针法:用左手拇、示二指将针刺入腧穴部位的皮肤向两侧撑开,使皮肤绷紧,右手持针,使针从左手拇、示二指的中间刺入。此法主要用于皮肤松弛部位的腧穴。

(4)提捏进针法:用左手拇、示二指将针刺入腧穴部位的皮肤提起,右手持针,从捏起的上端将针刺入。此法主要用于皮肉浅薄部位的腧穴,如印堂穴等。

3.针管进针法

针管进针法即备好塑料、玻璃或金属制成的针管,针管长度比毫针短 2~3 分,以便露出针柄。针管的直径,以能顺利通过针尾为宜。进针时左手持针管,将针装入管内,针尖与针管下端平齐,置于应刺的腧穴上,针管上端露出针柄 2~3 分,用右手示指叩打针尾或用中指弹击针尾,即可使针刺入,然后退出针管,再运用行针手法。

(五) 针刺的方向、角度和深度

1.针刺方向

针刺方向是指进针时针尖对准的某一方向或部位,一般依经脉循行的方向、腧穴的部位特点和治疗的需要而定。

(1)依循行定方向:依循行定方向即根据针刺补泻的需要,为达到"迎随补泻"的目的,在针刺时结合经脉循行的方向,或顺经而刺,或逆经而刺。一般认为,当行补法时,针尖与经脉循行的方向一致;行泻法时,针尖与经脉循行的方向相反。

(2)依腧穴定方向:为保证针刺安全,根据腧穴所在部位的特点,某些部位必须朝向某一特定方向或部位。如针刺哑门穴时,针尖应朝向下颌方向缓慢刺入;针刺廉泉穴时,针尖应朝向舌根方向缓慢刺入;针刺背部的某些腧穴,针尖要朝向脊柱等。

(3)依病情定方向:依病情定方向即根据病情的治疗需要,为使针刺的感应到达病变所在的部位,针刺时针尖应朝向病所,以使"气至病所"。

2.针刺角度

针刺角度是指进针时针身与皮肤表面所形成的夹角,一般分为以下三种。

(1)直刺:针身与皮肤表面成 90° 左右垂直刺入。此法适用于人体大部分腧穴。

(2)斜刺:针身与皮肤表面成 45° 左右夹角倾斜刺入。此法适用于肌肉浅薄处或内有重要脏器,或不宜直刺、深刺的腧穴。

(3)平刺:针身与皮肤表面成 15° 左右沿皮刺入,又称横刺、沿皮刺。此法适用于皮薄肉少部位的腧穴,如头部腧穴等。

3.针刺深度

临床常根据患者的体质、年龄、病情、部位等方面确定进针深度。

(1)年龄:年老体弱,气血衰退;小儿娇嫩,稚阴稚阳,均不宜深刺。中青年身强体壮者,可适当深刺。

(2)体质:形瘦体弱者宜浅刺,形盛体强者宜深刺。

(3)病情:阳证、新病宜浅刺;阴证、久病宜深刺。

(4)部位:头面、胸腹及皮薄肉少处的腧穴宜浅刺;四肢、臀、腹及肌肉丰满处的腧穴宜深刺。

(六)行针与得气

毫针进针后,为使患者产生针刺感应,或进一步调整针感的强弱以及使针感向某一方向扩散、传导而采取的操作方法,称为"行针",亦称"运针"。行针手法包括基本手法和辅助手法两类。

1.基本手法

行针的基本手法是毫针刺法的基本动作,古今临床常用的主要有提插法和捻转法两种。两种基本手法临床施术时既可单独应用,又可配合应用。

(1)提插法:将针刺入腧穴一定深度后,施以上提下插的操作手法。针由浅层向下刺入深层的操作谓之插,从深层向上引退至浅层的操作谓之提,如此反复上下纵向运动的行针手法,称为提插法。提插幅度的大小、层次的变化、频率的快慢和操作时间的长短,应根据患者的体质、病情、腧穴部位和针刺目的等不同灵活掌握。使用提插法时,指力一定要均匀一致,幅度不宜过大,一般以 3～5 分为宜;频率不宜过快,每分钟 60 次左右,保持针身垂直,不改变针刺角度、方向和深度。一般认为行针时提插的幅度大,频率快,刺激量就大;反之,提插的幅度小,频率慢,刺激量就小。

(2)捻转法:将针刺入腧穴一定深度后,施以向前向后捻转动作的操作手法。这种使针在腧穴内反复前后来回旋转的行针手法,称为捻转法。捻转角度的大小、频率的快慢、时间的长短等,需根据患者的体质、病情、腧穴的部位、针刺目的等具体情况而定。使用捻转法时,指力要均匀,角度要适当,一般应掌握在 180°左右,不能单向捻针,否则针身易被肌纤维等缠绕,引起局部疼痛和导致滞针而出针困难。一般认为捻转角度大,频率快,刺激量大;捻转角度小,频率慢,刺激量小。

2.辅助手法

行针的辅助手法,是行针基本手法的补充,是为了促使得气和加强针刺感应的操作手法。临床常用的行针辅助手法有以下几种。

(1)循法:针刺不得气时,可以用循法催气。其法是医者用顺着经脉的循行径路,在腧穴的上下部轻柔地按揉或叩打。《针灸大成·三衢杨氏补泻》指出:"凡下针,若气不至,用指于所属部分经络之路,上下左右循之,使气血往来,上下均匀,针下自然气至沉紧。"说明此法能推动气血,激发经气,促使针后易于得气。

(2)弹法:弹法是指在留针过程中,以手指轻弹针尾或针柄,使针体微微振动,以加强针感,助气运行的方法。《针灸问对》曰:"如气不行,将针轻弹之,使气速行。"本法有催气、行气的作用。

(3)刮法:刮法是指毫针刺入一定深度后,经气未至,以拇指或食指的指腹抵住针尾,用拇指或食指或中指指甲,由下而上或由上而下频频刮动针柄,促使得气的方法。本法在针刺不得气时用之可激发经气,如已得气者可以加强针刺感应的传导和扩散。

(4)摇法:摇法是指毫针刺入一定深度后,手持针柄,将针轻轻摇动,以行经气的方法。《针灸问对》有"摇以行气"的记载。其法有二:一是直立针身而摇,以加强得气的感应;二是卧倒针身而摇,使经气向一定方向传导。

(5)飞法:针后不得气者,用右手拇、示指执持针柄,细细捻搓数次,然后张开两指,一搓一放,反复数次,状如飞鸟展翅,故称飞法。《医学入门·杂病穴法》载:"以大指次指捻针,连搓三下,如手颤之状,谓之飞。"本法的作用在于催气、行气,并使针刺感应增强。

(6)震颤法:震颤法是指针刺入一定深度后,右手持针柄,用小幅度、快频率的提插手法,使针身轻微震颤的方法。本法可促使针下得气,增强针刺感应。

3.得气

古称"气至",近称"针感",是指毫针刺入腧穴一定深度后,施以提插或捻转等行针手法,使针刺部位获得"经气"感应,谓之得气。

针下是否得气,可以从两个方面分析判断。一是患者对针刺的感觉和反应,二是医者对刺手指下的感觉。针刺腧穴得气时,患者的针刺部位有酸胀、麻重等自觉反应,有时出现热、凉、痒、痛、抽搐、蚁行等感觉,或呈现沿着一定的方向和部位传导、扩散现象。少数患者还会出现循经性肌肤震颤等反应,有的还可见到针刺腧穴部位的循经性皮疹带或红、白线等现象。当患者有自觉反应的同时,医者的刺手亦能体会到针下沉紧、涩滞或针体颤动等反应。若针刺后未得气,患者无任何特殊感觉或反应,医者刺手亦感觉针下空松、虚滑。正如窦汉卿《标幽赋》所说:"轻滑慢而未来,沉涩紧而已至……气之至也,如鱼吞钩饵之浮沉;气未至也,如闲处幽堂之深邃。"这是对得气与否所做的最形象的描述。

得气与否以及气至的迟速,不仅直接关系针刺的治疗效果,而且可以借此推测疾病的预后。《灵枢·九针十二原》说:"刺之要,气至而有效。"临床上一般是得气迅速时疗效较好,得气较慢时效果就差,若不得气时就可能无治疗效果。《金针赋》也说:"气速效速,气迟效迟。"在临床上若刺之而不得气时,要分析经气不至的原因。或因取穴定位不准确,手法运用不当,或为针刺角度有误,深浅失度,对此就应重新调整腧穴的针刺部位、角度、深度,运用必要的针刺手法,以促使得气。如患者病久体虚,正气虚惫,以致经气不足;或因其他病理因素,感觉迟钝、丧失而不易得气时,可采用行针催气,或留针候气,或用温针,或加艾灸,以助经气的来复,而促使得气。若用上法而仍不得气者,多属正气衰竭,当考虑配合或改用其他治疗方法。临床上常可见到,初诊时针刺得气较迟或不得气者,经过针灸等方法治疗后,逐渐出现得气较速或有气至现象,说明机体正气渐复,疾病向愈。

(七)针刺补泻

《灵枢·九针十二原》说:"虚实之要,九针最妙,补泻之时,以针为之。"《备急千金要方·用针略例》指出:"凡用针之法,以补泻为先。"可见针刺补泻是针刺治病的一个重要环节,也是毫针刺法的核心内容。

补法,泛指能鼓舞正气,使低下的功能恢复正常的针刺方法;泻法,泛指能疏泄邪气,使亢进的功能恢复正常的针刺方法。针刺补泻是通过针刺腧穴,采用适当的手法激发经气以补益正气、疏泄邪气,调节人体的脏腑经络功能,促使阴阳平衡而恢复健康的方法。古代医家在长期的医疗实践中,创造和总结出不少针刺补泻手法,现择要简述如下。

1.单式补泻手法

(1)捻转补泻:针下得气后,捻转角度小,用力轻,频率慢,操作时间短者为补法;捻转角度大,用力重,频率快,操作时间长者为泻法。也有以左转时角度大,用力重者为补;右转时角度大,用力重者为泻。

(2)提插补泻:针下得气后,先浅后深,重插轻提,提插幅度小,频率慢,操作时间短者为补法;先深后浅,轻插重提,提插幅度大,频率快,操作时间长者为泻祛。

(3)疾徐补泻:进针时徐徐刺入,少捻转,疾速出针者为补法;进针时疾速刺入,多捻转,徐徐出针者为泻法。

(4)迎随补泻:进针时针尖随着经脉循行去的方向刺入为补法,针尖迎着经脉循行来的方向刺入为泻法。

(5)呼吸补泻:患者呼气时进针,吸气时出针为补法;吸气时进针,呼气时出针为泻法。

(6)开阖补泻:出针后迅速揉按针孔为补法,出针时摇大针孔而不揉按为泻法。

(7)平补平泻:进针得气后,施以均匀的提插、捻转手法,适用于虚实不明显或虚实夹杂的病证。

2.复式补泻手法

(1)烧山火法:将针刺入腧穴应刺深度的上 1/3(天部),得气后行捻转补法或紧按慢提九数;再将针刺入中 1/3(人部),如上施术;然后将针刺入下 1/3(地部),

如上施术;继之退至浅层,称为一度。如此反复操作数度,使针下产生热感。在操作过程中,可配合呼吸补法。

(2)透天凉法:先将针刺入腧穴应刺深度的下1/3(地部),得气后行捻转泻法或紧提慢按六数;再将针紧提至中1/3(人部),如上施术;然后将针紧提至上1/3(天部),如上施术,称为一度。如此反复操作数度,使针下产生凉感。在操作过程中,可配合呼吸泻法。多用于治疗热痹、急性痈肿等实热性疾病。

3.影响针刺补泻效应的因素

(1)机体所处的功能状态:在不同的病理状态下,针刺可以产生不同的调整作用(即补泻效果)。当机体处于虚惫状态而呈虚证时,针刺可以起到扶正补虚的作用。若机体处于虚脱状态时,针刺还可以起到回阳固脱的作用;当机体处于邪盛状态而呈实热、邪闭的实证时,针刺可以起到清热启闭、祛邪泻实的作用。例如,胃肠功能亢进而痉挛疼痛时,针刺可解痉止痛;胃肠功能抑制而蠕动缓慢、腹胀纳呆时,针刺可加强胃肠蠕动,提高消化功能,消除腹胀、增进食欲。大量的临床实践和实验研究表明,针刺当时的机体功能状态,是影响针刺补泻效果的主要因素。

(2)腧穴作用的相对特异性:腧穴的主治功用不仅具有普遍性,而且具有相对特异性。人体不少腧穴,如关元、气海、命门、背俞等穴,都能鼓舞人体正气,促使功能旺盛,具有强壮作用,适宜于补虚益损。此外,很多腧穴,如水沟、委中、十二井、十宣等穴,都能疏泄病邪,抑制人体功能亢进,具有祛邪作用,适宜于祛邪泻实。当施行针刺补泻时,必须结合腧穴作用的相对特异性,才能产生针刺补泻的效果。

(3)针具及手法轻重:影响针刺补泻的因素与使用针具的粗细、长短,刺入的角度、深度,行针时的幅度、频率等有直接关系。一般来说,粗毫针用的指力要重,刺激量大;细毫针用的指力较轻,刺激量就小。毫针刺入腧穴的角度、深度不同,其刺激的轻重程度也不同,一般直刺、深刺的刺激量要大些,平刺、浅刺的刺激量要小些。行针时的幅度、频率不同,与针刺手法轻重密切相关。提插幅度大、捻转角度大、频率快者,其刺激量就大。反之,其刺激量就小。

(八) 留针与出针

1.留针法

留针指将针刺入腧穴施术后,使针留置穴内。留针的目的是加强针刺的作用和便于继续行针施术。留针的方法有静留针和动留针两种。静留针法指在留针过程中不再行针,动留针法指在留针过程中作间歇性行针。一般病证只要针下得气而施以适当的补泻手法后,即可出针或留针 10～20min。但对一些特殊病证,如急性腹痛,破伤风、角弓反张,寒性、顽固性疼痛或痉挛性病证,需适当延长留针时间,有时留针可达数小时,以便在留针过程中作间歇性行针,以增强、巩固疗效。在临床上留针与否或留针时间的长短不可一概而论,应根据患者具体病情而定。

2.出针法

出针又称起针、退针,出针法指将针拔出的方法。在施行针刺手法或留针达到预定针刺目的和治疗要求后,即可出针。

出针的方法,一般以左手拇、示二指持消毒干棉球轻轻按压于针刺部位,右手持针做轻微的小幅度捻转,并将针缓慢提至皮下(不可单手用力过猛),静留片刻,然后出针。出针时,依补泻的不同要求,分别采取,"疾出"或"徐出"以及"疾按针孔"或"摇大针孔"的方法出针。出针后,除特殊需要外,都要用消毒棉球轻压针孔片刻,以防出血或针孔疼痛。

当针退出后,要仔细查看针孔是否出血,询问针刺部位有无不适感,检查核对针数有否遗漏,还应注意有无晕针延迟反应现象。

二、头针疗法

头针又称头皮针,是指在头皮部特定的穴线进行针刺以防治疾病的方法。

头针的理论依据主要有二:第一,根据传统的脏腑经络理论。手、足六阳经皆上循于头面,六阴经中手少阴与足厥阴经直接循行于头面部,其他阴经则通过各自的经别与阳经相合后上达于头面。因此,头面部是脏腑经络之气汇集的重要部位,《素问·脉要精微论篇》曰:"头者精明之府。"第二,根据大脑皮质功能定位在头皮的投影,确立相应的头穴线。

头针因其疗效独特、适应证广泛而成为临床医生常用的针灸治疗方法之一。为了适应国际上头针疗法的推广与交流,中国针灸学会根据分区定经、经上选穴、穴点连线及古代透刺方法等拟定了《头皮针穴名标准化国际方案》,并于 1984 年在日本召开的世界卫生组织西太区会议上正式通过。本节标准头针线的名称、定位等均依据该方案。

（一）标准头针线的定位和主治

标准头穴线共 25 条，分别位于额区、顶区、颞区、枕区 4 个区域的头皮部。各区定位及主治如下。

1.额区

(1)额中线。①部位：在头前部，从督脉神庭穴向下引一直线，长 1 寸(3cm)。②主治：癫痫、精神失常、鼻病等。

(2)额旁 1 线。①部位：在头前部，从膀胱经眉冲穴向前引一直线，长 1 寸(3cm)。②主治：冠心病、心绞痛、支气管哮喘、支气管炎、失眠。

(3)额旁 2 线。①部位：在头前部，从胆经头临泣穴向前引一直线，长 1 寸(3cm)。②主治：急慢性胃炎、胃和十二指肠溃疡、肝胆疾病等。

(4)额旁 3 线。①部位：在头前部，从胃经头维穴内侧 0.75 寸起向下引一直线，长 1 寸(3cm)。②主治：功能性子宫出血、子宫脱垂、阳痿、遗精、尿频、尿急等。

2.顶区

(1)顶中线。①部位：在头顶部，即从督脉百会穴至前顶穴连线。②主治：腰腿足等病证，如瘫痪、麻木、疼痛以及皮质性多尿、脱肛、小儿夜尿、高血压病、头顶痛等。

(2)顶旁 1 线。①部位：在头顶部，督脉旁 1.5 寸，从膀胱经通天穴向后引一直线，长 1.5 寸。②主治：腰腿足等病证，如瘫痪、麻木、疼痛等。

(3)顶旁 2 线。①部位：在头顶部，督脉旁开 2.25 寸，从胆经正营穴向后引一直线，长 1.5 寸到承灵穴。②主治：头痛，偏头痛，肩臂手等病证如瘫痪、麻木、疼痛等。

3.颞区(包括顶颞区)

(1)顶颞前斜线。①部位：在头顶部、头侧部，头部经外奇穴前神聪(百会前 1 寸)与颞部胆经悬厘穴引一斜线。②主治：将该线分为 5 等份，上 1/5 治疗对侧下肢和躯干瘫痪，中 2/5 治疗上肢瘫痪，下 2/5 治疗中枢性面瘫、运动性失语、流涎、脑动脉粥样硬化等。

(2)顶颞后斜线。①部位：在头顶部、头侧部，顶颞前斜线之后 1 寸，与其平行的线。即从督脉百会穴至颞部胆经曲鬓穴引一斜线。②主治：将该线分为 5 等份，上 1/5 治疗对侧下肢和躯干感觉异常,中 2/5 治疗上肢感觉异常,下 2/5 治疗头面部感觉异常等。

(3)颞前线。①部位:在头的颞部,从胆经颔厌穴至悬厘穴连一直线。②主治:偏头痛、运动性失语、周围性面瘫和口腔疾病。

(4)颞后线。①部位:在头的颞部,从胆经率谷穴向下至曲鬓穴连一直线。②主治:偏头痛、耳鸣、耳聋、眩晕等。

4.枕区

(1)枕上正中线。①部位:在后头部,即从督脉强间穴至脑户穴的连线。②主治:眼病、颈项强痛、癫狂、痫证。

(2)枕上旁线。①部位:在后头部,由枕外粗隆督脉脑户穴旁开 0.5 寸(1.5cm)起,向上引一直线,长 1.5 寸(4.5cm)。②主治:皮质性视力障碍、白内障、近视等。

(3)枕下旁线。①部位:在后头部,从膀胱经玉枕穴向下引一直线,长 2 寸。②主治:小脑疾病引起的平衡障碍、后头痛等。

(二)适用范围

1.脑源性疾患

如脑血管意外后遗症、皮质性视力障碍、小脑性平衡障碍、皮质性多尿、遗尿、震颤麻痹、舞蹈病等。

2.非脑源性疾患

如腰腿痛、神经痛、哮喘、呃逆、耳源性眩晕、耳鸣、听力障碍、胃脘痛、子宫脱垂等。

3.其他

外科手术的针刺麻醉。

(三)操作方法

1.穴位选择

单侧肢体疾病,选用对侧头针线;双侧肢体疾病,选用双侧头针线;内脏全身疾病或不易区别左右的疾病,可双侧取穴。一般根据具体的病情选用相应的头针线。

2.进针方法

患者多取坐位或卧位，局部常规消毒。一般选用 28~30 号长 1.5~3 寸的毫针，针尖与头皮成 30°左右夹角，快速将针刺入头皮下，当针尖抵达帽状腱膜下层时，指下感到阻力减小，然后使针与头皮平行，继续捻转进针，刺入相应深度(线段的长度)。若进针角度不当，患者痛甚且医者手下有抵抗感，应调整进针角度。

3.针刺手法

头针的运针多捻转不提插。一般以拇指掌面和示指桡侧面夹持针柄，以示指的掌指关节快速连续屈伸，使针身左右旋转，捻转速度每分钟 200 次左右。进针后持续捻转 2~3min，留针 20~30min，留针期间间歇操作 2~3 次即可。一般经 3~5min 刺激后，部分患者在病变部位会出现热、麻、胀、抽动等感应。按病情需要可适当延长留针时间，偏瘫患者留针期间嘱其活动肢体(重症患者可做被动活动)，有助于提高疗效。亦可用电针仪在主要穴线通电，以代替手法捻针，频率多选用 200~300次/分。

4.起针

刺手夹持针柄轻轻捻转松动针身，押手固定穴区周围头皮，如针下无紧涩感，可快速出针。出针后需用消毒干棉球按压针孔片刻，以防出血。

5.疗程

每日或隔日针 1 次，一般 10 次为一疗程，休息 5~7 日后再进行第二疗程。

(四)注意事项

第一，因为头部有毛发，故必须严格消毒，以防感染。

第二，由于头针的刺激较强，刺激时间较长，医者必须注意观察患者表情，以防晕针。

第三，婴儿由于颅骨缝的骨化不完全，不宜采用头针治疗。

第四，中风患者，急性期如因脑溢血引起昏迷、血压过高或不稳定时，不宜用头针治疗，需待血压和病情稳定后应用；因脑血栓形成引起偏瘫的患者，宜及早采用头针治疗。凡有高热、急性炎症和心力衰竭时，一般慎用头针治疗。

第五，由于头皮血管丰富，容易出血，故出针时必须用干棉球按压针孔 1~2min。如有出血或皮下血肿出现，可轻轻揉按，促使其消散。

三、艾灸疗法

灸法是指以艾绒为主要燃烧材料,烧灼、熏熨体表的一定部位或腧穴,通过经络腧穴的作用,以达到防治疾病目的的一种方法。

(一)灸法的材料

1.艾

施灸的材料很多,但以艾叶制成的艾绒最为常用。因其气味芳香,辛温味苦,容易燃烧,火力温和,故为施灸佳料。《本草纲目·火部》载:"艾火灸百病。"新制的艾绒含挥发油较多,灸时火力过强,故以陈久的艾绒为佳。

(1)艾炷:将纯净的艾绒放在平板之上,用拇、示、中三指边捏边旋转,把艾绒捏紧成规格大小不同的圆锥状物称为艾炷。有大、中、小之分,小者如麦粒大,中等如半截枣核大,大者如半截橄榄大。

(2)艾条:艾条又称艾卷,是用艾绒卷成的圆柱形长条。根据内含药物之有无,又分为纯艾条和药艾条两种。一般长 20cm,直径 1.5cm。具有使用简便,不起疱,不发疮,无痛苦,患者可以自灸等特点,临床应用十分广泛。

2.其他灸材

(1)火热类灸材:主要有灯心草、黄蜡、桑枝、硫黄、桃枝、药锭、药捻等。

(2)非火热类(药物贴敷法):主要有毛茛、斑蝥、旱莲草、白芥子、甘遂、天南星、细辛等。

(二)灸法的作用

1.防病保健

灸法可以激发人体正气,增强抗病能力,无病时施灸有防病保健的作用。《备急千金要方·灸例第六》记载:"凡入吴蜀地游宦,体上常须三两处灸之,勿令疮暂瘥,则瘴疠瘟疟毒气不能着人也。"《扁鹊心书·须识扶阳》也指出:"人于无病时,常灸关元、气海、命门、中脘,虽未得长生,亦可保百余年寿矣。"以增强人体抗病能力而达到强身保健目的的灸法称为保健灸,《诸病源候论·小儿杂病诸候》又称为"逆灸"。

2.温经散寒

灸火的温和热力具有直接的温通经络、驱散寒邪的功用,《素问·调经论篇》说:"血气者,喜温而恶寒,寒则泣而不能流,温则消而去之。"灸法更适合治疗寒性病证,《素问·异法方宜论篇》说:"藏寒生满病,其治宜灸焫。"临床上多用于治疗风寒湿痹和寒邪为患的胃脘痛、腹痛、泄泻、痢疾等病证。

3.扶阳固脱

灸火的热力具有扶助阳气、举陷固脱的功能。《素问·生气通天论篇》说:"阳气者,若天与日,失其所,则折寿而不彰。"说明了阳气的重要性。阳衰则阴盛,阴盛则为寒、为厥,甚则阳气欲脱,此时就可用艾灸来温补,以扶助虚脱之阳气。《扁鹊心书·须识扶阳》说:"真气虚则人病,真气脱则人死,保命之法,灼艾第一。"《伤寒论·辨厥阴病脉证并治》中也说:"下利,手足逆冷,无脉者,灸之。"可见阳气下陷或欲脱的危证可用灸法。临床上,各种虚寒证、寒厥证、虚脱证和中气不足、阳气下陷而引起的遗尿、脱肛、阴挺、崩漏、带下等病证皆可用灸法治疗。

4.消瘀散结

艾灸具有行气活血、消瘀散结的作用。《灵枢·刺节真邪》说:"脉中之血,凝而留止,弗之火调,弗能取之。"气为血之帅,血随气行,气得温则行,气行则血亦行。灸能使气机通调,营卫和畅,故瘀结自散。因此,临床也常用灸法治疗气血凝滞的疾患。

5.引热外行

艾火的温热能使皮肤腠理开放,毛窍通畅,热有去路,从而引热外行。《医学入门·针灸》中说:"热者灸之,引郁热之气外发。"故灸法同样可用于某些热性病,如疖肿、带状疱疹、丹毒、甲沟炎等。对阴虚发热,也可使用灸法,可选用膏盲、四花穴等治疗骨蒸潮热、虚痨咳喘。

(三)灸法的种类及其运用

1.艾炷灸

将艾炷放在穴位上施灸称艾炷灸,艾炷灸可分为直接灸和间接灸两类。

(1)直接灸:又称明灸、着肤灸,即将艾炷直接置放在皮肤上施灸的一种方法。根据灸后对皮肤刺激的程度不同,又分为无瘢痕灸和瘢痕灸两种。①无瘢痕灸:又称非化脓灸,施灸以温熨为度,灸后皮肤不至起疱,不留瘢痕,故名。临床上选用大小适宜的艾炷,施灸前先在施术部位涂以少量的凡士林,以增加黏附性。然后将艾炷放上,从上端点燃,当燃剩2/5左右,患者感到烫时,用镊子将艾炷挟去,换炷再灸,一般灸3~6壮,以局部皮肤充血、红晕为度。此法适用于慢性虚寒性疾病,如哮喘、慢性腹泻、风寒湿痹、风湿顽痹等。②瘢痕灸:又称化脓灸,因施灸后局部组织烫伤化脓,结痂后留有瘢痕,故名。临床上选用大小适宜的艾炷,施灸前先在施术部位上涂以少量大蒜汁,以增加黏附性和刺激作用,然后放置艾炷,从上端点燃,烧近皮肤时患者有灼痛感,可用手在穴位四周拍打以减轻疼痛。应用此法一般每壮艾炷需燃尽后,除去灰烬,方可换炷,按前法再灸,可灸3~9壮。灸毕,在施灸穴位上贴敷消炎药膏,大约1星期可化脓(脓液色白清稀)形成灸疮。灸疮5~6周愈合,留有瘢痕。在灸疮化脓期间,需注意局部清洁,每日换膏药1次,以避免继发感染(脓液黄稠)。《针灸资生经·治灸疮》说:"凡着艾得灸疮,所患即瘥,若不发,其病不愈。"可见灸疮的发和不发与疗效有密切关系。因此,应叮嘱患者多吃羊肉、豆腐等营养丰富的食物以促进灸疮的透发。灸疮是局部组织经烫伤后引起的化脓现象,对穴位局部能产生一个持续的刺激,有保健治病作用。临床常用于治疗哮喘、慢性胃肠病、风湿顽痹、瘰疬等。由于这种方法灸后遗有瘢痕,故灸前必须征求患者的同意及合作。对身体过于虚弱,或有糖尿病、皮肤病的患者不宜使用此法。

(2)间接灸:间接灸又称隔物灸、间隔灸,即在艾炷与皮肤之间垫上某种物品而施灸的一种方法。古代的隔物灸法种类很多,广泛用于临床各种病证。所隔的物品主要为动物、植物和矿物类中药。药物因病证而异,既有单方又有复方,现将临床常用的几种介绍如下。①隔姜灸:将鲜生姜切成直径为2~3cm,厚0.2~0.3cm薄片,中间以针穿刺数孔,上置艾炷放在应灸的部位,然后点燃施灸,当艾炷燃尽后,可易炷再灸。一般灸3~6壮,以皮肤红晕而不起疱为度。在施灸过程中,若患者感觉灼热不可忍受时,可将姜片向上提起,或缓慢移动姜片。此法应用很广,多用于因寒而致的呕吐、腹痛、泄泻和风寒湿痹证、外感表证等。②隔蒜灸:用鲜大蒜头切成0.2~0.3cm的薄片,中间以针穿刺数孔,上置艾炷放在应灸的腧穴部位或患处,然后点燃施灸,待艾炷燃尽,易炷再灸,一般灸3~6壮。因大蒜液对皮肤有刺激性,灸后容易起疱,若不使起疱,可将蒜片向上提起,或缓慢移动蒜片。此法多用于治疗瘰疬、肺结核、腹中积块及未溃疮疡等。此外,尚有一种铺灸法,自大椎穴起至腰俞穴之间的脊柱上,铺敷蒜泥一层,宽约 2cm,厚约 0.5cm,周围用棉皮纸封护,然后用艾炷在大椎及腰俞点火施灸。因所铺蒜泥形似长蛇,故又名长蛇灸。民间用于治疗虚劳、顽痹等证。③隔盐灸:因本法只用于脐部,又称神阙灸。用纯净干燥的精制食盐填敷于脐部,使其与脐平,上置艾炷施灸,如患者稍感灼痛,即更换艾炷。也可于盐上放置姜片后再施灸,一般灸 3~9 壮。此法有回阳、救逆、固脱之功,但需连续施灸,不拘壮数,以待脉起、肢温、症候改善。临床上常用于治疗急性寒性腹痛、吐泻、痢疾、小便不利、中风脱证等。④隔药饼灸:以隔附子片或隔附子饼灸最为常用。药饼的制法是将附子研成细末,以黄酒调和,制成直径约 3cm、厚约 0.8cm 的附子饼,中间以针穿刺数孔,上置艾炷,放在应灸腧穴或患处,点燃施灸。一般灸 3~9 壮。由于附子辛温大热,有温肾补阳的作用,故多用于治疗命门火衰而致的阳痿、早泄、遗精、宫寒不孕和疮疡久溃不敛的病证。

2.艾条灸

艾条灸又称艾卷灸。即用细草纸或桑皮纸包裹艾绒,卷成圆筒形的艾卷(也称艾条),将其一端点燃,对准穴位或患处施灸的一种方法。有关艾卷灸的最早记载,见于明代朱权《寿域神方》。该书"卷三"有艾卷灸治阴证的记载:"用纸窦卷艾,以纸隔之点穴,于隔纸上用力实按之,待腹内觉热,汗出即瘥。"后来发展为在艾绒内加进药物,再用纸卷成条状艾卷施灸,名为"雷火神针"和"太乙神针"。在此基础上又演变为现代的单纯艾卷灸和药物艾卷灸。

按操作方法艾卷灸可分为悬灸和实按灸两种。

(1)悬灸:①温和灸:将艾卷的一端点燃,对准应灸的腧穴或患处,距离皮肤 2~3cm 处进行熏烤,使患者局部有温热感而无灼痛为宜。一般每穴灸 10~15min,至皮肤红晕为度。如果是局部知觉减退或小儿患者,医者可将示、中二指置于施灸部位两侧,通过医者的手指测知患者局部受热程度,以便随时调节施灸时间和距离,防止烫伤。②雀啄灸:施灸时,艾卷点燃的一端与施灸部位的皮肤并不固定在一定的距离,而是像鸟啄食一样,一上一下施灸,以给施灸局部一个变量的刺激,一般每穴灸 5~10min,至皮肤红晕为度。③回旋灸:施灸时,艾卷点燃的一端与施灸部位的皮肤虽保持一定的距离,但不固定,而是反复旋转地施灸或向左右方向移动。

以上方法一般病证均可采用,但温和灸、回旋灸多用于治疗慢性病,雀啄灸多用于治疗急性病。

(2)实按灸:施灸时,先在施灸腧穴部位或患处垫上数层布或纸,然后将药物艾卷的一端点燃,趁热按在施术部位上,使热力透达深部,若艾火熄灭,再点再按。或以布6~7层包裹艾火熨于穴位或患处,若火熄灭,再点再熨。最常用的为太乙针灸和雷火针灸,适用于风寒湿痹、痿证和虚寒证。

3.温针灸

这是针刺与艾灸相结合的一种方法,适用于既需要留针又需施灸的疾病。在针刺得气后,将针留在适当的深度,在针柄上穿置一段长约2cm的艾卷施灸,或在针尾上搓捏少许艾绒点燃施灸,直待燃尽,除去灰烬,每穴每次可施灸1~3壮,施灸完毕再将针取出。此法是一种简而易行的针灸并用的方法,其艾绒燃烧的热力可通过针身传入体内,使其发挥针和灸的作用,达到治疗目的。应用此法更应注意防止艾火脱落烧伤皮肤和衣物。

4.温灸器灸

温灸器是一种专门用于施灸的器具,用温灸器施灸的方法称温灸器灸,临床常用的有温灸盒、灸架和温灸筒等。①温灸盒灸:将适量的艾绒置于灸盒的金属网上,点燃后将灸盒放于施灸部位灸治即可。适用于腹、腰等面积较大部位的治疗。②灸架灸:将艾条点燃后,燃烧端插入灸架的顶孔中,对准选定穴位施灸,并用橡皮带给予固定,施灸完毕将剩余艾条插入灭火管中。适用于全身体表穴位的治疗。③温灸筒灸:将适量的艾绒置于温灸筒内,点燃后盖上灸筒盖,执筒柄于患处施灸即可。

5.其他灸法

非艾灸法是指以艾绒以外的物品作为施灸材料的灸治方法,常用的有以下几种。

(1)灯火灸:灯火灸又称灯草灸、灯草焯、打灯火、油捻灸,是民间沿用已久的简便灸法。取10~15cm长的灯心草或纸绳,蘸麻油或其他植物油,浸渍长3~4cm,燃火前用软棉纸吸去灯草上的浮油,以防止点火后油滴下烫伤皮肤,医者以拇、示二指捏住灯心草上1/3处,即可点火,火焰不要过大,将点火一端向穴位移动,垂直接触穴位,动作快速,一触即离,灯心草随即发出清脆的"啪"响,火亦随之熄灭。如无爆焠之声可重复1次。灸后皮肤略有发黄,偶尔也会起小泡。此法主要用于治疗小儿疳腮、喉蛾、吐泻、麻疹、惊风等病证。

（2）天灸：天灸又称药物灸、发泡灸。它是将一些具有刺激性的药物涂敷于穴位或患处，促使局部皮肤起泡的方法。所用药物多是单味中药，也有用复方，其常用的有白芥子灸、细辛灸、天南星灸、蒜泥灸等数十种。①白芥子灸：取白芥子适量，研成细末，用水调和成糊状，敷贴于腧穴或患处。敷贴1~3h，以局部皮肤灼热疼痛为度。一般可用于治疗咳喘、关节痹痛、口眼㖞斜等病证。②细辛灸：取细辛适量，研为细末，加醋少许调和成糊状，敷于穴位上。敷贴1~3h，以局部皮肤灼热疼痛为度。如敷涌泉或神阙穴治小儿口腔炎等。③天南星灸：取天南星适量，研为细末，用生姜汁调和成糊状，敷于穴位上。敷贴1~3h，以局部皮肤灼热疼痛为度。如敷颊车、颧髎穴治疗面神经麻痹等。④蒜泥灸：将大蒜捣烂如泥，取3~5g贴敷于穴位上。敷贴1~3h，以局部皮肤灼热疼痛为度。如敷涌泉穴治疗咯血，敷合谷穴治疗扁桃体炎，敷鱼际穴治疗喉痹等。

（四）灸感及灸法补泻

1.灸感

灸感是指施灸时患者的自我感觉。由于灸法主要是靠灸火直接或间接地在体表施以适当的温热刺激来达到治病和保健的作用，除瘢痕灸外，一般以患者感觉灸处局部皮肤及皮下温热或有灼热为主，温热刺激可直达深部，经久不消，或可出现循经感传现象。

2.灸法补泻

艾灸的补泻，始载于《内经》。《灵枢·背腧》说："气盛则泻之，虚则补之。以火补者，毋吹其火，须自灭也。以火泻者，疾吹其火，传其艾，须其火灭也。"灸法的补泻亦需根据辨证施治的原则，虚证用补法，实证用泻法。艾灸补法，无须吹其艾火，让其自然缓缓燃尽为止，以补其虚；艾灸泻法，应当快速吹艾火至燃尽，使艾火的热力迅速透达穴位深层，以泻邪气。

（五）施灸注意事项

1.施灸的先后顺序

古人对于施灸的先后顺序有明确的论述，如《备急千金要方·灸例第六》说："凡灸，当先阳后阴……先上后下。"即：先灸阳经，后灸阴经；先灸上部，后灸下部。

就壮数而言，一般先灸少而后灸多。就艾炷大小而言，先灸小而后灸大。上述施灸的顺序是指一般的规律，临床上需结合病情，灵活应用，不能拘泥不变。如脱肛的灸治，则应先灸长强以收肛，后灸百会以举陷。此外，施灸应注意在通风环境中进行。

2.施灸禁忌

第一，面部穴位、乳头、大血管等处均不宜使用直接灸，以免烫伤形成瘢痕。关节活动部位亦不适宜用化脓灸，以免化脓溃破，不易愈合，甚至影响功能活动。

第二，一般空腹、过饱、极度疲劳和对灸法恐惧者，应慎施灸。对于体弱患者，灸治时艾炷不宜过大，刺激量不可过强，以防晕灸。一旦发生晕灸，应立即停止施灸，并做出及时处理，处理方法同"晕针"。

第三，孕妇的腹部和腰骶部不宜施灸。

第四，施灸过程要防止燃烧的艾绒脱落烧伤皮肤和衣物。

3.灸后处理

施灸过量，时间过长，局部出现水疱，只要不擦破，可任其自然吸收，如水疱较大，可用消毒毫针刺破水疱，放出水液，再涂以龙胆紫。瘢痕灸者，在灸疮化脓期间，疮面局部勿用手搔，以保护痂皮，并保持清洁，防止感染。

四、耳针疗法

耳针是指在相应的耳穴上采用针刺或其他方法进行刺激以防治疾病的方法。耳穴是指分布在耳廓上与脏腑经络、组织器官、四肢躯干相互沟通的特定区域。当人体发生疾病时，常会在耳穴出现"阳性反应"，如压痛、变形、变色、结节、丘疹、凹陷、脱屑、电阻降低等，这些反应点是耳针防治疾病的刺激点。耳针治疗范围广泛，操作方便，且对疾病诊断有一定的参考意义。

（一）耳与经络脏腑的联系

耳与经络之间有着密切的联系。《阴阳十一脉灸经》记载了"耳脉"，《内经》对耳与经脉、经别、经筋的关系做了较详细的阐述。手太阳、手足少阳、手阳明等经脉、络脉、经别均入耳中，足阳明、足太阳的经脉则分别上耳前、至耳上角。六阴经虽不直接入耳，但也通过经别与阳经相合，而与耳相联系。因此，十二经脉均直接或间接上达于耳。奇经八脉中阴跷、阳跷脉并入耳后,阳维脉循头入耳。故《灵枢·口问》曰:"耳者,宗脉之所聚也。"

耳与脏腑之间也有着密切的联系。《灵枢·脉度》曰:"肾气通于耳,肾和则耳能闻五音矣。"《难经·四十难》曰:"肺主声,故令耳闻声。"《证治准绳·杂病》曰:"肾为耳窍之主,心为耳窍之客。"《厘正按摩要术》曰:"耳珠属肾,耳轮属脾,耳上轮属心,耳皮肉属肺,耳背玉楼属肝""耳上属心……耳下属肾……耳后耳里属肺……耳后耳外属肝……耳后中间属脾",进一步将耳廓分为心、肝、脾、肺、肾五部,说明耳与脏腑在生理、病理上是息息相关的。

(二)耳廓表面解剖

耳廓:分为凹面的耳前和凸面的耳背。

耳轮:耳廓卷曲的游离部分。

耳轮结节:耳轮后上部的膨大部分。

耳轮尾:耳轮向下移行于耳垂的部分。

轮垂切迹:耳轮和耳垂后缘之间的凹陷处。

耳轮脚:耳轮深入耳甲的部分。

耳轮脚棘:耳轮脚和耳轮之间的软骨隆起。

耳轮脚切迹:耳轮脚棘前方的凹陷处。

对耳轮:与耳轮相对呈"Y"字形的隆起部,由对耳轮体、对耳轮上脚和对耳轮下脚三部分组成。

对耳轮体:对耳轮下部呈上下走向的主体部分。

对耳轮上脚:对耳轮向前上分支的部分。

对耳轮下脚:对耳轮向前下分支的部分。

三角窝:对耳轮上、下脚与相应耳轮之间的三角形凹窝。

耳舟:耳轮与对耳轮之间的凹沟。

耳屏:耳廓前方呈瓣状的隆起。

屏上切迹:耳屏与耳轮之间的凹陷处。

对耳屏:耳垂上方、与耳屏相对的瓣状隆起。

屏间切迹:耳屏与对耳屏之间的凹陷处。

轮屏切迹:对耳轮与对耳屏之间的凹陷处。

耳垂:耳廓下部无软骨的部分。

耳甲:部分耳轮和对耳轮、对耳屏、屏及外耳门之间的凹窝。由耳甲艇、耳甲腔两部分组成。

耳甲腔:耳轮脚以下的耳甲部。

耳甲艇:耳轮脚以上的耳甲部。

外耳门;耳甲腔前方的孔窍。

(三)耳穴分布的特点

耳穴是指分布在耳廓上的一些特定区域。耳穴在耳廓的分布犹如一个倒置在子宫内的胎儿,头部朝下臀部朝上。分布规律为:与头面相应的耳穴在耳垂和对耳屏;与上肢相应的耳穴在耳舟;与躯干和下肢相应的耳穴在对耳轮体部和对耳轮上、下脚;与内脏相应的耳穴集中在耳甲,其中与腹腔脏器相应的耳穴多在耳甲艇,与胸腔脏器相应的耳穴多在耳甲腔,与消化道相应的耳穴多在耳轮脚周围。

(四)耳穴的定位和主治

为了方便准确取穴,《耳穴名称与部位的国家标准方案》按耳的解剖将每个部位划分成若干个区,并依区定穴,共计91个穴位。

1.耳轮穴位

耳轮分为12个区。耳轮脚为耳轮1区;将耳轮脚切迹到对耳轮下脚上缘之间的耳轮分为3等份,自下向上依次为耳轮2区、3区、4区;对耳轮下脚上缘到对耳轮上脚前缘之间的耳轮为耳轮5区;对耳轮上脚前缘到耳尖之间的耳轮为耳轮6区;耳尖到耳轮结节上缘为耳轮7区;耳轮结节上缘到耳轮结节下缘为耳轮8区;耳轮结节下缘到轮垂切迹之间的耳轮分为4等份,自上而下依次为耳轮9区、10区、11区和12区。

2.耳舟穴位

将耳舟分为6等份,自上而下依次为耳舟1区、2区、3区、4区、5区、6区。

3.对耳轮穴位

对耳轮分为13个区。将对耳轮上脚分为上、中、下3等份,下1/3为对耳轮5

区,中 1/3 为对耳轮 4 区;再将上 1/3 分为上、下 2 等份,下 1/2 为对耳轮 3 区;再将上 1/2 分为前后 2 等份,后 1/2 为对耳轮 2 区,前 1/2 为对耳轮 1 区。将对耳轮下脚分为前、中、后 3 等份,中、前 2/3 为对耳轮 6 区,后 1/3 为对耳轮 7 区。将对耳轮体从对耳轮上、下脚分叉处至轮屏切迹分为 5 等份,再沿对耳轮耳甲缘将对耳轮体分为前 1/4 和后 3/4 两部分,前上 2/5 为对耳轮 8 区,后上 2/5 为对耳轮 9 区,前中 2/5 为对耳轮 10 区,后中 2/5 为对耳轮 11 区,前下 1/5 为对耳轮 12 区,后下 1/5 为对耳轮 13 区。

4.三角窝穴位

将三角窝由耳轮内缘至对耳轮上、下脚分叉处分为前、中、后 3 等份,中 1/3 为三角窝 3 区;再将前 1/3 分为上、中、下 3 等份,上 1/3 为三角窝 1 区,中、下 2/3 为三角窝 2 区;再将后 1/3 分为上、下 2 等份,上 1/2 为三角窝 4 区,下 1/2 为三角窝 5 区。

5.耳屏穴位

耳屏分成 4 区。将耳屏外侧面分为上、下 2 等份,上部为耳屏 1 区,下部为耳屏 2 区;将耳屏内侧面分为上、下 2 等份,上部为耳屏 3 区,下部为耳屏 4 区。

6.对耳屏穴位

对耳屏分为 4 区。由对屏尖及对屏尖至轮屏切迹连线的中点,分别向耳垂上线作两条垂线,将对耳屏外侧面及其后部分成前、中、后 3 区,前为对耳屏 1 区、中为对耳屏 2 区、后为对耳屏 3 区;对耳屏内侧面为对耳屏 4 区。

7.耳甲穴位

将耳甲用标志点、线分为 18 个区。在耳轮的内缘上,设耳轮脚切迹至对耳轮下脚间中、上 1/3 交界处为 A 点;在耳甲内,由耳轮脚消失处向后作一水平线与对耳轮耳甲缘相交,设交点为 D 点;设耳轮脚消失处至 D 点连线的中、后 1/3 交界处为 B 点;设外耳道口后缘上 1/4 与下 3/4 交界处为 C 点。从 A 点向 B 点作一条与对耳轮耳甲艇缘弧度大体相仿的曲线;从 B 点向 C 点作一条与耳轮脚下缘弧度大体相仿的曲线。

将 BC 线前段与耳轮脚下缘间分成三等份,前 1/3 为耳甲 1 区,中 1/3 为耳甲 2 区,后 1/3 为耳甲 3 区。ABC 线前方,耳轮脚消失处为耳甲 4 区。将 AB 线前段与耳轮脚上缘及部分耳轮内缘间分成 3 等份,后 1/3 为 5 区,中 1/3 为 6 区,前 1/3 为

7 区。将对耳轮下脚下缘前、中 1/3 交界处与 A 点连线,该线前方的耳甲艇部为耳甲 8 区。将 AB 线前段与对耳轮下脚下缘间耳甲 8 区以后的部分,分为前、后 2 等份,前 1/2 为耳甲 9 区,后 1/2 为耳甲 10 区。在 AB 线后段上方的耳甲艇部,将耳甲 10 区后缘与 BD 线之间分成上、下二等份,上 1/2 为耳甲 11 区,下 1/2 为耳甲 12 区。由轮屏切迹至 B 点作连线,该线后方、BD 线下方的耳甲腔部为耳甲 13 区。以耳甲腔中央为圆心,圆心与 BC 线间距离的 1/2 为半径作圆,该圆形区域为耳甲 15 区。过 15 区最高点及最低点分别向外耳门后壁作两条切线,切线间为耳甲 16 区。15 区、16 区周围为耳甲 14 区。将外耳门的最低点与对耳屏耳甲缘中点相连,再将该线以下的耳甲腔部分为上、下二等份,上 1/2 为耳甲 17 区,下 1/2 为耳甲 18 区。

8.耳垂穴位

将耳垂分为 9 区。在耳垂上线至耳垂下缘最低点之间作两条等距离平行线,于上平行线上引两条垂直等分线,将耳垂分为 9 个区,上部由前到后依次为耳垂 1 区、2 区、3 区;中部由前到后依次为耳垂 4 区、5 区、6 区;下部由前到后依次为耳垂 7 区、8 区、9 区。

9.耳背大位

将耳背分为 5 区。分别过对耳轮上、下脚分叉处耳背对应点和轮屏切迹耳背对应点作两条水平线,将耳背分为上、中、下三部,上部为耳背 1 区,下部为耳背 5 区;再将中部分为内、中、外三等份,内 1/3 为耳背 2 区,中 1/3 为耳背 3 区,外 1/3 为耳背 4 区。

10.耳根穴位

将耳根分为上、中、下 3 区。

(五) 临床应用

1.适用范围

耳针在临床上应用十分广泛,不仅用于许多功能性疾病,而且对一部分器质性疾病也有一定的疗效。

(1)疼痛性疾病。如各种扭挫伤、头痛和神经性疼痛等。

(2)炎性疾病及传染病。如急慢性牙周炎、咽喉炎、扁桃体炎、胆囊炎、肠炎、流感、百日咳、菌痢、腮腺炎等。

(3)功能紊乱及内分泌代谢紊乱性疾病。如胃肠神经症、心脏神经症、心律不齐、高血压病、眩晕症、多汗症、月经不调、遗尿、神经衰弱、癔病、甲状腺功能亢进或低下症、糖尿病、肥胖症、围绝经期综合征等。

(4)过敏及变态反应性疾病。如荨麻疹、哮喘、过敏性鼻炎、过敏性结肠炎、过敏性紫癜等。

(5)其他。耳穴还有催乳、催产,防治输血、输液反应,美容、戒烟、戒毒、延缓衰老、防病保等作用。

2.选穴原则

耳针处方选穴具有一定的原则,通常有按相应部位选穴、中医辨证选穴、西医学理论选穴和临床经验选穴等四种原则,可以单独使用,亦可配合使用。

(1)按相应部位选穴。当机体患病时,在耳廓的相应部位上有一定的敏感点,它便是本病的首选穴位,如胃痛取"胃"穴,眼病取"眼"穴,腰痛取"腰"穴等。

(2)按中医辨证选穴。根据脏腑学说的理论,按各脏腑的生理功能和病理反应进行辨证取穴,如耳鸣选肾穴,因"肾开窍于耳";皮肤病选肺穴,因"肺主皮毛"等。根据十二经脉循行和其病候选取穴位,如坐骨神经痛取膀胱或胰胆穴,牙痛取大肠穴等。

(3)按西医学理论选穴。耳穴中一些穴名是根据西医学理论命名的,如"交感""肾上腺""内分泌"等。这些穴位的功能基本上与西医学理论一致,故在选穴时应考虑其功能,如炎性疾病取肾上腺穴,月经不调取内分泌穴,内脏痉挛取交感穴等。

(4)按临床经验选穴。如神门穴有较明显的止痛镇静作用,耳尖穴对外感发热血压偏高者有较好的退热降压效果。另外临床实践还发现有些耳穴具有治疗本部位以外疾病的作用,如外生殖器穴可以治疗腰腿痛等。

3.耳穴探查方法

当人体发生疾病时,常会在耳穴出现阳性反应点,如压痛、变形、变色、结节、丘疹、凹陷、脱屑、电阻降低等,这些阳性反应点是诊断和治疗疾病的重要部位。耳廓上的这些反应点通常需要仔细探查后确定,临床常用的耳穴探查方法有以下三种。

(1)直接观察法。在未刺激耳廓之前,用肉眼或借助于放大镜在自然光线下,由上而下、从内至外观察耳廓上有无变形、变色等征象,如脱屑、水泡、丘疹、充血、硬结、疣赘、软骨增生、色素沉着以及血管的形状、颜色的变异等。

(2)压痛点探查法。这是目前临床最为常用的探查方法。临床上可用较圆钝的弹簧探棒、毫针柄或火柴棒等以均匀的压力,在与疾病相应的耳廓部从周围逐渐向中心探压,或自上而下、自外而内对整个耳廓进行普查,耐心寻找压痛点。当探棒压迫痛点时,患者会出现皱眉、眨眼、呼痛或躲闪等反应。探查时手法必须轻、慢、均匀。少数患者耳廓上一时测不到压痛点,可用手指按摩一下该区域,而后再测。

(3)电测定法。医者根据耳廓反应点的电阻低、导电性高的原理,制成各种小型晶体管良导点测定器,测定耳穴皮肤电阻、电位、电容等变化。探测时,患者手握电极,医者手执探测头,在患者的耳廓上探查,当电棒触及电阻低的敏感点(良导点)时,可以通过指示信号、音响或仪表数据等反映出来。电测定法具有操作简便、准确性较高等优点。

4.耳穴刺激方法

耳穴的刺激方法较多,目前临床常用压丸法、毫针法、埋针法。此外,还可用艾灸、放血、穴位注射、皮肤针叩刺等方法。

(1)压丸法。在耳穴表面贴敷王不留行籽、油菜籽、小米、绿豆、白芥子以及特制的磁珠等,并间歇揉按的一种简易疗法。由于本法既能持续刺激穴位,又安全方便,是目前临床上最常用的耳穴刺激方法。现应用最多的是王不留行籽压丸法,可先将王不留行籽贴附在 0.6cm×0.6cm 大小的胶布中央,用镊子夹住,贴敷在选用的耳穴上。每日自行按压 3~5 次,每次每穴按压 30~60s,以局部微痛发热为度,3~7日更换 1 次,双耳交替。

(2)毫针法。毫针法是利用毫针针刺耳穴,治疗疾病的一种较常用的方法。其操作程序如下:首先定准耳穴,然后先用 2.5%碘酒,再用 75%的乙醇脱碘进行严格消毒,待乙醇干后施术。针具选用 26~30 号粗细的 0.3~0.5 寸长的不锈钢针。进针时,医者左手拇、示二指固定耳廓,中指托着针刺部的耳背,然后用右手拇、示二指持针,用快速插入的速刺法或慢慢捻入的慢刺法进针均可。刺入深度应视患者耳廓局部的厚薄灵活掌握,一般以刺入皮肤 2~3 分,以达软骨后毫针直立不摇晃为准。刺入耳穴后,如局部感应强烈,患者症状往往有即刻减轻感;如局部无针感,应调整针刺的方向、深度和角度。刺激强度和手法依病情、体质、证型、耐受度等综合考虑。耳毫针的留针时间一般 15~30min,慢性病、疼痛性疾病留针时间适当延长。出针时,医者左手托住耳廓,右手迅速将毫针垂直拔出,再用消毒干棉球压迫针眼,以免出血。也可在针刺获得针感后,接上电针仪,采用电针法。通电时间以10~20min为宜。

(3)埋针法。埋针法是将皮内针埋入耳穴以治疗疾病的方法,适用于慢性和疼痛性疾病,起到持续刺激、巩固疗效和防止复发的作用。使用时左手固定常规消毒后的耳部,右手用镊子夹住皮内针针柄,轻轻刺入所选耳穴,再用胶布封盖固定。一般埋患侧耳穴,必要时埋双耳,每日自行按压 3 次,每次留针 3~5 日,5 次为 1 个疗程。

5.注意事项

第一,严格消毒,防止感染。因耳廓表面凹凸不平,血管丰富,结构特殊,针刺前必须严格消毒,有伤面或炎症部位禁针。针刺后如针孔发红、肿胀,应及时涂2.5%碘酒,防止化脓性软骨膜炎的发生。

第二,耳针刺激比较疼痛,治疗时应注意防止发生晕针,一旦发生应及时处理。

第三,对扭伤和运动障碍的患者,进针后应嘱其适当活动患部,有助于提高疗效。

第四,有习惯性流产的孕妇应禁针。

第五,患有严重器质性病变和伴有严重贫血者不宜针刺,对严重心脏病、高血压病患者不宜行强刺激法。

五、三棱针法

三棱针法是用三棱针刺破血络或腧穴,放出适量血液,或挤出少量液体,或挑断皮下纤维组织,以治疗疾病的方法。《灵枢·官针》篇称之为"络刺""赞刺""豹纹刺"等,现代称为"放血疗法"。

三棱针古称"锋针",是一种泻热出血的常用工具。现三棱针多由不锈钢材料制成,针长约 6cm,针柄稍粗呈圆柱体,针身呈三棱状,尖端三面有刃,针尖锋利。

(一)操作方法

1.持针方法

一般医者右手持针,用拇、示二指捏住针柄、中指指腹紧靠针身下端,针尖露出3～5mm。

2.刺法

三棱针的针刺方法一般分为点刺法、散刺法、刺络法、挑刺法四种。

(1)点刺法。点刺法是点刺腧穴放出少量血液或挤出少量液体的方法。此法多用于四肢末端及肌肉浅薄的部位。如十宣、十二井穴和耳尖及头面部的攒竹、上星、太阳、印堂等穴。操作时,医者先在点刺穴位的上下用手指向点刺处推按,使血液积聚于点刺部位,继而常规消毒,再用左手固定点刺部位,右手持针对准已消毒的部位点刺,轻轻挤压针孔周围,使出血少许,然后用消毒干棉球按压针孔。

(2)散刺法。散刺法又称豹纹刺,是在病变局部及其周围进行连续点刺以治疗疾病的方法。此法多用于局部瘀血、血肿或水肿、顽癣等。操作时,根据病变部位大小的不同,可点刺10～20针,由病变外缘呈环形向中心点刺,点刺后可配合挤压或拔罐等方法,以促使瘀血或水肿排除,达到祛瘀生新、通经活络的目的。

(3)刺络法。此法是刺入浅表血络或静脉放出适量血液的方法。此法多用于曲泽、委中等肘膝关节附近等有较明显浅表血络或静脉的部位。治疗急性吐泻、中暑、发热等。操作时,先用松紧带或橡皮带,结扎在针刺部位上端(近心端),然后常规消毒,针刺时,左手拇指压在被针刺部位下端,右手持三棱针对准针刺部位的静脉,斜向上刺入脉中2～3mm,立即出针,使其流出一定量的血液,待出血停止后,再用消毒干棉球按压针孔。当出血时,也可轻轻按压静脉上端,以助瘀血排出、毒邪得泻。

(4)挑刺法。这是用三棱针挑断穴位皮下纤维样组织以治疗疾病的方法。此法常用于比较平坦的利于挑提牵拉的部位,如背俞穴。该法多用于治疗肩周炎、胃痛、颈椎病、失眠、支气管哮喘、血管神经性头痛等较顽固的反复发作性疾病。

操作时,医者用左手按压施术部位两侧或捏起皮肤,使皮肤固定,右手持针迅速刺入皮肤1～2mm,随即将针身倾斜挑破表皮,再刺入5mm左右深,将针身倾斜并使针尖轻轻挑起,挑断皮下白色纤维样组织,尽量将施术部位的纤维样组织挑尽,然后出针,覆盖消毒敷料。由于挑提牵拉伴有疼痛,可根据情况配合局部表浅麻醉。

3.出血量及疗程

每日或隔日治疗1次,3次为1个疗程,出血量多者每周1~2次。每次出血量以数滴至3~5mL为宜。

(二)适用范围

三棱针放血疗法具有通经活络、开窍泻热、调和气血、消肿止痛等作用。临床上适用范围广泛,多用于实证、热证、瘀血、疼痛等,如高热、中暑、中风闭证、咽喉肿痛、目赤肿痛、顽癣、痈疖初起、扭挫伤、疳证、痔疮、顽痹、头痛、丹毒、指(趾)麻木等。

(三)注意事项

第一,严格消毒,防止感染。

第二,点刺时手法宜轻、稳、准、快,不可用力过猛,防止刺入过深,创伤过大,损害其他组织。一般出血不宜过多,切勿伤及动脉。

第三,三棱针刺激较强,治疗过程中需注意患者体位要舒适,防止晕针。

第四,体质虚弱者、孕妇、产后及有自发性出血倾向者,不宜使用本法。

六、穴位注射法

穴位注射法又称水针,是将适量中西药物的注射液注入一定穴位,通过针刺与药物对穴位的双重治疗作用,以防治疾病的方法。穴位注射法具有操作简便、用药量小、适应证广、作用迅速等特点。

针具使用消毒或一次性的注射器与针头。可根据使用的药物、剂量大小及针刺的深浅,选用不同规格的注射器和针头。一般可使用1mL、2mL、5mL注射器,若肌肉肥厚部位可使用10mL、20mL注射器。针头可选用5~7号普通注射针头、牙科用5号长针头以及肌肉封闭用的长针头等。

（一）操作方法

1.操作程序

选择适宜的消毒注射器和针头，抽取适量的药液，在穴位局部消毒后，右手持注射器对准穴位或阳性反应点，快速刺入皮下，然后将针缓慢推进，达一定深度后，进行和缓的提插，当获得得气感应时，回抽无血后，再将药液注入。凡急性病、体强者可用快推药液的较强刺激，慢性病、体弱者可用缓推药液的较弱刺激，一般疾病用中等速度推药液。如推注药液较多，可采用由深至浅，边推药液边退针，或分几个方向注射药液。

2.注射剂量

穴位注射用药的剂量取决于注射部位和药物性质及浓度。一般耳穴每穴注射 0.1mL，面部每穴注射 0.3~0.5mL，四肢部每穴注射 1~2mL，胸背部每穴注射 0.5~1mL，腰臀部每穴注射 2~5mL 或 5%~10%葡萄糖每次注射 10~20mL；而刺激性较大的药物（如乙醇）和特异性药物（如抗生素、激素、阿托品等）一般用量较小，每次用量为常规量的 1/10~1/3。中药注射液的穴位注射常规剂量为 1~4mL。

3.选穴与疗程

选穴原则同毫针刺法。选穴宜少而精，以 1~3 个腧穴为宜。为获得更佳疗效，尽量选取阳性反应点注射。每日或隔日注射 1 次，治疗后反应强烈者可间隔 2~3 日注射 1 次，所选腧穴可交替使用。6~10 次为 1 个疗程，疗程间休息 3~5 日。

（二）常用药物

凡可用于肌内注射的药液均可供穴位注射用，常用的穴位注射药液有以下三类。

1.中草药制剂

如丹参注射液、川芎嗪注射液、银黄注射液、柴胡注射液、威灵仙注射液、徐长卿注射液、清开灵注射液等。

2.维生素类制剂

如维生素 B_2 注射液、维生素 B_6 注射液、维生素 B_{12} 注射液、维生素 C 注射液。

3.其他常用药物制剂

5%～10%葡萄糖、生理盐水、三磷酸腺苷、神经生长因子、胎盘组织液、硫酸阿托品、青霉素、泼尼松龙、利多卡因、氯丙嗪等。

(三) 适用范围

穴位注射法的适用范围广泛,凡是针灸的适应证大部分可用本法治疗。

(四) 注意事项

第一,严格无菌操作,防止感染。

第二,穴位注射后局部通常有较明显的酸胀感,随后局部或更大范围有轻度不适感,一般 1 日后消失。

第三,注意注射用药的有效期、有无沉淀变质等情况,凡能引起变态反应的药物,如青霉素、链霉素等,必须先做皮试。

第四,一般注射药液不宜注入关节腔、脊髓腔和血管内。还应注意避开神经干,以免损伤神经。

第五,孕妇的下腹部、腰骶部和三阴交、合谷穴等不宜用穴位注射法,以免引起流产。

第六,小儿、老人、体弱、敏感者,药液剂量应酌减。

七、穴位埋线法

穴位埋线法是指将羊肠线埋入穴位内,利用羊肠线对穴位的持续刺激以治疗疾病的方法。本法具有操作简便、作用持久、见广等特点。

(一) 操作方法

1.埋线用品

穴位埋线法的主要用品为消毒用品、洞巾、注射器、镊子、埋线针、持针器、0 号或 1 号铬制羊肠线、利多卡因、手术剪刀、敷料等。

埋线针是特制的坚韧不锈的金属钩针,长 12～15cm,针尖呈三角形,底部有一缺口。如用切开法,需备尖头手术刀片、手术刀柄、三角缝针等。

2.操作

临床常用穿刺针埋线法、三角针埋线法和切开埋线法三种。

(1)穿刺针埋线法。常规消毒局部皮肤,镊取一段长1~2cm已消毒的羊肠线,放置在穿刺针针管的前端,后接针芯,左手拇、示指绷紧或捏起进针部位皮肤,右手持针,刺入到所需深度后,进行和缓的提插,当获得得气感应时,边推针芯,边退针管,将羊肠线埋植在穴位皮下组织或表浅的肌层内,针孔处覆盖消毒纱布。

目前也有用特制的埋线针埋线的,通常局部皮肤常规消毒后,以利多卡因作浸润麻醉,镊取1cm左右已消毒的羊肠线,套在埋线针尖缺口上,两端用血管钳夹住。一手持针,另一手持钳,针尖缺口向下以15°~40°方向刺入,当针头缺口进入皮内后,即将血管钳松开,但应持续进针直至羊肠线完全被埋入皮下,再进针0.5cm左右,随后把针退出,用棉球或纱布压迫针孔片刻,再用消毒纱布覆盖创口。

(2)三角针埋线法。在距离穴位1~2cm处的两侧作进出针点的标记,局部皮肤常规消毒后,在标记处用利多卡因做皮内麻醉,用持针器夹住穿好羊肠线的皮内缝合针,从一侧局麻点刺入,穿过穴位下方的皮下组织或肌层,从对侧局麻点穿出,捏起两针孔之间的皮肤,紧贴皮肤剪断两端线头,再放松皮肤,轻松揉按局部,使羊肠线完全被埋入皮下,针孔处覆盖消毒纱布。

(3)切开埋线法。在选定的穴位上用利多卡因做浸润麻醉,用外科手术刀片划开皮肤0.5~1cm,先将血管钳探到穴位深处,经过浅筋膜达肌层探找敏感点并按摩数秒钟,休息1~2min;然后将0.5~1cm长的羊肠线4~5根埋于肌层内,切口处缝合后覆盖消毒纱布,5~7日后拆线。

3.选穴与疗程

取穴少而精,每次以1~3穴为宜,多选肌肉比较丰厚部位的穴位。在一个穴位上做多次治疗时应偏离前次治疗的部位。每2~4周埋线1次,3~5次为1个疗程。

4.术后反应及处理

(1)正常反应。由于埋线过程的损伤刺激和羊肠线(异性蛋白)刺激,1~5日内埋线局部可出现红、肿、热、痛等无菌性炎症反应,一般不需处理。少数反应较重的病例切口处有渗出液,若渗液较多,可用75%乙醇棉球擦去,覆盖消毒纱布。少数患者可于埋线后4~24h内体温轻度上升(38℃左右),但无感染征象,一般不需处理,通常体温持续2~4日后恢复。

(2)异常反应。少数患者因治疗中无菌操作不严或伤口保护不好造成感染。一般在治疗后3~4日出现埋线局部红肿、疼痛加剧,并可伴有发热,应予局部热敷或抗感染处理。个别患者对羊肠线过敏,出现局部红肿、瘙痒、发热,甚至切口处脂肪液化、羊肠线溢出等反应,应予抗过敏处理。埋线过程中若损伤神经,可出现神经所支配的肌肉群瘫痪或感觉异常,应及时抽出羊肠线,并予适当处理。

(二)适用范围

穴位埋线法主要用于慢性病证,如哮喘、胃痛、腹泻、遗尿、面神经麻痹、腰腿痛、痿证、癫痫、脊髓灰质炎后遗症、神经症等。

(三)注意事项

第一,严格无菌操作,防止感染。

第二,埋线宜埋在皮下组织与肌肉之间,肌肉丰满的部位可埋入肌层,羊肠线头不可暴露在皮肤外面。羊肠线不能埋在脂肪层或过浅层,以防不易吸收、溢出或感染。

第三,根据不同部位,掌握埋线的深度,不要伤及内脏、大血管和神经干。

第四,皮肤局部有感染或溃疡时不宜埋线,肺结核活动期、骨结核、严重心脏病或妊娠期等均不宜使用本法。

第五,用剩的羊肠线可浸泡在75%乙醇中,或用苯扎溴铵处理,临用时再用生理盐水浸泡。

第六,注意术后反应,有异常现象时应及时处理。

八、其他刺法

(一)皮肤针法

皮肤针法是运用皮肤针叩刺入体一定部位或穴位,激发经络之气,调整脏腑气血,以达到防病治病目的的方法。皮肤针法是由古代"半刺""扬刺""毛刺"等刺法发展而来,具有内病外治及治疗皮部病的作用。

皮肤针的针头呈小锤形,由多支短针组成,每支针的针尖不宜太锐,针柄一般长 15~19cm。根据针头短针数目的不同,可分别称为梅花针(5 支针)、七星针(7 支针)、罗汉针(18 支针)等。

1.操作方法

(1)持针方法:硬柄和软柄持针姿势不同。①硬柄皮肤针:以右手拇指、中指夹持针柄两侧,示指伸直按住针柄中段,环指和小指将针柄末端固定于大、小鱼际之间。②软柄皮肤针:将针柄末端置于掌心,拇指在上,示指在下,余指呈握拳状固定针柄末端。

(2)叩刺法。皮肤针主要是应用腕部的力量进行叩刺。操作时,将针具和叩刺部位常规消毒,以右手持针,运用腕力弹刺,使针尖叩刺皮肤后,立即弹起,如此反复叩击。注意:叩击时针尖与皮肤必须垂直,弹刺要准确,强度要均匀,可根据病情选择不同的刺激部位或刺激强度。

(3)叩刺部位。皮肤针的叩刺部位,一般分为循经叩刺、穴位叩刺、局部叩刺三种。①循经叩刺:是指沿着经脉循行路线叩刺的一种方法,常用于项背腰骶部的督脉和足太阳膀胱经。②穴位叩刺:是指在穴位上叩刺的一种方法,主要是根据穴位的主治作用,选择适当的穴位或阳性反应点予以叩刺治疗,临床常用的是各种特定穴(如原穴、络穴、郄穴、背俞穴等)、华佗夹脊穴、阿是穴等。③局部叩刺:是指在患部叩刺的一种方法,如扭伤后局部的瘀肿疼痛、顽癣等,可在局部进行围刺或散刺。

(4)刺激强度。皮肤针的刺激强度是根据刺激的部位、患者的体质和病情的不同而决定的,一般分轻、中、重三种。①轻刺:用力稍小,针尖与皮肤接触时间短暂,皮肤仅现潮红、充血,无明显疼痛感。适用于头面部疾病和老弱、妇幼患者以及病属虚证、久病者。②重刺:用力较大,针尖与皮肤接触时间略长,以皮肤有明显潮红、微出血,患者可感较强疼痛为度。适用于压痛点明显和背部、臀部疾病及年轻体壮患者以及病属实证、新病者。③中刺:介于轻刺与重刺之间,以局部有较明显潮红但不出血为度。适用于多数患者。

2.适用范围

皮肤针的适用范围很广,临床各种病证均可应用,以功能性失调疗效更佳,对器质性病变也有一定疗效,如近视、视神经萎缩、急性扁桃体炎、感冒、咳嗽、慢性肠胃病、便秘、头痛、失眠、腰痛、皮神经炎、斑秃、痛经、小儿弱智等。

3.注意事项

第一,针具要经常检查,注意针尖有无毛钩,针面是否平齐。针具可用75%的乙醇浸泡或擦拭消毒,最好专人专用。

第二,叩刺时动作要轻捷,正直无偏斜,以免造成患者疼痛。

第三,局部如有溃疡或创伤者不宜使用本法,急性传染性疾病和急腹症也不宜使用本法。

第四,叩刺局部和穴位,若手法重而出血者,应及时清洁和消毒,防止感染。

(二)皮内针法

皮内针法是指将特制的小型针具刺入并固定于腧穴部的皮内或皮下作较长时间留针的方法,其通过柔和而较长久的刺激,以调整经络脏腑功能,达到防治疾病目的的方法,又称"埋针法",具有操作简便、作用持久等特点。

皮内针的针具有两种。一种呈颗粒型,或称麦粒型,一般长1cm,针柄形似麦粒,针身与针柄呈一直线;另一种呈揿钉型,或称图钉型,长为0.2~0.3cm,针柄呈环形,针身与针柄呈垂直状。

1.操作方法

操作时,先将皮内针、镊子和埋针部皮肤进行严格的消毒,不同皮内针的刺法如下。

(1)颗粒式皮内针:用镊子挟住针柄,对准腧穴,沿皮下横向刺入,针身可刺入0.5~0.8cm,针柄留于皮外,然后用胶布顺着针身进入的方向粘贴固定。

(2)揿钉式皮内针:用镊子挟住针圈,对准腧穴,直刺揿入,然后用胶布固定。也可将针圈贴在小块胶布上,手执胶布直压揿入所刺穴位。

皮内针可根据病情决定其留针时间的长短,一般为3~5日,最长1周。若天气炎热,留针时间以1~2日为宜。在留针期间,可间歇按压埋针处1~2min,以加强刺激,提高疗效。

2.适用范围

皮内针法多用于某些需要久留针的疼痛性、反复发作性或久治不愈的慢性病证,如神经性头痛、面神经麻痹、胆绞痛、腰痛、痹证、神经衰弱、高血压病、哮喘、小儿遗尿、痛经、产后宫缩疼痛等。

3.注意事项

第一,皮内针留针部位以不妨碍正常活动处腧穴为主,多选背俞穴、四肢穴和耳穴等。关节附近因活动时会疼痛,不可埋针。胸腹部因呼吸时会活动,亦不宜埋针。

第二,埋针后,如患者感觉疼痛或妨碍肢体活动时,应将针取出,改选穴位重埋。

第三,埋针期间,针处不可着水,热天出汗较多,埋针时间勿过长,避免感染。

第四,埋针针具可用75%乙醇浸泡消毒,应专人专用。

(三)芒针疗法

芒针是一种特制的长针,由较细而富有弹性的不锈钢丝制成,因其形状细长如麦芒,故称为芒针,它由古代九针之一的"长针"发展而来。

芒针疗法具有取穴少、透穴多、得气快、针感强、传导快等特点。但由于芒针操作手法比较复杂,医者必须练好基本功,掌握人体穴位深部的解剖知识,同时必须严格注意操作手法,做到胆大心细,切勿轻率疏忽,以免发生意外。

1.针具

芒针采用不锈钢丝制成,光滑坚韧,富于弹性,不易生锈。芒针的结构与毫针一样分为五个部分:针尖,又称针芒,针的前端锋锐部分。要求圆利而不锐,形如松针。针身,针的主体部分,即针尖与针柄之间部分,针身应圆滑,粗细均匀。针根,针身与针柄交界处。要求牢固,如有剥蚀、损伤或弯曲,则容易折断,要严加注意。针柄,针根与针尾之间部分。一般用金铜丝绕成,呈圆筒状,是执针用力的部位。针尾,指针柄末端。

芒针的长度以5~8寸为多,也有在1尺以上者,临床上以5寸、6寸、7寸长度和26号、28号、30号粗细的芒针多用。针具使用前须经认真消毒,通常须经高压处理,或用75%乙醇以及其他消毒液浸泡后方可使用。

2.操作方法

芒针的针刺操作必须两手协作,灵活配合。

(1)进针。进针要轻巧,利用钢丝的弹性,缓缓按压,以最大限度地减轻进针时疼痛。施术时要分散患者注意力,消除恐惧心理,以避免肌肉紧张给进针带来困难。进针时,在所取穴位局部常规消毒后,以右手拇、示、中三指持针柄,使针尖抵触穴位,左手拇、示指夹持针尖上部,两手同时用力,压捻结合,迅速刺过表皮。然后再徐徐捻进,达到相应深度。

(2)捻转。当进针达到一定深度后,可以施行捻转手法。要求轻捻缓进,左右交替,即拇指对示、中指的前后捻转,并以拇指前后运动为主,以示、中指逆向轻微活动为辅。捻转的角度不宜过大,一般在180°~360°之间。运针不能朝单一方向捻转,否则针身容易缠绕肌肉纤维,增添患者疼痛。另外,捻转的动作按一定的规律结合轻重、快慢、方向的不同要求,可以起到一定的补泻作用。

(3)辅助手法。是在针刺达到一定深度时,为达到应有的针感而采用的辅助方法。主要靠押手的动作以及刺手的灵巧配合来完成。方法是押手示指轻轻向下循按针身,如雀啄之状,同时刺手略呈放射状变换针刺方向,以扩大针感。

(4)变向刺法。又称变换针刺方向刺法。即根据不同穴位的解剖特点相应地改变押手所掌握的针刺角度,以使针尖沿着变换的方向,顺利深入。如太阳穴直刺仅能刺入1寸,为了深刺,则在刺入0.5寸左右时变为斜刺,可透至下关穴;面部透穴均应采用变向刺法。

(5)出针。施针完毕,应将针退出。方法是缓慢退至皮肤表层,再轻轻抽出,边退针,边揉按针刺的相应部位,以防出血,减轻疼痛。如出针后有血液从针孔溢出,应迅速以干棉球按压针孔,直至出血停止为止。

3.适用范围

常用于血管性头痛、脑血管意外后遗症、胃和十二指肠溃疡、胃下垂、风湿性关节炎、多发性神经炎、三叉神经痛、坐骨神经痛、肩关节周围炎、运动神经元疾病、外伤性截瘫、颈椎病、精神分裂症、神经症、子宫脱垂以及哮喘、痛经、癫痫、腰肌劳损等。

4.注意事项

第一,对初次接受芒针治疗的患者,应耐心做好解释工作,消除恐惧心理。同时,选穴宜少,手法宜轻。

第二,芒针刺入穴位后,告诫患者不可变动体位,以免造成弯针、滞针或断针。

第三,背、胸及内有重要脏器部位如心、肺、肝、脾等的体表,宜采用平刺,禁用直刺。

第四,针刺时必须缓慢,切忌快速提插,否则容易造成损伤血管或器官组织,如针尖遇到阻力,必须退针或改变方向再进针。

第五,过饥、过饱、过劳、醉酒、年老体弱者及孕妇儿童,以及某些不能配合治疗者,忌用芒针治疗。

(四)粗针疗法

粗针又称巨针,是由《内经》中"九针"之"大针"演化而来,因其针体特粗而名之。粗针治疗的针感强,针刺时间短,进针不易弯曲,很少有滞针、折针现象,适用于需要强刺激或放血的病证。

1.针具

粗针的结构与毫针一样,分为针尖、针体、针根、针柄和针尾。但粗细规格与毫针大不相同,粗针针体的直径有 0.4mm、0.6mm、0.7mm、0.8mm、1.0mm、1.2mm 几种,长度 3 寸~1 尺不等。粗针的针尖宜圆而不钝、利而不锐,太圆则钝,进针困难,患者痛苦;太利则锐,针尖容易卷曲。

2.操作方法

(1)进针。①夹持进针法:刺手拇、示二指夹持针体下端露出针尖0.4~0 5 寸,对准穴位,快速刺入。适用于肌肉丰厚处。②夹压进针法:用刺手拇指与中指夹持针体,示指压针尾,快速刺入。此法适用于背部。③捻转进针法:用押手持针体,刺手持针柄,同时捻转下压刺入。此法适用于皮肤柔软的腹部。

(2)手法。粗针进针后,一般会有较强的感觉。若需强刺激可提插6~7次,针刺后有一种放电感效果最佳,但儿童不宜提插过多。如用于肌肉萎缩患者,可用卷肌提插法,即针刺入后,针体向一个方向捻转,以转不动为度。此时肌纤维已缠住针体,然后上下提插数次。提插 2~3 次为中度刺激,留针不提插为弱刺激。

(3)出针。达到针刺目的后即可出针。出针时应以挤干的乙醇棉球按揉针孔,以免出血。对于实热证可不按压,使其放出少量血液则效果更佳。

(4)针刺原则。由于粗针针体较粗,刺激性强,故应用时应视患者体质、病情、部位等灵活采用针刺方法。肌肉丰隆处如臀部宜深刺,肌肉浅薄处和深部有重要脏器的部位如头颈、背部、胸腹部宜浅刺或沿皮刺。对各类麻痹、瘫痪、急性病宜用强刺激不留针,对于慢性病宜留针而不加大刺激。对反应迟钝的人宜强刺激,对神经敏感者则宜弱刺激,快速刺入即可出针。

(5)留针。背部腧穴一般留针 1~2 h,有些疾病亦可留针 3~4 h 甚至更长时间。其他穴位均采用强刺激不留针。

(6)疗程。每日针刺 1 次,10 次为 1 个疗程,2 个疗程之间休息 3 天。

3.适用范围

粗针因针体粗、刺激强度大,对一些需要使用强刺激的病证采用本法治疗疗效明显。主要应用于下列病证。

(1)神经系统疾患:偏瘫、截瘫、小儿麻痹后遗症、神经性头痛、三叉神经痛、神经症、自主神经功能失调、末梢神经炎等。

(2)运动系统疾患:急慢性风湿痛、风湿及类风湿性关节炎、肌肉疼痛等。

(3)呼吸系统疾患:支气管哮喘、支气管炎。

(4)消化系统疾患:急慢性胃炎、肠炎、胃下垂等。

(5)泌尿生殖系统疾患:泌尿道感染、外阴白斑、闭经、前列腺炎、遗精、阳痿等。

(6)眼科疾患:角膜炎、结膜炎、斜视等。

(7)皮肤疾患:急性皮肤感染、疗毒、疖肿、银屑病、荨麻疹、急慢性湿疹及下肢溃疡等。

(8)其他:雷诺病、血栓闭塞性脉管炎、吉兰—巴雷综合征、结节性红斑、糖尿病、尿崩症、腮腺炎、痔疮等。

4.注意事项

(1)熟知解剖知识。粗针异于毫针,它对机体组织破坏性较大,因而需要掌握人体各部的形态结构,熟知解剖学知识,以免发生意外。

(2)注意严格消毒。由于粗针需要扶持进针,同时损伤皮肤、组织面积较大,如消毒不严,易导致感染而引起不良后果。

(3)避免刺伤大动脉与大静脉。在静脉与动脉显露处或表浅处,应注意避开而进针。深刺时若刺中血管,患者会觉针下剧痛,或针体有跳跃感应立即停针不动,再将针慢慢提起,压迫针孔片刻。

(4)避免刺伤内脏。胸背部易伤内脏的穴位禁深刺。腰部亦不宜深刺,免伤肾脏。针刺上腹部穴要检查肝脾是否肿大,针刺下腹部穴位时需排空小便。

（5）防止晕针。由于粗针刺激强烈,加之针粗又易使患者产生恐惧,因而发生晕针的可能性也较大。因此,要事先注意患者的体质、神态,了解患者对针刺反应的耐受力。特别是对初次治疗的患者,要了解以前的治疗情况。对精神紧张的体弱患者宜做好解释工作,手法适当减轻,并尽量采用卧位。对饥饿、大汗、大泻、大吐、大出血及过度疲劳者应禁针。

（6）粗针刺激比较强烈,出针后易遗留较强的酸胀感和牵引感,这种现象可逐渐消失。若出现局部红肿、微量出血或针孔局部小块青紫,一般为刺破局部小血管所致,不需处理可自行消散。如局部青肿、疼痛较剧,可在局部按摩或热敷以助消散。

（五）温针疗法

温针亦称温针灸、针柄灸或烧针尾。它是在针刺后,于针尾处点燃艾绒加温,使其热力通过针身传至体内,借艾火之热力温通经脉、行气活血,发挥针刺与艾灸的双重作用,以治疗疾病的一种方法。

1.操作方法

针刺得气后,将毫针留在适当的深度,将艾绒捏在针柄上呈枣核形,或在针柄上套置一段约2cm长的艾卷,从下端点燃,直至燃尽为止,待针柄冷却后出针。

2.适用范围

本法对风、寒、湿痹等经络闭塞不通的病证,如风湿性关节炎、肢体麻木、瘫痪等证最为适宜。对泄泻、慢性肠炎、胃痛、胃下垂、小儿遗尿、癃闭、遗精、阳痿、不孕症等均有较好疗效。

（六）注意事项

第一,向针尾装包艾绒时要捻紧,以防烫伤皮肤。

第二,温针时针刺的深度要有所控制,否则会由于针柄太靠近皮肤而产生灼痛感,甚至灼伤皮肤。

第三,温针时,嘱患者不要随便改变体位,以防燃烧的艾绒烫伤皮肤,或造成弯针等现象发生。

第四,艾绒应先从下端点燃,可使热力直接向下传导和熏灸,以加强疗效。

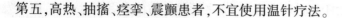

第五,高热、抽搐、痉挛、震颤患者,不宜使用温针疗法。

(七)火针疗法

火针疗法是将特制的金属粗针,用火烧红后刺入一定部位以治疗疾病的方法。火针古称"燔针",《伤寒论》称为"烧针",并提出其适用症及禁忌。

1.针具

火针针体较粗,质地坚韧,一般采用员利针或 24 号、26 号 2 寸长的不锈钢针。也有应用特制的针具,如弹簧式火针、三头火针,以及钨合金制成的火针。弹簧式火针进针迅速,易于掌握深度;三头火针用于体表痣、疣的治疗;钨合金物理性能好,有耐高温、不退火、变形少、不易折、高温下硬度强等特点。

火针根据粗细不同分为细火针(针尖直径 0.5mm)、中火针(针尖直径 0.75mm)、粗火针(针尖直径 1.2mm),针柄套上木柄,以防烫手。

2.操作方法

(1)选穴与定穴。火针选穴除了与毫针选穴的基本规律相同而选择有关的经穴以外,多选阿是穴以及病灶的局部,要求选穴少而精。穴位选择好后,体位固定,在消毒针刺前,要进行穴位标记,一般都用拇指指甲掐压"十"字,以保证准确刺入。

(2)消毒。定好穴位后,先用 2.5%碘酒棉球再用 75%乙醇棉球消毒。

(3)烧针。烧针是使用火针的关键步骤,《针灸大成·火针》曰:"灯上烧,令通红,用方有功。若不红,不能去病,反损于人。"因此,在使用前必须把针烧红,才能使用。火针烧灼的程度有三种,根据治疗需要,可将针烧至白亮、通红,或微红。若针刺较深者,需烧至白亮,速进疾出,否则不易刺入,也不易拔出,而且剧痛。如属较浅的点刺法,可以烧至通红,速入疾出,轻浅点刺。如属浅表皮肤的烙熨法,则将针烧至微红,在表皮部位轻而稍慢地烙熨。

烧针用的灯火以乙醇灯比较方便,一般左手端灯,右手持针,针尖向着针刺部位,将针尖与针体伸入火外焰,烧针的次序是从针身向针尖烧,待针烧红后迅速、准确刺入标定点,再快速拔出。

(4)针刺深度。应根据病情、体质、年龄,以及穴位所在部位肌肉厚薄、血管深浅而定,要求既能祛邪,又不伤皮肉为佳。《针灸大成·火针》中说:"切忌太深,恐伤经络,太浅不能去病,惟消息取中耳。"一般四肢及腰腹部可稍深,刺至 0.2~0.5

寸深,胸背部宜浅,可刺0.1~0.2寸深。深刺时,须细心慎重,动作要敏捷,一刺即达到需要深度;浅刺时,叩刺力量不能太猛,须均匀、稀疏,以免造成表皮剥脱。

火针刺后,立即用棉球或手指按压针孔,可以减少疼痛,但不可揉搓,以免出血。针孔的处理视针刺深浅而定,如果针刺0.1~0.3寸深,可不做特殊处理;若针刺0.4~0.5寸深,可用消毒纱布敷贴,胶布固定1~2天,以防感染。火针一般3~6天1次,疗程按病情需要而定。

3.适用范围

火针具有散寒祛湿、温通经络、清热解毒、消肿散结、祛腐排脓、生肌敛疮、益肾壮阳、温中和胃、升阳举陷、宣肺定喘、去痒止痛、除麻定惊等多种用途。

主要适于下列病证:

第一,各种痹证的关节痛、腰腿痛。

第二,痰核、疼痛、腱鞘囊肿、脂肪瘤、血管瘤以及子宫肌瘤。

第三,胃下垂、胃脘痛、慢性泄泻、痢疾、痔疮、哮喘、癫痫、阳痿、阴挺、月经不调。

第四,小儿惊风、小儿疳积。

第五,某些皮肤病,如疣、痈、银屑病、风疹、疮疖等。

4.注意事项

第一,对于血管及主要神经分布部位,一般不宜用火针。

第二,颜面部除了面部痣及扁平疣外,一般不用火针。

第三,针刺后局部呈现红晕或红肿未完全消退时,应避免洗浴;局部发痒时不能用手抓,以防感染。

第四,注意针具检查,发现针具有剥蚀或缺损时,则不宜使用,以防意外。

第五,对初次接受火针治疗患者,应做好解释工作,消除其恐惧心理,以积极配合治疗。

第六,火针刺激强烈,体质虚弱者及孕妇慎用或不用。

(八)冷针疗法

冷针疗法,是运用现代的冷冻技术使穴位制冷,通过穴位、经络对机体产生滋阴降火、协调脏腑阴阳作用的一种治病方法,这是现代冷冻技术在针灸医学中的具体运用,因而具有冷冻疗法与针灸疗法的综合作用。

1.特点及操作方法

冷针疗法是用制冷物质和器械产生的低温作用于穴位上,一般比冷冻疗法的温度要高,但它保留了冷冻疗法的优点,如在手术中可减少出血,减轻疼痛,防止术后感染,产生免疫作用,并可改善微循环,促进组织的代谢。本法采用半导体制冷,比液体或气体制冷既方便经济,又无不良反应,且操作方便,对医生、患者均安全适用,疗效亦佳。针刺时按一般体针原则和方法,针刺入人体穴位得气后接上冷针仪,然后根据不同病情调节仪器温度,使穴位致冷,一般为-10~0℃,每次治疗15min,每日或隔一日一次,10~15次为1个疗程。

2.适用范围

适用于各种炎症、变态反应性疾病、出血性疾病。如上呼吸道感染、支气管炎、哮喘、高血压、心绞痛、泌尿系感染、乳腺炎、子宫内膜炎、附件炎、痛经、月经不调、前列腺炎、睾丸炎、急性肠胃炎、急慢性胆囊炎、糖尿病、甲状腺功能亢进、麦粒肿、急性结膜炎、急性扁桃体炎、咽喉炎、急慢性鼻炎、鼻出血、中耳炎、口腔炎、齿龈炎、痈疮、流行性腮腺炎、流行性出血热、中暑、惊厥及各种神经疼痛等症。

3.注意事项

第一,根据患者体质及所选穴位选好针的长短,将穴位常规消毒后刺入穴位致冷,冷针仪灸柄应紧贴皮肤。

第二,严格掌握致冷温度与时间,根据滋阴与降火的作用不同控制不同的温度,降火时要低于零度,滋阴宜0~15℃,滋阴时间宜长(20~30min),降火时间宜短(10~15min)。

第三,凡属阴盛阳虚之阴寒证患者,均不宜用本法治疗。

(九)锋钩针疗法

锋钩针疗法主要通过钩割皮下结缔组织纤维治疗某些软组织疾病和某些需要放血排脓的疾病,如关节疼痛性病变、经筋病、痈、疖肿,对于某些顽固性内脏病也有一定疗效。

1.针具

锋钩针是一种用不锈钢材料特制而成的针具,针长12cm,针体中间较粗,两端渐细,针尖有回钩,钩尖锋利,长约 0.1 寸,三面有刃,两端钩尖大小略异,可根据不同部位及病情选择使用。锋钩针是山西师怀堂老先生根据古代九针中的锋针(三棱针)改制而成,临床也有用牙科"双尖探针"代为锋钩针的。

2.操作方法

(1)选穴原则。"以痛为输(腧)"和针刺经络穴位处的反应物、反应点,如皮下结节、压痛点等,痹证患者多在疼痛局部取穴钩割。

(2)操作步骤。患者体位要舒适,充分暴露被治疗的部位。常规无菌消毒针具和针刺穴位,必要时医生要消毒手指或戴无菌手套。针刺时,医生右手拇、示、中指握紧针身,留出所钩割的(刺入的)长度,左手示、中指紧压穴位上下,露出欲针刺的穴位,迅速将锋钩针刺入皮下组织后,再加压进针直达病所,稍停片刻,在钩割的组织内先轻轻弹拨,然后再有节律地牵拉纤维、上下钩割 3~4 次,此时可听到割断皮下结缔组织纤维的嚓嚓声。也可根据病情,在病所周围大幅度地进行分离性松解 3~5 次,以局部有发热、松快感为度。

施术完毕后速出针,瘀血明显或欲排出瘀血者,可在出针处拔罐,以促进邪气的外出。用干棉球擦去污血,压迫一定时间,或以无菌纱布压敷,以防深部继续出血。隔日 1 次,10 次为 1 个疗程。

3.适用范围

各种软组织损伤性疼痛、肩周炎、类风湿性关节炎、肱骨外上髁炎、腱鞘炎、腰肌劳损、哮喘、呃逆、胃痛、头痛、面瘫、小儿麻痹后遗症、乳痈、疖、瘫痪、痤疮、荨麻疹、皮肤瘙痒等。

4.注意事项

第一,注意无菌消毒,以防感染。

第二,操作过程中,对前胸、后背及颈项部的穴位一定不能针刺过深,以防损伤重要脏器。

第三,钩割时不可过猛,以防损伤有关血管和神经。还要注意按照肌腱和肌纤维的走向钩割,防止损害重要肌腱、韧带等组织。

第四,术后注意压迫局部,防止出血。

第五,一般取卧位针刺,防止晕针。

第六,凡体质虚弱及有出血性疾病者慎用,孕妇禁用。

(十) 小宽针疗法

小宽针是在我国古代九针中的锋针、被针、长针、大针等形状、规格及大小的基础上改革创新的一组 6 种不同型号的剑形钢针。小宽针疗法是根据中医学络刺(刺血)疗法的原理创造的一种将针刺、拔火罐和按摩有机结合起来以治疗疾病的新方法。

1.针具选择

根据病情和选用穴位,选不同型号的针具和进针深度。病重进针深,可选 1、2 号针;一般应用 3、4 号针,主要治腰背、头面、四肢疾病;5 号针常用于成人四肢末端及小儿腰背躯干部穴位;6 号针主要用于小儿头面部及四肢末梢穴位。

2.操作方法

(1)针刺步骤。医者 1 人针刺,助手 1 人传递敷料、拔火罐和按摩。医者右手持针,以拇指和中指捏住针尖,控制进针的深度,以小指根部顶住针柄,中指和无名指扶住针体,拇、示指前面露出的部分就是预定刺入的深度。针刺用腕力进针,垂直刺入。直入直出。

第一,视病情需要,调整好患者体位,先于施针部位常规消毒穴位和钢针(针具),左手拇指按压穴位,右手持针,猛刺速拔。

第二,视针刺部位选择适当型号的玻璃火罐,行闪火法扣拔,每穴位扣罐 2min 左右即可起罐,出血量约为 2~5mL。

第三,起罐后,用消毒纱布块压在穴位上按摩,先轻后重,先慢后快,反复数分钟停止。

第四,穴位用碘酒棉球消毒,贴以 1cm×2cm 的纱布,并嘱患者于 24 h 后将胶布取下。

(2)针刺手法。常用手法有 4 种,根据疾病性质和针刺部位选择应用。①速刺法:是垂直刺入,不捻转,不留针,也不提插,一次刺入,猛刺速拔的一种刺法。主要适用于躯干、腰背、四肢等处的穴位。是小宽针使用最广最多的基本手法。②点刺法:是轻轻点刺迅速出针的方法,与梅花针叩刺相类似,一般在进针较浅且不拔火罐部位应用。如针刺头部百会、前顶、四神聪,以及手足部的四缝、八邪、八风、十宣、十二井穴等穴位时,采用这种手法。③划割法:是速刺进针后,针尖在一定范围内划动的手法,划动度 1.5cm 左右。主要适用于治疗浅表性局限性突起物和增生性病证。常在针刺腱鞘囊肿、肱骨外上髁炎、跟骨骨刺时应用。④两步进针法:主要适用于肌肉组织丰满、进针较深的穴位。第 1 步,持针右手速刺进针至 1 寸左右;第 2 步,按压穴位的左手迅速变换,以拇指、示指和中指轻柔地对捏住穴位两侧的肌肉皮肤,连续地一提一松、一收一放,同时缓慢进针,达预定深度后出针。本法常在针刺秩边、环跳、委中等穴位时应用。

3.适用范围

感冒、头痛、面瘫、偏瘫、颈椎病、肩周炎、腰椎骨质增生、腰痛、坐骨神经痛、腱鞘囊肿、急性软组织扭伤、增生性膝关节炎、小儿麻痹后遗症、月经不调、产后乳少、小儿疳积、局限性皮炎、皮肤瘙痒等。

4.注意事项

第一,严格消毒针具、穴部皮肤以及医者手部。

第二,取穴要避开大血管和神经,针刺方向要与其保持一致,切不可横刺或斜刺,以免误伤神经和血管,同时还要注意与经络循行方向一致。

第三,施行针刺时,禁止提插和旋转。

第四,一般间隔 7~10 天针刺 1 次,3 次为 1 个疗程,休息观察 1 个月,视情况再进行第 2 个疗程。

第五,有出血倾向、严重心脏病患者及小儿头部禁用此疗法。

(十一) 小针刀法

小针刀是指形状上既似针又似刀的一种针具。它是在古代九针中的镵针、锋针等基础上,结合现代医学外科用手术刀发展而成。小针刀法是在切开性手术法的基础上结合针刺方法,利用特制的针具刺入深部病变处进行切割、剥离等不同形式的刺激,以达到疏通经络、止痛祛病目的的方法。该法虽然仅有 20 余年的发展史,但因操作独特、疗效显著,正越来越为人们所重视。

目前临床常用的针刀,是由特种医用合金、不锈钢经特殊工艺制作而成,长 100~15cm,针体多为圆柱体,直径为 0.4~1.2mm,质硬略有弹性,刀口小而锋利,尾部是一个能准确掌握刀口运行位置和方向的刀柄,刀口线与刀柄平面处于同一平面内。主要分为Ⅰ型、Ⅱ型、Ⅲ型三种型号。

1.操作方法

（1）消毒：选好治疗点后，先用 2% 碘酒消毒，待碘酒干后用 75% 乙醇脱碘两次。

（2）局部麻醉：每个治疗点用 2% 利多卡因 2~6mL，深部组织或治疗较复杂的部位，可适当增加注射剂量。

（3）持针：临床一般以右手持针操作，单手进针法是以右手拇、示指捏住针柄，中指、环指扶住针体。双手进针法多于针体较长时使用，即右手拇、示指捏住针柄，中指、环指抵住针体上段，左手拇、示指捏住针体下段或尖部。

（4）进针：医者左手固定在进针点周围，右手持适当型号的小针刀，将针刀刃贴于左手拇指甲壁，稍用力下压可刺破皮肤，然后缓慢推进，仔细体会手下针刀穿透的解剖部位层次，以便寻找病变部位。当医者针刀下有硬韧、紧涩、粘连、沙沙的颗粒感等，或患者出现酸胀、麻木感时，应停止进针。

（5）剥离：当针刀进针到一定深度时，可根据病变部位的具体情况采用不同剥离法。一般剥离步骤是：先纵行疏通剥离，后横行疏通剥离。

①纵行疏通剥离法：施术时刀口线与肌腱、韧带的纤维方向一致，针体垂直骨面刺入，刀刃接触骨面后，与刀口线一致进行来回摆动，并可按照病变部位粘连、瘢痕面积的大小分几条线疏剥，但不可横行（即垂直于刀口线方向）铲剥。本法适用于肌腱、韧带在骨面附着点处发生粘连，出现瘢痕而引起疼痛者。

②横行疏通剥离法：施术时刀口线与肌肉、韧带的纤维方向一致，针体垂直骨面刺入，当针刃接触到骨面后，针体左右摆动或撬动，尽量将粘连在骨面上的肌肉、韧带从骨面上铲起，当针下有松动感时出针。本法适用于肌肉、韧带损伤后与相邻的骨面发生粘连，当肌肉、韧带舒缩时，因粘连受牵拉或刺激而引起疼痛及功能障碍者。此外，还可根据病变局部的具体情况配合切开剥离法、铲磨削平法、瘢痕刮除法、骨痂凿开法、通透剥离法、切割肌纤维法等。

（6）出针及术后处理：术后抽出针刀，同时快速以干棉球较长时间压迫，以防出血过多。由于本法术后多留一小孔，可在针孔处覆盖消毒纱布。必要时可服用抗生素或消炎止痛药物等以防感染和减轻术后疼痛或不适感。术后应适当休息，以防术后晕针。一般每次每穴切割剥离 2~5 次即可出针，两次相隔时间为 5~7 日。多数患者经过 1~5 次治疗可获得明显疗效。

2.适用范围

小针刀法的临床适用范围较广泛,以软组织损伤性病变和骨关节病变疗效最佳。应用指征是:患者自觉某处有明显疼痛;医者在病变部位可触到明显压痛;触诊时可触及条索状、片状、球状硬物、结节;用指弹拨病变处有响声等。常用于颞下颌关节功能紊乱、外伤性头痛、颈椎病、肩胛肋骨综合征、腰椎间盘突出症、臀上皮神经损伤、梨状肌损伤综合征、腕管综合征、膝关节骨性关节炎等。

3.注意事项

第一,操作者必须熟悉刺激部位的解剖情况,防止意外损伤。

第二,严格无菌操作。

第三,在进针或剥离时,手法宜轻,如患者出现触电感,应将针刀后退少许,改变方向再进针,不能迅猛推进,以避免损伤神经。

第四,治疗后24 h内,不宜局部热敷、理疗及按摩治疗。2日内,针孔处勿沾水,保持清洁,以防感染。

第五,治疗后3日内应避免过多牵拉、活动患处,以免再次撕裂损伤,使创面出血或渗液过多而影响疗效。3日后始可适当活动或循序渐进地进行锻炼,以促进局部血液循环和功能恢复,防止术后新的粘连。

第六,凝血功能障碍、体质虚弱、严重高血压病、晚期肿瘤、严重的骨质疏松症、骨结核病及诊断不明患者,妇女月经期、妊娠期应慎用或禁用小针刀法。

(十二)电针疗法

电针法是指将毫针刺入腧穴得气后,再通以接近人体生物电的脉冲电流,利用针和电的两种刺激,激发调整经络之气,以防治疾病的方法。电针法具有省时省力、可客观控制刺激量、提高疗效等优点。

1.操作方法

电针仪的种类繁多,虽然每种电针仪具有不同的特点,但操作程序基本相似。

(1)选穴:电针法的处方配穴与毫针法相同,一般选用同侧肢体的1~3对穴位为宜。

(2)操作程序:

第一,先按毫针操作程序,将毫针刺入穴位,并寻到得气感应。

第二,将电针仪(输出电位器已经调至"0"位)输出导线的一对电极分别接在一对毫针针柄上。一般将同一对输出电极连接在身体的同侧,在胸、背部的穴位上使用电针时,不可将2个电极跨接在身体两侧,避免电流回路经过心脏。如遇只需单穴电针时,可将一个电极接在该穴的毫针上,另一个电极接在用水浸湿的纱布上,作无关电极。

第三,打开电源,选好波形,逐渐加大电流强度,以免给患者造成突然的刺激。

第四,通电时间一般20min左右。

第五,结束电针治疗时,应先将电针仪输出电位器退回"0"位,然后关闭电源开关,取下导线,最后按一般毫针起针方法将针取出。

(3)电流的刺激强度:通常以患者能够承受为宜,应使患者局部肌肉呈节律性收缩,或伴有酸、胀、麻、热等感觉。有些患者会出现电针的感应与疗效逐渐降低的"电针耐受"现象,可通过适当加大输出电流量,或采用间歇通电法加以防范。

(4)疗程:一般7~10次1个疗程,每日或隔日1次。急症患者每日可治疗1~2次。疗程间隔3~5日。

2.电针刺激参数

电针仪输出的是脉冲电,脉冲电是指在极短时间内出现的电压或电流的突然变化。临床上常用的电针输出波形为连续波、疏密波和断续波。

(1)连续波:有节律发出的一种连续波形。分密波与疏波。

①密波:频率为每秒50~100次的连续波为密波。具有降低神经应激功能、止痛、镇静、缓解肌肉和血管痉挛、针刺麻醉等作用。常用于治疗各种痛证、肌肉痉挛、癫狂、失眠等。

②疏波:频率为每秒2~5次的连续波为疏波。其刺激作用较强,具有提高肌肉韧带的张力,促进肌肉充分收缩的作用。常用于治疗痿证和各种肌肉、关节、韧带、肌腱的损伤等。

(2)疏密波:疏波、密波自动交替出现的一种波形。该波形能克服单一波形易产生适应的缺点,具有增加代谢,促进气血循环,改善组织营养,消除炎症水肿的作用。常用于治疗扭挫伤、关节周围炎、坐骨神经痛、面瘫、肌无力、局部冻伤等。

(3)断续波:有节律时断时续的一种波形。该波形不易使机体产生适应,动力作用颇强,具有提高肌肉组织的兴奋性,促进横纹肌收缩的作用。常用于治疗痿证、瘫痪等。

3.适用范围

电针的适用范围和毫针刺法基本相同,临床常用于治疗各种痛证、痹证及内脏功能失调以及癫狂和神经、肌肉、韧带、关节的损伤性疾病等。

4.注意事项

第一,电针仪使用前必须检查其性能是否良好,输出值是否正常。

第二,调节电针电流时,应逐渐从小到大,不可突然增强,以防止引起肌肉强烈收缩,造成弯针、折针或晕针等,年老体弱、精神紧张者尤应注意。

第三,电针仪器最大输出电压在40 V以上者,最大输出电流应限制在1 mA以内,防止发生触电事故。

第四,不宜将经过温针之后的毫针用作电针,因其表面氧化、质地变脆、导电性下降,容易引发事故。

第五,应避免电针电流回路经过心脏。安装心脏起搏器者禁用电针。

第六,孕妇慎用电针。

第三节　耳鼻喉科的针灸治疗

一、耳鸣、耳聋

耳鸣、耳聋是指听觉异常的两种症状,可由多种疾病引起。耳鸣以自觉耳内鸣响为主症,耳聋以听力减退或听觉丧失为主症。耳鸣、耳聋的病因病机大致相同,实证多因风邪侵袭、肝胆火盛、痰火郁结上扰清窍;虚证多因肾精亏损、脾胃虚弱而致气血生化不足,经脉空虚不能上承于耳而发病。

西医学中,耳鸣、耳聋可见于多种疾病,包括耳科疾病、脑血管病、高血压病、动脉硬化、贫血、红细胞增多症、糖尿病、感染性疾病、药物中毒、外伤性疾病等。

（一）辨证要点

1.实证

主症：暴病耳聋，或耳中溃胀，鸣声隆隆不断，按之不减。

外感风邪：开始多有感冒症状，继之卒然耳鸣、耳聋、耳闷胀，伴头痛恶风，发热口干，舌红苔薄白或薄黄，脉浮数。

肝胆火盛：兼见头胀，面赤，咽干，烦躁善怒，脉弦。

痰热郁久：耳内憋气感明显，兼见头昏头痛，胸闷痰多，舌红苔黄腻，脉弦滑。

2.虚证

主症：久病耳聋，耳中如蝉鸣，时作时止，劳累则加剧，按之鸣声减弱。

肾精亏损：兼见头晕，腰腿酸软乏力，遗精，带下，脉虚细。

脾胃虚弱：兼见神疲乏力，食少腹胀，大便溏，脉细弱。

（二）治疗

1.基本治疗

治法：清肝泻火，豁痰开窍，补肾健脾。取手、足少阳经穴为主。

主穴：听宫、耳门、听会、翳风、中渚、侠溪。

配穴：外感风邪者加外关、合谷；肝胆火盛者加太冲、丘墟；痰热郁久者加丰隆、阴陵泉；肾精亏虚者加肾俞、太溪；脾胃虚弱者加气海、足三里。

方义：耳门、听宫、听会为耳前三穴，主治耳疾。手、足少阳两经经脉均绕行于耳之前后，取手少阳之耳门、翳风和足少阳之听会疏导局部少阳经气。听宫为手太阳与手少阳经之交会穴，疏散风热，聪耳启闭。循经远取侠溪、中渚，通上达下，疏导少阳经气，宣通耳窍。

操作：实证毫针刺用泻法、虚证毫针刺用补法、耳前三穴可交替使用。

2.其他治疗

（1）穴位注射法：选翳风、完骨、肾俞、阳陵泉。每次选 2 穴，交替使用。用丹参注射液或维生素 B_{12} 注射液，每穴 0.5~1mL，每日或隔日 1 次。

（2）耳针法：选肝、肾、胆、内耳、皮质下、神门。毫针刺或王不留行籽贴压。

（3）电针法：选耳门、听宫、听会、翳风，每次 2 穴，交替使用，强度以患者能耐受为宜。

(三)按语

第一,针灸对神经性耳鸣、感音性耳聋有一定效果,应早期治疗,但对鼓膜损伤致听力完全丧失者疗效不佳。

第二,引起耳鸣、耳聋的原因很复杂,治疗中应明确诊断,并治疗原发病。

二、鼻衄

(一)病因病机

肺气通于鼻,足阳明之脉,起于鼻之交颏中。如肺蕴风热或胃有火邪,上迫鼻窍,均能导致血热妄行而为鼻衄,亦有因外伤而致者。

(二)辨证

鼻衄出血而伴有发热咳嗽等症者,为肺经有热;如兼有口渴、烦热、便秘等症者,是胃经有热。

(三)治疗

治法:取手阳明、督脉经穴为主。针用泻法。

处方:合谷、上星。

方义:手阳明与手太阴表里相合,又与足阳明经脉相接,故取合谷以清泄诸经之热而止血;督脉为阳脉之海,阳热迫血妄行,故用上星清泻督脉,使亢热渐平而衄自止。

加减法:热在肺者加少商,热在胃者加内庭。本证虽多属热,灸法并非绝不可用,古有灸上星二七壮的验方,是用灸法以引郁热之气外发。其次,凡因外伤等原因而致鼻衄不止者,指针甚验,其法用两手拇、示二指同时对掐昆仑、太溪四穴,往往奏效。

三、咽喉肿痛、喉蛾

咽喉肿痛和喉蛾均是常见的咽喉疾病,因两者的证治有其共同之处,故合并叙述。

（一）病因病机

咽接食道,通于胃;喉连气管,通于肺。如因外感风热等邪熏灼肺系,或肺、胃二经郁热上壅,致生咽喉肿痛或喉蛾,此属实证。

如肾阴亏耗,虚热上炎,亦可致咽喉肿痛,此属虚证。

（二）辨证

1.咽喉肿痛

（1）实热证。咽喉间轻度红肿疼痛,如兼咳嗽、口渴、便秘、时有寒热头痛者,多属外感风热与肺胃郁热。

（2）阴虚证。咽喉红肿疼痛不剧烈,入夜较重。

2.喉蛾

生于咽喉之旁,或单侧,或双侧,状如蚕蛾,红肿疼痛。

（三）治疗

1.实热证

治法:实热证以取手太阴、手足阳明经穴为主,针用泻法。

处方:少商、尺泽、合谷、陷谷、关冲。

方义:本方通治咽喉肿痛、喉蛾之属于热证者。咽是胃窍,喉是肺窍,一属太阴,一属阳明,为二经经脉循行的部位。少商系手太阴经的井穴,点刺出血,泄肺中之热,为治喉证的主穴。尺泽是手太阴经的合穴,泻肺经实热,取实则泻其子之意。合谷、陷谷,系手足阳明经腧穴,可清阳明郁热。再配合三焦经井穴关冲,点刺出血,使上中二焦之热清,肺胃同治,以达到消肿定痛的目的。

2.阴虚证

治法:阴虚证以足少阴经穴为主,针用平补平泻法。

处方:太溪、照海、鱼际。

太溪是足少阴经原穴,照海为足少阴经和阴跷脉的交会穴,二脉均循行于喉咙,故用之能调二经经气。鱼际为手太阴荥穴,可清肺热。三穴同用,使虚火得清,不致灼伤阴液,故适用于阴虚的咽喉肿痛。

加减法:便秘加丰隆。

第十一章 推拿导引法

第一节 推拿治疗原则

推拿的治疗原则是在中医基础理论指导下，针对推拿学科的特点而制定的具有普遍意义的大纲领和总原则。

一、治病求本

"本"的本义是树木的根，引申为本质、本原。治病求本，就是寻求疾病的根本原因，并做针对性的治疗。《素问·阴阳应象大论》曰："治病必求于本。"这是中医和中医推拿辨证施治最基本的治疗原则。"本"是相对于"标"而言。"本"与"标"是一对相对的概念，含义多端。如从正气与邪气来看，正气为本，邪气为标；从病因与症状、体征来看，病因为本，症状、体征为标；从疾病的先后来看，原发病、旧病为本，继发病、新病为标。症状和体征是疾病的外在表现，但是并不一定能反映其本质，有的甚至是假象，临床上必须明察。本为病之源，标为病之变。病本唯一，隐而难明，病变多端，显而易见，以致推拿临证，多有不知根本而唯据现象，或不图治愈之功，但求一时之效者。因此，必须尽可能充分地收集疾病的全部信息，通过综合分析，透过现象看到本质，找到病本之所在，以确定相应的治疗方法。

"治病求本"应与"急则治其标，缓则治其本"和"标本同治"原则兼顾。病有标证甚急、标本并重和标本不明之分，因此，应根据标本缓急灵活变通应用。当标证甚急时，理应"急则治其标"，如治疗急性病证时，标急不治，其本难除。这时的治标只是在应急情况下的临时措施，或是为治本创造条件的权宜之计。再如在旅游途中突发急性胆绞痛，在一时无法确诊是急性胆囊炎还是胆石症，又没有其他医疗条件时，可临时采用按压胆囊穴或右侧背部相应节段压痛点以镇痛，为其他治疗争取时间。只有在标急缓解后，才能实施"缓则治其本"。在标本并重时，当应"标本同治"。如治疗脊柱紊乱所致的肌痉挛疼痛,肌痉挛疼痛不消除,则脊柱紊乱难以纠正;脊柱紊乱不纠正,则肌痉挛疼痛难以消除。而标本不明时,则宜对症处理,先治其标,以利去伪存真,由标及本,达到治本的目的。

二、扶正祛邪

自从《素问·至真要大论》提出了"盛者泻之,虚者补之"之后,补虚(扶正)泻实(祛邪)一直是中医内治法和外治法的基本理念。疾病不外是正气不足的虚证或邪气亢盛的实证。治疗疾病的实质,就是运用各种方法扶助正气,祛除邪气,改变邪正双方的力量抗衡,使之朝着有利于疾病痊愈和康复的方向转化。

扶正和祛邪法则的基本内容是补虚与泻实。《素问·至真要大论》曰:"高者抑之,下者举之,有余折之,不足补之,佐以所利,和以所宜,必安其主客,适其寒温,同者逆之,异者从之。"《内经》提出的补虚泻实的原则,普遍适用于所有的中医临床实践。但是,包括推拿在内的中医外治法的补泻与中医内治法的补泻是有所区别的。

(一)扶正

扶正是指扶助正气,增强体质,提高机体抗病能力和自然修复能力的治疗法则。适用于以正气虚为主要矛盾的虚证。推拿扶正补虚主要体现在以下几个方面:

1.通过流通气血而补虚

推拿补虚,重在活血行气。《素问·举痛论》记载:"寒气客于背俞之脉则脉泣,脉泣则血虚,血虚则痛,其俞注于心,故相引而痛,按之则热气至,热气至则痛止矣。"通过按压背部心俞穴而活血补血,达到治疗血虚疼痛的目的。临床常归咎于椎-基底动脉供血不足,通过颈项部软组织放松手法和颈椎拔伸手法治疗,可有效增加脑部的血液供应,虽然没有增加全身的血容量,但由于改善了"上虚"状态,同样达到了补虚的目的。

2.通过特殊部位而补虚

由于一些腧穴和部位的补虚特异性,推拿可以通过刺激这些腧穴或部位发挥扶正补虚作用。常用的补虚腧穴如关元、气海、命门、肾俞、膏肓俞等,部位有丹田、腰部等。《居家宜忌》曰:"每夜以手握擦涌泉穴,左右各三百,甚益下元。"实验也证明,这些特殊腧穴和部位具有补虚的作用。

3.借助药物外用而补虚

内服的补虚药物可以通过膏摩法经皮吸收而发挥补虚作用。如《韩氏医通》以"外鹿髓丸"摩腰补肾;《圣济总录》记载:"治五劳七伤,腰膝疼痛,鬓发早白,面色萎黄,水脏久冷,疝气下坠,耳聋眼暗,痔漏肠风。凡百疾病,悉能疗除。兼治女人子脏久冷,头鬓疏薄,面生野黯,风劳血气,产后诸疾,赤白带下",宜用"大补益摩膏""久用之,血脉舒畅,容颜悦泽"。

4.辅以自我按摩而补虚

通过指导患者自我按摩来扶正补虚,是中医推拿的一大特色。自我按摩操作法有擦肾俞、摩丹田、运膏肓、摩涌泉等。吴师机认为:"面属足阳明胃,晨起擦面,非徒为光泽也,和血气而升阳益胃也。"《寿世青编》也认为:"擦面十四遍,健脾。"古人还认为自我摩擦肾俞可以"生精固阳补肾"(《养生须知》);"治肾堂虚冷"(《赤凤髓》);"肾俞暖,则肾水自升"(《道法会元》)。《玄机口诀》云:"古人有言:肾暖则生精。向背后摩擦肾堂、命门两穴,使其大热,则精自生。"《养生须知》还认为自我按摩涌泉,"久久行之,补肾固精,百病不生"。

(二)祛邪

祛邪是指祛除病邪,消除致病因素及其作用,使邪去而正安的治疗法则。适用于以邪气盛为主要矛盾的实证。邪气,可以是自外而入的"风、寒、暑、湿、燥、火"六淫,也可以是由内而生的痰浊、瘀血、宿食、郁气等。祛邪要注意"给出路",就是说要提供将病邪排出体外的途径。祛邪外出的途径,无非通过大便、小便、痰液、汗液和呼吸。于是就有了通便、利尿、排痰、发汗和调息等各种治法。推拿对于通过上述途径的排毒祛邪,均有直接或间接的作用。推拿祛邪,可以弥补药物疗法的不足,有些作用甚至是药物内治法无法达到的。例如,阻塞性肺部疾病,或肺系邪热壅盛,痰色深黄而黏稠,咳痰不出,单纯用大剂量抗生素或中药内服可能因药力无法到达肺部病灶而无效,此时如果能配合运用拍法、振法在上背部和胸部操作,通过促进气道内的纤毛运动,将有助于稀释和排出痰液。痰液顺利排出,中药或西药才能更好地发挥作用。

三、调整阴阳

阴阳失衡是一切疾病发生、发展的普遍规律。各种致病因素导致机体的阴阳消长失去动态的平衡,都会形成阴阳偏盛、偏衰、阴不制阳、阳不制阴等阴阳失衡的病理状态。阴阳失衡的结果是人体脏腑、经络、气血、营卫及气机升降出入等相互关系失调。一切疾病皆可以阴阳失衡概括之。阴阳是中医辨证的总纲。《内经》已将调整阴阳作为中医临床防治疾病的根本法则之一,有诸多论述。如《素问·至真要大论》曰:"谨察阴阳所在而调之,以平为期。"《素问·汤液醪醴论》指出:"平治于权衡。"《素问·经脉别论》指出:"气归于权衡,权衡以平。"《素问·玉版论要》也指出:"阴阳反他,治在权衡相夺。"可见调整阴阳是治疗一切疾病的总则,在治疗过程中应针对疾病过程中阴阳失衡的病理状态,损其偏盛,补其偏衰,使之恢复相对平衡,达到"阴平阳秘,精神乃治"(《素问·生气通天论》)。

调整阴阳,同样也是推拿治疗的基本原则。王冰在注释《素问·血气形志》"治之以按摩醪药"时说:"夫按摩者,所以开通闭塞,导引阴阳。"推拿调整阴阳,既可以调整五脏六腑的阴阳失衡,更可以调整骨节经筋的阴阳失衡。人体躯干是以脊柱为中轴而左右对称平衡,不良的生活习惯、失衡的身体姿势、过度疲劳等慢性劳损因素,既可造成椎周软组织损害,引起脊柱、骨骼肌的阴阳失衡,证见慢性腰腿痛,腰髋、臀、股等骨骼肌出现硬节、痉挛、压痛点,脊柱侧凸,骨盆旋移,两肩高低不平,双下肢不等长,左右关节活动功能不对称等;也可影响与脊柱相关脏腑的功能,出现头痛、眩晕、腹泻、痛经、月经不调等内、妇科征象。推拿可运用点按、拔伸、旋转复位等手法予以调整,使之恢复平衡。

四、因时、因地、因人制宜

(一) 因时制宜

因时制宜即根据季节、气候、时辰等时间因素,制定或调整推拿治疗方案。

人与天地相应。人的生理、病理活动会因自然界不同的时间而产生相应的变化,其中有一定的规律可循。一般而言,春夏季节,阳气升发,人的腠理疏松开泄,即使患有外感风寒,也不宜过用辛温发散的手法和药物,以免耗津伤阴;秋冬之际,阳气内敛,此时若非大热之证,当慎用寒凉手法和药物,以防耗气伤阳。《易筋经》有"揉有节候"之说。根据一日十二时辰人体气血的盛衰、气穴的开阖来推拿。古代有"子午按摩法""十二时辰点穴法"等顺时而治的推拿法可供借鉴。气温偏低时,推拿操作中和操作后要注意保暖防风。

（二）因地制宜

因地制宜即根据自然环境和地理特点，考虑推拿治疗措施。本来中医各种疗法的起源就与地域密切相关，《素问·异法方宜论》认为导引按摩起源于"其地平以湿"的中原地区。地理环境的差异导致了不同地域人群生活习惯的不同和疾病谱的不同，推拿治疗方法和操作方式也应当有所区别。如西藏高原多发高原性心肌缺氧；经济发达地区多高血压、糖尿病、痛风；亚洲人不习惯暴露皮肤推拿，而西方人最喜欢裸露肌肤的油性按摩；日本人习惯在地上或很低的按摩床上指压，西方按摩则喜欢在较高的按摩床上操作。推拿临证应该考虑到地域的特点。

（三）因人制宜

因人制宜即根据患者的年龄、性别、体质、职业、生活习惯的不同，采取不同的推拿治疗措施。以手法刺激强弱而言，体质强壮者手法可稍重，体质柔弱者手法宜稍轻。初次接受推拿治疗的患者手法宜轻，长期反复推拿的患者手法可逐渐加重。小儿气血未充，肌肤娇嫩，推拿时可使用润滑介质，且力量要轻，时间宜短。妇女有经、带、胎、产的生理特点，推拿时应酌情选用合适的手法和刺激量。老年人多骨质疏松，关节活动度减小，应当慎用扳法等运动关节类手法。头面胸腹之处手法宜轻，臀股等肌肉丰厚之处手法宜重。病在皮部等病位较浅者手法宜稍轻，病在筋骨关节等病位较深者手法宜稍重。慢性亚健康疾病手法宜轻柔，急性痛证患者手法宜稍重。亚洲人较为耐痛，手法可偏重；欧美人一般痛感较低，手法宜轻柔。

在推拿时，手法作用的方式，作用力的大小、深浅、方向、角度，刺激的频率，刺激方式（持续或断续），刺激时间长短以及刺激部位（穴位），应根据患者的病情合理运用。在手法运用过程中，还须根据患者的反应。如通过观察患者的表情、听患者发出的声音、推拿受力部位的"回避"现象、手下的感觉等来调整手法的轻重、作用的方式、作用力的强度和刺激频率，寻求最佳的操作手法。

五、治未病

从《内经》开始，"治未病"一直是中医防治疾病的指导思想，为历代医家所推崇。《灵枢·逆顺》提出："上工治未病，不治已病。"《素问·四气调神大论》云："是故圣人不治已病治未病，不治已乱治未乱，此之谓也。夫病已成而后药之，乱已成而后治之,譬犹渴而穿井,斗而铸锥,不亦晚乎!"《素问·八正神明论》也指出:"上工救其萌芽……下工救其已成。"《金匮要略》对按摩疗法参与治未病做了进一步的阐发,"若人能养慎,不令邪风干忤经络。适中经络,未流传脏腑,即医治之。四肢才觉重滞,即导引、吐纳、针灸、膏摩,勿令九窍闭塞。"明确了按摩是治未病的外治法之一,并且提出了按摩治未病的最佳时机是在外邪侵犯经络而未深入脏腑之时。推拿治未病主要体现在以下几个方面。

(一)未病先防

推拿未病先防的学术思想主要体现在中医保健推拿和自我导引按摩两个方面。

1.中医保健推拿

是在中医理论指导下的预防保健性的推拿,与一般的肢体放松按摩有本质的区别。它运用了中医的整体观念、经络学说、藏象学说、气血学说理论,通过全面调整脏腑、经络机能,防止受术者由亚健康状态向疾病状态发展。

2.自我导引按摩

是在中医养生思想指导下,运用自我操作的传统导引或养生按摩方法,以达到强身健体、预防疾病的目的。《修昆仑证验》指出自我揉法"非但可以自治已病,并可以治病之未生"。传统自我按摩导引术,有在全身各部位操作的"分行"之法,如摩面、擦鼻、鸣天鼓、洒腿、干浴等,也有几千年来总结出的"合行"套路。经典的自我按摩导引套路有"八段锦""十二段锦""按摩十术""却病八则""十二段动功""延年九转法"等。

(二)将病先治

在预到某些疾病将要发生,或有周期性发作规律的疾病即将发作,可在发病之前予以有针对性的推拿干预以预防其发病。如《验方新编》治疗哮喘十分强调时辰,"治哮吼妙法:痛发先一时,用凤仙花(又名指甲花)连根带叶,熬出浓汁。乘热蘸汁,在背心上用力擦洗,冷则随换,以擦至极热为止。无则用生姜擦之。"再配合背部药物敷贴,"轻则贴一二日,重则贴三四日或五六日,永不再发"。再如推拿治疗痛经,也强调在月经来潮前数日就开始治疗。

(三)既病防变

已经得病之后,除了针对性地及时治疗以外,还应预见到疾病可能发展转移的方向,积极采取预防性治疗措施,截断其传变途径,避免其加重恶化。《金匮要略》云:"问曰:上工治未病,何也? 师曰:夫治未病者,见肝之病,知肝传脾,当先实脾。"推拿治病,同样应重视预防并发症和后遗症问题。如推拿治疗中风患者,可用背部拍法预防因长期卧床不起可能并发的坠积性肺炎;用踝关节摇法和扳法预防跟腱挛缩;用髋关节摇法预防髋关节外旋畸形等。

(四)瘥后防复

"瘥",古人也写作"差"。瘥后,是指疾病初愈到完全康复的一段时间。处于这一阶段的患者,炉烟虽熄,灰火尚存,正虚邪恋,阴阳未和。如果调养不当,往往导致旧病复起,或滋生新疾,称为复病,如中风初愈之后的复中。推拿治病,不应满足于减轻症状,而应致力于治疗引起疾病的原发因素,这是预防瘥后复病的根本。治疗初见成效之后,往往还需继续推拿一个疗程,以巩固疗效,这充分体现了瘥后防复的原则。指导患者配合自我导引疗法和自我按摩方法,纠正患者不良生活习惯,也有助于瘥后防复。

第二节　推拿治疗方法

治法是在治则的指导下根据不同的病因、病情所采取的治疗大法。治法从属于治则,而比治则更具体,但比起针对具体病证的具体操作又原则得多。推拿治法是针对推拿适宜病证特定的病因、病情而制定的包括手法和操作在内的治疗法则,对推拿临床起着指导作用。

中医学的治法很多。目前推拿界普遍公认的推拿治法是"温、通、补、泻、汗、和、散、清"八法。

一、温法

《素问·至真要大论》提出"寒者热之""劳者温之""损者温之"。温法是指温散寒邪、回复阳气的治法。前者针对实寒,后者针对虚寒,故温法适用于一切寒证,主要指虚寒证、里寒证。如为表寒证,当以辛温解表的汗法治之。里寒证又可分为里实寒和里虚寒。里实寒证多因外寒循经络入里,客于脏腑或过食生冷而成,治宜温通、温散之法。里虚寒证每因素体阳虚,或久病伤阳所致,治宜温补、温振阳气。

适用于温法的手法,应选用产热效应高的手法,如擦法、摩法、振法以及熨法、热敷法等。具体治法有:

(一) 温经止痛

温经止痛是温经通络,发散经脉寒邪的治法。常用推拿操作法有按压压痛点法、擦四肢法等。适用于以手足厥冷、肢体麻木、疼痛为主症的经脉虚寒证。《圣济总录》云:"血气得温则宣通,得寒则凝泣。"《素问·举痛论》曰:"按之则热气至,热气至则痛止矣。"王冰注云:"手按之,则寒气散,小络缓,故痛止。"阐明了手法有温经散寒而止痛的作用。

(二) 温肺化痰

推拿操作可运用内功推拿流派的平推(擦)前胸后背法及按揉肺俞、定喘等。《幼幼集成》药物推熨胸背"暖痰法"亦可采用。主治咳嗽不止、痰涎稀白者。

(三) 温通心阳

推拿操作有按压心俞、掌振心俞、擦上背部等法。主治心律不齐、胸闷气短者。

(四) 温运脾胃

是温振脾胃阳气,祛除中焦寒邪的治法。治疗脾胃虚寒,胃寒痉挛、脘腹冷痛、呕吐溏泻、四肢不温等。推拿操作法有摩腹,摩中脂,擦脾俞、胃俞等。

(五) 温补肾阳

推拿操作法有擦八髎、擦命门、按揉肾俞、摩关元、推上三关等。主治子宫下垂、膀胱下垂、阳痿遗精、腰膝酸软、畏寒肢冷、性欲冷淡、耳鸣耳聋诸症。

(六) 温阳调经

推拿操作法有摩气海、关元,按曲骨、横骨,擦八髎、气海俞,热敷腰骶部等。主治女子痛经、月经不调、闭经、小腹冷痛。

二、通法

通法是推拿的特色治法。《素问·血气形志》曰："形数惊恐,经络不通,病生于不仁,治之以按摩醪药。"《医宗金鉴·正骨心法要旨》曰："按摩法:按者,谓以手往下抑之也。摩者,谓徐徐揉摩之也……按其经络,以通郁闭之气;摩其壅聚,以散瘀结之肿,其患可愈。"推拿应用通法主要针对的病机是经络之气不通、脏腑之气不通和诸窍闭塞不通。

(一) 通血脉

通血脉是针对血脉不通的治法。张志聪注《素问·金匮真言论》曰："按跻者,按摩导引阳气之通畅于四肢也。"《石室秘录》在论述摩法的作用时指出:"法当以人手为之按摩,则气血流通,疾病易愈。"脉络瘀滞,血流不畅而致四肢肿胀者,以向心性手法通脉消肿,推而通之;经脉不畅,不能濡养脏腑、四肢,以按压动脉法、掇法、离心性手法,推而通之。

(二) 通经筋

通经筋是针对经筋不通的治法。《太素·经筋》曰："筋自受病,通之为难,寒热自在于筋,病以痛为输(腧),不依余输(腧)也。"治之"以痛为腧",以压痛点按压手法和揉法为主,结合拉伸肌肉的拔伸法,可放松肌肉,治疗急慢性软组织疼痛及其相关征象。

(三) 通关节

通关节是针对关节不通的治法。邪侵关节,凝结不通,关节功能障碍,活动不利者,治宜通利关节。推拿治疗以摇法、屈伸法等被动运动手法为主,动而通之;或在做摇法的同时配合有规律的关节被动运动;可运用拔伸法,拉伸关节周围的肌肉软组织,扩大关节间隙;可结合特殊的关节松动类手法,并指导患者做主动的关节活动锻炼。

(四) 通肺气

通肺气是针对肺气不通的治法。清代李用粹在《证治汇补》中指出,"哮即痰喘之久而常发者,因内有壅塞之气,外有非时之感,膈有胶固之痰,三者相合,闭拒气道,搏击有声,发为哮病。"老年慢性支气管炎等慢性阻塞性呼吸道疾病,有一个显著的特点,就是痰阻气道,肺气不畅。推拿在化痰、排痰方面有其他疗法所不及的特点,其以背部的掌振法、掌拍法为主,借以振荡气道内的分泌物。张锡纯的《医学衷中参西录》有治疗"痰厥"的"点天突穴法"和"捏结喉法"。《幼科铁镜》还有一种指抵气海穴治喉内痰壅的手法。

(五)通腑气

通腑气是针对腑气不通的治法。用于饮食积滞、大便秘结、肥胖、口臭、苔黄腻等。腑以通为顺,推拿通腑气宜顺脏腑运动方向予以摩腹、抄腹等法,能消食导滞,运而通之。

(六)通乳腺

通乳腺是针对乳腺不通的治法。产后乳汁不下或乳少,可用手法通络催乳。金代医家张从正已经采用梳法通乳。《儒门事亲》云:"用木梳梳乳,周回百余遍,则乳汁自下也。"通乳手法也适用于乳腺小叶增生、乳房发育不良、乳房松弛下垂。

(七)通喉窍

通喉窍是针对喉窍不通的治法。推拿操作法中有一种特殊的喉科擒拿法,其模仿武术擒拿动作,拿捏患者的虎口、腋窝或锁骨上窝等处,并同时用力擎举上肢或做扩胸扳法,以减轻喉头水肿和疼痛,有利于呼吸、进药与饮食。主治急性乳蛾(腭扁桃体炎、水肿)等喉科急症。此法已濒于失传。

(八)通鼻窍

通鼻窍是针对鼻窍不通的治法。传统推拿治疗鼻塞不通,一是局部取穴,按揉鼻和鼻窦附近的腧穴,如迎香、睛明、山根、印堂、攒竹、神庭、上星等;二是采取摩顶法,《千金要方》和《外台秘要》均以摩顶、摩囟上治疗鼻塞流涕。《太平圣惠方》也以摩顶膏治疗成人和小儿的鼻塞。

(九)通脑窍

通脑窍是针对清窍不通的治法。汉代张仲景的《金匮要略》就已记载以手法为主抢救自缢死。《肘后方》以掐人中(水沟穴)取醒抢救卒死尸厥。小儿推拿中抢救急惊风往往采用掐老龙、十宣、端正、威灵息风开窍。中医临床救治中风的实践也证实早期推拿干预能醒脑开窍,对脑血管意外患者预后有重要作用。

(十)通毛窍

通毛窍是针对腠理不通的治法。《万寿仙书》指出:"按摩法能疏通毛窍,能运旋荣卫。"皮肤毛窍是人体内外物质交换的途径之一,也是祛邪外出的通道。毛囊、皮脂腺堵塞不通,会引起粉刺、疮疖等皮肤疾病。推法、擦法、摩法、拍法、膏摩等法均有助于宣通腠理。

三、补法

补法是补益机体诸多不足的治法。补法适用于虚证。《内经》曰:"虚则补之""损者益之"。气补法能焕发或振奋人体各部器官组织,使其机能旺盛。推拿作为一种外治法,其补法的机制与中药内服之补法的补气、养血、滋阴、壮阳、益精有所不同。

(一)整体调整脏腑

通过经络的整体调整作用和腧穴的特异性作用,起到益肾、健脾等振奋脏腑机能的作用。典型的推拿操作法有摩腹,摩丹田,掌振丹田,掌振心俞,按揉肾俞、脾俞、心俞、肺俞、肾俞、中脘、气海、关元等。一指禅推拿流派治疗"劳倦内伤",内功推拿流派治疗"虚劳""肺痨",都体现了扶正补虚的整体观。

(二)局部流通气血

通过推拿手法的行气活血作用,使全身血液重新分配,解决局部血虚症状。《素问·调经论》曰:"神不足者,视其虚络,按而致之……按摩勿释,著针勿斥,移气于不足,神气乃得复。"《素问·举痛论》曰:"寒气客于背俞之脉则脉泣,脉泣则血虚,血虚则痛,其俞注于心,故相引而痛,按之则热气至,热气至则痛止矣。"针对"脉泣则血虚"的病机,推拿"虚络"或特定腧穴以补虚,即通过推拿治疗局部气血不足之虚证。如颈项部的一指禅推法、拿法、拔伸法可改善脑部的血液供应,治疗椎基底动脉供血不足之眩晕等。

（三）借助药物外治

借助药物外治，以达到补益的目的是推拿学的特色之一。选用具有补益作用的药物，炼制成膏，以手法操作助药力渗透，使药物经皮吸收，起到补益作用，最典型的是膏摩法。如《圣济总录》的"大补益摩膏"，《韩氏医通》的"外鹿髓丸"。《兰台轨范》亦有"有人专用丹溪摩腰方治形体之病，老人虚人极验"的记载。

实施补法，可以运用一指禅推法、缠法、摩法、擦法等推拿手法。

至于手法与补法的关系，《按摩十法》指出："按摩诸术，与金针之迎随补泻无二理。"即与针灸的"迎随""九六"补泻法没有两样。而摸法、推法、剁法、敲法等均有补泻之分。如推法中的补法，就是顺经络方向推之为补，即《内经》"随而济之"之意。清代小儿推拿著作多强调"缓摩为补"。《一指禅推拿说明书》认为缠法属于补法。

四、泻法

《灵枢·经脉》的"盛则泻之"，也称实则泻之，是广义的泻法，泛指驱邪外出之法。驱邪的途径有多种，发汗、催吐、排痰、通便、利尿均为泻法。《按摩十法》说："补泻不明，则按摩不灵。"古人认为按摩推拿主要有泻的作用。《圣济总录》论述按摩的作用时指出："大抵按摩法，每以开达抑遏为义。开达则壅蔽者以之发散，抑遏则慓悍者有所归宿。"《景岳全书》记载："导引可逐客邪于关节，按摩可驱浮淫于肌肉。"

推拿之泻法，一些内容已包含在本节的汗法、散法、清法等治法中，这里重点介绍针对里实证的泻下（攻下）法，主要有通便法和利尿法。

（一）通便法

通便法是一种通过增强肠蠕动，促进大便排出的治法。《素问·阴阳应象大论》曰："中满者，泻之于内。"通便法针对胃肠实热积滞，燥屎内结，便秘不通、腹内结块、腹中疼痛、形体肥胖等里实之证，有通腑导滞、泄热排毒、减肥瘦身等功效。推拿通便主要通过两条途径：

第一，在腹部操作，直接刺激胃肠道，以顺时针方向摩揉腹部为主，重点在乙状结肠部操作，或选用抄腹震荡等手法；

第二,刺激有通腑排便作用的腧穴,如足三里、支沟、天枢、八髎、大肠俞等,通过增强胃肠道的蠕动功能来实现。

(二)利尿法

利尿法是通过手法刺激促进排尿的治法。利尿法针对小便不畅、小便不通之证,如术后、产后尿潴留等,也可通过促进小便而祛邪排毒。推拿利尿主要通过三条途径:

第一,是在下腹部操作,揉摩小腹,按压关元、中极、水道、归来,从上往下推压腹部中线,直接刺激膀胱,以利膀胱收缩而排尿。

第二,是在骶部操作,按揉腰骶角,按揉八髎、小肠俞、膀胱俞、中膂俞,通过神经-经络反射作用,调节膀胱括约肌与逼尿肌的协同作用来实现排尿。

第三,是按揉股内收肌群和手法刺激三阴交、阴陵泉、昆仑等腧穴,通过经络系统增强泌尿功能。

五、汗法

汗法是指通过开泄腠理、调和营卫、发汗祛邪以解除表证的治疗方法,亦称解表法。汗法还有退热、透疹、祛风湿等作用。最初的汗法用于外感表证。《厘正按摩要术》认为:"是法于风寒外感最宜。"随着适应范围不断扩大,凡一切病邪在肌表,腠理闭塞之证,皆可用汗法治之。

《素问》有"其在皮者,汗而发之""体若燔炭,汗出而散"的记载。《素问·热论》曰:"伤寒一日,巨阳受之,故头项痛,腰脊强。二日阳明受之,阳明主肉,其脉侠鼻络于目,故身热目疼而鼻干,不得卧也。三日少阳受之,少阳主胆,其脉循胁络于耳,故胸胁痛而耳聋。三阳经络皆受其病,而未入于脏者,故可汗而已""其未满三日者,可汗而已;其满三日者,可泄而已。"

汗法的适应病证主要是表实证(太阳表证),表现为脉浮紧无汗、恶寒发热、头项强痛、身疼腰痛,通过发汗,开泄腠理,疏通毛窍,可使病从表解。汗法还可以用于邪郁肌表的痱子、毛囊炎等皮部病证。

推拿疗法中的汗法,常采用擦法、推法、点法、拿法、熨法等刺激较强的手法直接取汗,一般多在背部足太阳膀胱经、项部等部位操作,也采用膏摩的方法,或配合冬青膏、麻油、葱姜汁等介质推拿。汗法操作后腠理疏松,应注意温覆避风。

六、和法

和者,调和也。"和"是人体阴阳、气血、营卫、筋骨、脏腑、情志的动态平衡与和谐状态。《素问·生气通天论》云:"是以圣人陈阴阳,筋脉和同,骨髓坚固,气血皆从。如是则内外调和,邪不能害,耳目聪明,气立如故。"《灵枢·本脏》云:"血和则经脉流行,营覆阴阳,筋骨劲强,关节清利矣。卫气和则分肉解利,皮肤调柔,腠理致密矣。志意和则精神专直,魂魄不散,悔怒不起,五脏不受邪矣。寒温和则六腑化谷,风痹不作,经脉通利,肢节得安矣。此人之常平也。"

"常平"是生命的理想状态。人一旦脏腑功能失衡,气血阴阳不调,升降出入紊乱,即失去或偏离了"常平"状态,就是病了。其治疗大法,就是"和法"。即使偏离和谐功能状态的矛盾双方复归于"常平"。故《素问·至真要大论》曰:"谨察阴阳所在而调之,以平为期。"《素问·汤液醪醴论》曰:"平治于权衡。"也就是《汉书·艺文志》方技略经方类小序说的"以通闭解结,反之于平"。

广义的"和法"比较抽象。凡平衡阴阳,双向调节,均为和法。因推拿八法中已单列"补法""泻法",且有形之邪,可以温、通、汗、清诸法治之,所以这里的"和法"适用于既非正气虚损,又非邪气侵害,也无内生的痰浊、瘀血、食积之类,主要针对无形之邪或单纯性脏腑功能失调性疾病,也可用于调整亚健康状态。和法的推拿手法,一般宜柔和、温和、平稳、均匀,先重后轻,由重入轻,轻重有度,徐疾适中,平补平泻。

(一)调和气血

《素问·调经论》曰:"血气不和,百病乃变化而生。"《灵枢·终始》曰:"故泻者迎之,补者随之,知迎知随,气可令和。和气之方,必通阴阳。"《厘正按摩要术》云:"周于蕃曰:'揉以和之。'揉法,"以手宛转回环,宜轻宜缓,绕于其上也。是从摩法生出者。可以和气血,可以活筋络,而脏腑无闭塞之虞矣。"常用调和气血的手法有推法、摩法、揉法、动脉按压法、摇法等。

(二)和络舒筋

或久病入络,或劳损伤筋,而致筋急筋挛,筋翻筋短,牵掣作痛,甚则进一步引起内、妇科等诸多病证,当以推拿手法舒而缓之,松以和之,恢复经筋的正常弹性和运动功能,达到《素问·生气通天论》所说的"筋脉和同"状态。推拿治疗肌肉痉挛疼痛等经筋病证,通常直接刺激病变肌群,有时也采用治疗拮抗肌的办法。常用的缓急舒筋手法有按压法、接法、拔伸法、拿法、弹拨法、叩击法等。

(三) 整复骨缝

脊柱、关节因各种原因而偏离常位,其微小者中医称为骨错缝。其急性者可能由单纯性的外力所致,而慢性者多与椎管外软组织损害关系密切。这种错缝能产生急慢性疼痛,或刺激周围的神经而产生类似于内脏疾病的征象。而 X 线或 CT 检查都无异常改变,临床可见局部的关节失和,更常见多关节、多脊柱节段的失和。推拿治疗之法,急性者可直接以关节复位手法或松动手法矫正,慢性者则往往需要治疗特定部位的软组织,达到筋柔骨正,动态平衡。

(四) 和解少阳

病在半表半里,寒热往来,古有和解少阳之法。推拿亦有类似小柴胡汤的功用。《推拿捷径》"推拿代药骈言"云:"往来寒热,分阴阳,则汤代柴胡。"推拿操作可取手足少阳经和章门、期门、间使等腧穴,搓胁、擦胁肋,小儿推拿复合操作法中的按弦走搓摩亦可采用。

(五) 调和胃肠

适用于胃肠不和之证。《素问·逆调论》曰:"胃不和则卧不安。"推拿对于胃肠运动功能的作用,可用双向调节来概括。可使因胃肠蠕动亢进而便溏泄泻者止泻,亦可使胃肠蠕动抑制而便秘不通者通便。推拿对于消化腺的分泌也有双向调节作用。手法多取揉法、摩腹法、搓法、擦胁肋法。《石室秘录》主张摩腹"不可缓,不可急,不可重,不可轻,最难之事,总以中和为主"。

(六) 和气安神

推拿有很好的调和情志、宁心安神作用,对失眠症疗效颇佳。其治疗方法除了取具有宁心安神作用的腧穴,如神门、心俞等外,更重要的是通过放松全身肌肉来放松情绪,最后集中在头面部或腹部操作。手法宜由重到轻,平稳轻柔。

七、散法

《素问·至真要大论》有"抑者散之""结者散之"的记载。《素问·阴阳应象大论》曰："其实者,散而泻之。"《景岳全书·论治》云："散者能驱散风邪暑湿之气,掳阴寒湿浊之毒,发散四肢之壅滞,除剪五脏(之)结伏,开肠和胃,行脉通经,莫过于散也。"

散,消散,发散也。散法既针对有形之结,如包块、瘰疬、积聚,为"结者散之";亦可治疗无形之结,如肝气郁结、忧郁症,所谓"抑者散之"。

(一)散气血凝结

《修昆仑证验》有"揉积"专论,认为病之稍显者,如皮紧、面鼓、项粗,稍重者如手足麻木、瘫痪、瘰疬、噎膈、耳聋、目糊,以及头尖、背驼、肩耸、手足瘘癖等衰老症状,其病根皆在于"气血凝结"之"积"。而消"积"之法,莫过于"揉"。"凡有积滞,无不宜揉""通则无积"。揉的部位主要在头面部,尤以颊车为重点,其次有眉心、百会、目眦、耳门、山根、颧髎,另外也很重视海底(会阴部)。《医宗金鉴》云:"气血郁滞,为肿为痛,宜用按摩法,按其经络,以通郁闭之气,摩其壅聚,以散瘀结之肿,其患可愈。"并提出了用"振梃"拍击治疗"受伤之处,气血凝结,疼痛肿硬"的具体方法。

(二)散经筋之结

筋结,主要指肌肉、肌筋膜张力过高之肌紧张、肌痉挛。一般可用手法触摸确诊,可见僵硬、结节、条索、肿胀等。治疗主要在压痛点、反应点行按压、揉、拿、缠、拔伸、弹拨、拍打等法。除了严重的肌挛缩无法逆转以外,大多数筋结均可经推拿而软坚散结。

(三)散脏腑癥结

《石室秘录》云:"脏腑癥结之法,以一人按其小腹揉之,不可缓,不可急,不可重,不可轻,最难之事,总以中和为主。揉之数千下乃止,觉腹中滚热,乃自家心中注定病,口微微嗽津,送下丹田气海,七次乃止。如是七日,癥结可消。"

清代《按摩经》记载:"脐下气海穴,按之如石,此寒结气聚,积而不散,令人身困肢弱,昼夜不安。用手法按、摩、揉、振之引腰痛、外肾紧按切无度,觉气发散,有余热投四肢,病块消矣。"

(四) 散肝气郁结

针对无形之结,如肝气郁结,情志抑郁,其推拿治疗亦宜散法主之。手法有拍打法、搓法、揉法、摩法、擦法、缠法等。

八、清法

《素问·至真要大论》曰:"热者寒之""温者清之。"清者,清其热也。清法是针对热邪,通过清热泻火,以清除外感、内生之热邪的治法。清法适用于外感热邪入里;或风、寒、湿之邪入里化热;或七情过极,气机失调,郁而化火;或痰湿瘀血,饮食积滞,积蓄化热;或阴液不足,阴虚阳亢等所致的里热证。不同的里热证临床表现虽然不尽相同,但都常见有发热、口渴、面红目赤、烦躁不宁、小便短赤、大便干燥、舌红苔黄而干燥、脉数等症状。

推拿清热,无药物苦寒伤及脾胃之虞。手法多以摩擦类、挤压类为主。介质多取凉开水、葱汁、滑石粉等。《幼幼集成》有以手法为主治疗小儿里热的"清里法""一切诸热,皆能退去"。

(一) 清营凉血

适用于里热证中属于营血热盛者。推拿操作有逆经重推脊柱,退下六腑等。清代《按摩经》有一种特殊的按压动脉法,按压或踩踏股动脉、腋动脉等大动脉搏动处片刻后突然抬起,以引"邪热下行",患者可感觉"热气下降""邪热下行如风",以达到"止沸去薪"之目的。

(二) 清热祛暑

适用于伤寒、温病及暑病气分热盛之里热证。以大热、大汗、大渴、脉洪大为临床要点。推拿操作选用按揉风池、太阳、大椎、肩井,推天柱骨等。

(三) 清腑导滞

适用于脏腑及其经脉热盛之里热证,包括心肺热盛、肝胆湿热、胃肠实热等。

推拿操作时,应根据病变脏腑选择性地按揉心俞、肺俞、肝俞、胆俞、胃俞、大肠俞,顺时针方向摩腹,按揉次髎,小儿推拿中的"清五经""退下六腑"等操作法均可选用。

(四)滋阴清热

适用于阴虚火旺之虚热证。虚热与劳倦内伤、气血虚弱有关。推拿治疗,可借鉴一指禅推拿流派治疗劳倦内伤法和内功推拿法治疗,以肾经、脾经、任脉为主,取涌泉、太溪、气海、关元、丹田、背部五脏俞和膏肓俞等。小儿推拿中的"水底捞月""清天河水"亦可选用。

推拿治疗八法是推拿临床的总治法,每一治法各有其特定含义,针对特定的病机。推拿临床的病证复杂多端,病机的复杂性决定了绝大多数病证都不可能仅靠一法取效。通过法与法之间的关联配合,可以衍生出适应各种具体证候的治法。所以应用"推拿八法"必须灵活,而且往往需要组合为用。

第三节 耳鼻喉科的推拿治疗

一、耳鸣耳聋

耳鸣是指患者自觉耳内鸣响而周围环境并无相应的声源。耳聋是指不同程度的听力减退,甚则听觉完全丧失。西医学中高血压、内耳淋巴炎、结核、肿瘤等均可导致耳鸣、耳聋,临床还可见神经性、癔病性耳鸣、耳聋,药物中毒及外伤性耳鸣、耳聋。

(一)病因病机

耳鸣、耳聋概括起来原因可分为外感和内伤两类。外感风热、巨响暴震、肝火上扰、痰火壅塞所致者皆属实证,而脾胃虚弱、肝肾亏虚所致者皆属虚证。

1.实证

(1)外感风热:外感风热或外感风寒郁久化热,热邪上攻,清窍受阻,乃成耳鸣、耳聋。

（2）肝火上扰：情志抑郁，肝失疏泄，气郁化火，火逆上壅，阻塞清窍，发为耳鸣、耳聋。

（3）痰火壅塞：过食肥甘厚味，内生痰浊，聚而不化，郁久生热，痰热上壅，蒙蔽清窍，发为耳鸣、耳聋。

．2.虚证

（1）脾胃虚弱：脾胃虚弱，生化无权，气血生化之源不足，或脾虚阳微，清气不升，故成耳鸣、耳聋。

（2）肝肾亏虚：年老体虚，或劳欲过度，或久病大病之后，肝肾亏虚，阴精虚耗，不能荣养清窍，或肝肾阴虚，虚火上扰，清窍被蒙，故为耳鸣、耳聋。

（二）临床证候

1.实证

耳鸣、耳聋多于情绪变化后加重，烦躁易怒或伴头身重痛、眩晕，胸闷痰多，口苦咽干，舌暗红，苔黄，脉弦数，或浮数，或滑数。

2.虚证

耳鸣、耳聋于劳累后加重，头晕目眩，伴腰膝酸软，遗精盗汗，口干口渴，舌红，苔薄，脉细数；或伴纳呆，气短，神疲，面色㿠白，舌淡，苔薄，脉沉弱无力。

（三）鉴别诊断

药物性耳鸣耳聋：链霉素类药物，其不良反应表现为损伤内耳迷路，故此类药物性耳鸣、耳聋皆有相关药物服用及长期接触史。

（四）推拿治疗

1.实证

法则：疏风清热，化痰降火。

手法：一指禅推、揉、按、鸣天鼓、抹、擦等。

选穴：耳门、听宫、听会、风池、翳风、风府、大椎、华佗夹脊、曲池、合谷等。

操作：

（1）推拿头面：以示、中指揉颈项两侧华佗夹脊、风池、风府穴约5分钟；以大指或鱼际自患者额中经攒竹过眉弓抹至太阳，往返5次；以一指禅推耳门、听宫、听会,指按翳风穴各1分钟;以鸣天鼓手法击打耳背3次。

患者仰卧位,医者坐在患者头端。

(2)指按腧穴:指按曲池、合谷穴1分钟。

患者坐位,医者坐在患者身侧。

(3)推拿颈项:一指禅推风池、风府、华佗夹脊穴等,以小鱼际擦大椎5~7遍,手法要求以局部潮红、微汗为度。

患者坐位,医者站在患者身后。

(4)辨证施治:①肝火上扰者,加揉肝俞、太冲,拿太溪、昆仑;②痰火壅塞者,加揉大杼、肺俞,弹拨丰隆。

2.虚证

治则:补肾益精,益气升清。

手法:一指禅推、揉、摩、振、鸣天鼓、抹等。

选穴:翳风、听宫、听会、风池、耳门、风府、华佗夹脊、神阙、关元、气海、上脘、中脘、下脘等。

操作:

(1)推拿头面:操作同实证。

(2)腹部推拿:以神阙为中心,单掌施以摩腹法,自内向外、自右向左逐渐扩大至上中下脘及气海、关元等穴,往复5~10遍;以指振法施于关元、气海穴各半分钟,以温热透入少腹为佳。

以上患者仰卧位,医者站在患者身侧。

(3)辨证施治:①脾胃虚弱者,加指揉足三里,弹拨足三里、阴陵泉;②肝肾亏虚者,加揉阴陵泉、三阴交、涌泉,以小鱼际擦肝俞至肾俞。

二、鼻渊

鼻渊是指以鼻流浊涕、量多不止为主要特征,并常伴头痛、发热、鼻塞及嗅觉减退等症状的疾病,相当于西医学的急慢性鼻窦炎。

(一)病因病机

鼻渊起病急骤,实证居多,多因外感风热、内冷化热或身存肝胆湿热引起,日久迁延不愈或失治,引起全身脏器功能虚弱,则变为慢性虚证。

1.实证

(1)外感风热:外感风热或外感风寒,阳经不利,肺气蕴积于鼻则津液壅塞,郁久化热,蒸腐鼻窦肌膜,浊涕内生,发为鼻渊。《奇效良方》中有:"鼻之为病不过风热而已。"

(2)肝胆湿热:身有肝胆湿热,留恋未去,外有风寒束表,邪热不去,肝胆移热于脑,则精津不固,脑液下渗,化为浊涕不已,发为鼻渊。早在两千多年前的中医经典《内经·素问气厥论篇》中即有:"胆热移于脑则辛频鼻渊。"《圣济总录·鼻门》中详细论述《内经》中胆热移于脑造成鼻渊的成因时说:"胆移邪热上入于脑,则阴气不固,而藏者泻矣""故脑液下渗于鼻,其证浊涕不已,若水之有渊源也。"

2.虚证

(1)肺脾气虚:肺脾气虚,卫外不固,生化无源,一旦外邪侵袭,正难胜邪,则发生余邪不去,日久正气虚损,肺失宣降,脾失运化,清气不升,浊阴难降,壅塞孔窍,发为鼻渊。《灵枢·本神》中说,"肺气虚则鼻塞不利,少气",说明了虚证鼻渊与肺的关系。《东垣十书·外科精义》中又有"若因饥饱劳役,损脾胃,生发之气既弱,其营运之气不能上升,邪塞此窍,故鼻不利而不闻香臭矣",说明了虚证鼻渊与脾胃的关系。

(2)肾虚邪毒:实证鼻渊失治或迁延日久,损耗人身精津,或有房欲过度、肾精虚损之人,外感风热邪毒,表证与虚火相加,上炎肺道腐蒸鼻窦肌膜,邪塞孔窍,浊阴外渗,发为鼻渊。

虚证鼻渊虽与肺、脾、肾三脏精气亏损密切相关,但总有外邪侵袭才能发病,是此证的又一特点。正如《医学正传》中所言:"触冒风寒,始则伤于皮毛,而成鼻塞不通之候……久而不已,名曰鼻渊,此为外寒束内热之症也。"

(二)临床证候

1.实证

鼻塞流涕,初起清稀,后色黄黏稠,自觉腥臭,呼吸不利,眉间、眶上内壁、上颌面、上列磨牙、头顶、后枕等处叩击痛。多伴发热头痛,恶寒,口苦咽干不欲饮,夜寐欠安,大便干结或秽臭灼热,小便黄赤臊臭等,舌红,苔薄黄,脉浮数或弦数。

2.虚证

有反复发作之急性鼻渊史,鼻溢脓浊臭涕,持续不断。头昏胀痛,鼻咽不适,伴身倦乏力,少气懒言,或有咽干不欲饮,腰膝酸软,盗汗,齿松等,舌淡,苔薄,脉濡缓或细数。

(三)鉴别诊断

1.鼻炎

鼻炎亦有急性、慢性鼻炎之分,为鼻部黏膜的急、慢性炎症,多为感冒之先兆。初起症状为鼻塞、鼻流少量清涕、全身不适等。检查可见鼻黏膜充血、肿胀,有少量分泌物,或兼体温升高。X光片多无变化。一般按感冒治疗后,1周内可消退。

2.鼻窦炎

急慢性鼻炎若迁延失治,引发急性鼻窦炎,则此时鼻腔分泌物变多且多为脓性,鼻窦在体表投影点叩击痛,如眉间(额窦体表投影点)、眶上内壁(筛窦、蝶窦)处叩击痛,上列磨牙(上颌窦相关位置)处叩击痛。X光片可明确诊断。

(四)推拿治疗

1.实证

治则:疏风清热,排脓通窍。

手法:一指禅推、揉、运、擦、拿、点、按、弹拨等。

选穴:大椎、印堂、百会、风府、风池、阳白、鱼腰、目内眦、迎香、曲池、合谷、后溪、临泣、阳陵泉、肩井等。

操作:

(1)推拿颈肩:以右掌小鱼际自风府擦至大椎,往返5~7遍;接双侧肩井7~10次,拿风池半分钟,再行拿肩井1次;指揉风府、风池各1分钟。

(2)指揉腧穴:指揉曲池、合谷、后溪,每穴1分钟。

以上患者坐位,医者站在患者身后。

(3)推拿头面:一指禅推印堂至百会,往返5~7遍;指按鱼腰、印堂、阳白、迎香、目内眦、足临泣各1分钟;指运印堂过肩弓至太阳,往返5~7遍结束。

患者仰卧位,医者坐在患者头端。

(4)弹拨阳陵泉:弹拨阳陵泉3次。

患者仰卧位,医者站在患者身侧。

2.虚证

治则:健脾益肾,通窍排脓。

手法:一指禅推、揉、运、擦、拿、点、按、弹拨等。

选穴:大椎、印堂、百会、风府、风池、足临泣、肩井、阳陵泉、曲池、合谷、迎香、阳白、鱼腰、目内眦、后溪、神阙、上中下脘、气海、关元、三阴交、阴陵泉、肺俞至肾俞等。

操作:

(1)推拿颈肩头面:操作见实证。

(2)腹部推拿:单掌以神阙为中心,自内向外施以摩腹,往复7~10遍,过上中下脘及气海、关元等穴。

(3)弹拨下肢:弹拨三阴交及阴陵泉各半分钟。

以上患者仰卧位,医者站在患者身侧。

(4)揉背部:揉肺俞至肾俞往复3~5遍结束。

患者俯卧位,医者站在患者身侧。

三、咽喉炎

咽喉炎是指咽部黏膜与黏膜下组织、喉黏膜及声带的急性病变,若单独发病则分别称为咽炎、喉炎。急性咽喉炎的发病原因主要是感染病毒和细菌所致,以冬、春季最为多见。慢性咽喉炎主要是急性咽喉炎治疗不彻底而反复发作,转为慢性,或是因为患各种鼻病,鼻窍阻塞,长期张口呼吸,以及物理、化学因素、颈部放射治疗等经常刺激咽喉部所致。

(一)病因病机

正常鼻咽腔内常有甲型溶血性链球菌、葡萄球菌、肺炎双球菌存在,故咽喉炎多为上述细菌、流感杆菌或病毒所感染,传染途径多为飞沫或直接接触。咽喉炎其病因多为感冒受凉或过热,室温高而湿度不足,疲劳,烟酒过度,受空气污染的长期刺激,也是鼻窦炎继发或某些急性传染病如麻疹、百日咳、猩红热等的前驱症状。一旦身体抵抗力降低,细菌及病毒皆可乘虚侵袭而致病。

(二)临床证候

咽部干燥、灼热,随之咽部发痒,咳嗽,痰少而黏,吞咽不适,有的伴寒战、高热、喉部灼痛,舌红,苔薄,脉数。

(三) 鉴别诊断

(1)白喉:全身症状明显,咽喉部检查可见灰白色、不易拭落的假膜,分泌物涂片或细菌培养可找到白喉杆菌。

(2)喉癌:多发于喉的前部,声嘶发展迅速,可见一侧声带运动障碍或呼吸不畅。

(3)癔病性失音:突然声嘶,与情绪变化有关,但哭、笑、咳嗽声正常。

(四) 推拿治疗

1.急性咽炎

治则:疏风清热,解毒利咽。

手法:援、一指禅推、点揉、拿、抖、拍、掐、揉拿。

选穴:少商、合谷、尺泽、关冲、外关、曲池。

操作:

(1)推拿肩臂:在肩部施以援法1分钟;掐双侧少商、关冲各1~2分钟;点揉双侧外关、尺泽各1分钟;拿曲池、合谷各1分钟;揉拿手三阳和手太阴经,往返20次;抖双侧上肢。

(2)推拿背部:在上背部施以援法2分钟,拍肩背部。

以上患者坐位,医者站在患者身侧或身后。

(3)辨证施治:①兼见恶寒发热者,加点揉大椎2分钟,拿风池、拿肩井各2分钟;②兼见头痛者,加揉太阳,点头维、角孙各1分钟,扫散法、拿五经1分钟。

2.急性喉炎

治则:疏风解表,宣肺开音。

手法:一指禅推、按、揉、拿、擦。

选穴:人迎、水突、风池、哑门、膻中、大椎、大杼、风门、中府、云门、风府、肩井、合谷等。

操作:

(1)禅推腧穴:一指禅推大椎及双侧风池、大杼、风门、肺俞,每穴2分钟。

患者坐位,医者站在患者身后。

（2）禅推腧穴：一指禅推双侧中府、云门、膻中、人迎、水突各2分钟。

（3）推拿肩臂：拿肩井、合谷、曲池各1分钟。

以上患者仰卧位，医者站在患者身侧。

（4）辨证施治：兼见咽痛者，加掐少商。

参考文献

[1]刘蓬主编.实用中医耳鼻喉科学[M].北京:中国中医药出版社.2020.

[2]张勉主编.中医灼烙法治疗咽喉疾病[M].南宁:广西科学技术出版社.2020.

[3]袁颖,都广礼主编.方药学[M].上海:上海科学技术出版社.2020.

[4]张治成主编.耳鼻喉疾病的中西医治疗技术[M].北京:科学技术文献出版社.2019.

[5]王士军主编.新编临床中医治疗学[M].天津:天津科学技术出版社.2019.

[6]黄春华等主编.实用临床儿科疾病诊治精要上第2版[M].长春:吉林科学技术出版社.2019.

[7]吴剑坤主编.患者用药咨询手册[M].北京:人民卫生出版社.2019.

[8]周宿志主编.中医眼科和耳鼻喉科学四易口诀[M].北京:中国医药科技出版社.2018.

[9]刘楚玉主编.中医眼科学[M].北京:科学出版社.2018.

[10]张卫娟,周猛,宋捷主编.临床中医综合治疗学[M].天津:天津科学技术出版社.2018.

[11]张金莲主编.中成药学[M].北京:中国中医药出版社.2018.

[12]刘大新主编.悟岐黄之道疗五官之疾刘大新教授学术探源[M].北京:中国中医药出版社.2018.

[13]甘笃,俞东青,杨华元主编.砭术学[M].北京:中国医药科技出版社.2018.

[14]韩仲成.印会河抓主症验案汇解[M].北京:中国中医药出版社.2018.

[15]施杞主编.名师之道[M].北京:科学出版社.2018.

[16]杨淑荣主编.疑难杂症效验秘方系列第2辑耳鼻喉疾病效验秘方[M].北京:中国医药科技出版社.2017.

[17]江育仁,王玉润编.高等医药院校教材中医儿科学供中医专业用[M].上海:上

海科学技术出版社.2017.

[18]钮晓红,刘万里主编.外科常见病外治疗法[M].北京:中国中医药出版社.
2017.

[19]李国勇等编著.实用临床耳鼻咽喉疾病学上[M].长春:吉林科学技术出版社.
2017.

[20]李光新等主编.临床外科诊治精要下[M].长春:吉林科学技术出版社.2017.

[21]郑心主编.中西医结合职业病学[M].济南:山东科学技术出版社.2017.

[22]李浩,李凡成,刘元献主编.耳鼻喉科常见病中医特色疗法[M].河北:人民卫
生出版社,2020.

[23]汪冰等主编.中医五官科外治法[M].济南:济南出版社,1999.

附方药索引

二画

二陈汤(《太平惠民和剂局方》):半夏　橘红　白茯苓　甘草

十全大补汤(《太平惠民和剂局方》):人参　肉桂　川芎　地黄　茯苓　白术　炙甘草　黄芪　白芍药　当归

八珍汤(《正体类要》):当归　川芎　白芍药　熟地黄　人参　白术　茯苓　甘草

九一丹(《药蔹启秘》):熟石膏　红升丹　两药比例为9:1

三画

三拗汤(《太平惠民和剂局方》):甘草　麻黄　杏仁　生姜

三甲复脉汤(《温病条辨》):干地黄　生白芍　麦冬　生牡蛎　阿胶　生鳖甲　生龟板　炙甘草

大补元煎(《景岳全书》):人参　炒山药　杜仲　熟地黄　当归　枸杞子　山茱萸　炙甘草

川芎茶调散(《太平惠民和剂局方》):川芎　荆芥　白芷　羌活　甘草　细辛　防风　薄荷

小续命汤(《普济方》):麻黄　木香　缩砂仁　人参　川芎　甘草　杏仁　汉防己　桂心　北防风　附子　川乌　白芍药　黄芩　独活

四画

天麻钩藤饮(《杂病证治新义》):天麻　钩藤　石决明　栀子　黄芩　川牛膝　杜仲　益母草　桑寄生　夜交藤　茯神

五味消毒饮(《医宗金鉴》):金银花　野菊花　蒲公英　紫花地丁　紫背天葵子

五苓散(《伤寒论》):猪苓　茯苓　泽泻　肉桂　白术

贝母瓜蒌散(《医学心悟》):贝母　瓜蒌　天花粉　茯苓　橘红　桔梗

月华丸(《医学心悟》):天冬　麦冬　生地黄　熟地黄　山药　百部　沙参　贝母　茯苓　三七　獭肝　菊花　桑叶　阿胶

丹栀逍遥散(《内科摘要》):柴胡　白芍　茯苓　当归　白术　甘草　生姜　薄荷　牡丹皮　栀子

六味地黄丸(《小儿药证直诀》):山萸肉　干山药　泽泻　牡丹皮　茯苓　熟地黄

六味汤(《喉科秘旨》):荆芥　防风　桔梗　僵蚕　薄荷　甘草

六神丸(《雷氏方》):中成药,处方略

六君子汤(《妇人良方》):人参　白术　茯苓　炙甘草　陈皮　半夏

少阴甘桔汤(《外科正宗》):桔梗　甘草　陈皮　川芎　黄芩　柴胡　玄参　羌活　升麻

双解通圣散(《医宗金鉴》):防风　荆芥　当归　白芍(炒)　连翘(去心)　白术(土炒)　川芎　薄荷　麻黄　栀子　黄芩　石膏(煅)　桔梗　甘草　滑石

五画

正骨紫金丹(《医宗金鉴》):丁香　木香　血竭　儿茶　熟大黄　红花　当归　莲肉　茯苓　丹皮　白芍　甘草

正容汤(《审视瑶函》):羌活　白附子　防风　秦艽　胆南星　白僵蚕　制半

夏　木瓜　甘草　茯神

玉屏风散(《丹溪心法》)：黄芪　白术　防风

甘露消毒丹(《温热经纬》)：白豆蔻　藿香　绵茵陈　滑石　木通　石菖蒲　黄芩　川贝母　射干　薄荷　连翘

左归丸(《景岳全书》)：熟地黄　炒山药　山茱萸　枸杞子　川牛膝　制菟丝子　鹿角胶　龟板胶

右归丸(《景岳全书》)：熟地黄　炒山药　山茱萸　枸杞子　制菟丝子　鹿角胶　当归　杜仲　制附子　肉桂

龙虎二仙汤(《时疫白喉捷要》)：龙胆草　生地黄　生石膏　犀角　牛蒡子　板蓝根　知母　玄参　马勃　木通　黄连　焦栀子　黄芩　僵蚕　大青叶　粳米　甘草

龙胆泻肝汤(《医方集解》)：龙胆草　栀子　黄芩　泽泻　木通　车前子　当归　柴胡　生地黄　甘草

归脾汤(《济生方》)：人参　炒白术　黄芪　茯神　龙眼肉　当归　远志　炒酸枣仁　木香　炙甘草　生姜　大枣

四物汤(《太平惠民和剂局方》)：当归　熟地黄　白芍　川芎

四物消风饮(《外科证治》)：生地黄　当归　赤芍　川芎　荆芥　薄荷　柴胡　黄芩　甘草

四君子汤(《太平惠民和剂局方》)：人参　白术　茯苓　甘草

生肌散(《医宗金鉴》)：煅石膏　血竭　乳香　轻粉　冰片

生脉散(《内外伤辨惑论》)：人参　麦冬　五味子

仙方活命饮(《校注妇人良方》)：穿山甲　天花粉　甘草　乳香　白芷　赤芍　贝母　防风　没药　炒皂角刺　当归尾　陈皮　金银花

半夏厚朴汤(《金匮要略》)：半夏　厚朴　茯苓　生姜　苏叶

半夏白术天麻汤(《医学心悟》)：半夏　白术　天麻　茯苓　橘红　甘草　生姜　大枣

加味导赤汤(《麻科活人》)：薄荷　生地黄　木通　元参　车前子　连翘　淡竹叶　黄连

六画

托里消毒散(《外科正宗》)：黄芪　皂角刺　金银花　甘草　桔梗　白芷　川芎　当归　白芍　白术　茯苓　人参

地黄饮(《医宗金鉴》)：生地黄　熟地黄　首乌　当归　丹皮　玄参　白蒺藜　僵蚕　红花　甘草

耳聋左慈丸(《重订广温热论》)：熟地黄　淮山药　山萸肉　牡丹皮　泽泻　茯苓　五味子　磁石　石菖蒲

百合固金汤(《医方集解》)：生地黄　熟地黄　麦冬　百合　贝母　当归　白芍　甘草　玄参　桔梗

至宝丹(《太平惠民和剂局方》)：生乌犀屑　朱砂　雄黄　生玳瑁　琥珀　麝香　龙脑　金箔　银箔　牛黄　安息香

血府逐瘀汤(《医林改错》)：当归　生地　桃仁　红花　枳壳　赤芍　柴胡　桔梗　川芎　牛膝　甘草

会厌逐瘀汤(《医林改错》)：桃仁　红花　甘草　桔梗　生地　当归　玄参　柴胡　枳壳　赤芍

冰硼散(《外科正宗》)：冰片　硼砂　朱砂　玄明粉

安宫牛黄丸(《温病条辨》)：牛黄　郁金　犀角　黄连　朱砂　栀子　雄黄　黄芩　珍珠　冰片　麝香　金箔衣

导赤散(《小儿药证直诀》)：生地黄　木通　竹叶　生甘草梢

导痰汤(《妇人良方》)：半夏　陈皮　枳实　茯苓　甘草　制南星　生姜

如意金黄散(《外科正宗》)：大黄　黄柏　姜黄　白芷　生南星　陈皮　苍术　厚朴　甘草　天花粉

芎芷散(《小儿药证直诀》)：川芎　白芷　细辛　桂枝　制半夏　苍术　厚朴　木通　石菖蒲　炙甘草　陈皮　葱白　生姜

交泰丸(《脾胃论》)：黄连　枳实　白术　吴茱萸(汤泡，微炒)　归尾(酒洗)　大黄

七画

苍耳子散(《济生方》):白芷　薄荷　辛夷花　苍耳子

杞菊地黄丸(《医级》):枸杞子　菊花　熟地黄　山茱萸　山药　泽泻　牡丹皮　茯苓

辛夷清肺饮(《医宗金鉴》):辛夷花　生甘草　石膏　知母　栀子　黄芩　枇杷叶　升麻　百合　麦冬

沙参麦冬汤(《温病条辨》):沙参　麦冬　玉竹　生甘草　桑叶　生扁豆　天花粉

补中益气汤(《脾胃论》):黄芪　人参　白术　炙甘草　当归　橘皮　升麻　柴胡

补阳还五汤(《医林改错》):黄芪　当归尾　川芎　赤芍　桃仁　红花　地龙

附子理中丸(《阎氏小儿方论》):人参　白术　甘草　干姜　附子

八画

青蛤散(《医宗金鉴》):青黛　蛤粉　石膏　轻粉　黄柏　共研细末

青黛散(《赵炳南临床经验集》):青黛粉　黄柏　滑石粉

肾气丸(《金匮要略》):干地黄　山药　山茱萸　泽泻　茯苓　牡丹皮　桂枝炮附子

金黄油膏(《中医耳鼻喉科学》五版教材):如意金黄散加凡士林,配成20%油膏

知柏地黄丸(《医宗金鉴》):山萸肉　怀山药　泽泻　牡丹皮　茯苓　熟地黄知母　黄柏

泻心汤(《金匮要略》):大黄　黄芩　黄连

泻白散(《小儿药证直诀》):桑白皮　地骨皮　甘草　粳米

参苓白术散(《太平惠民和剂局方》):炒扁豆　人参　白术　茯苓　怀山药

莲子肉　薏苡仁　砂仁　桔梗　炙甘草

参附龙牡汤(《世医得效方》):人参　附子　龙骨　牡蛎

参附汤(《正体类要》):人参　附子

细辛膏(《外台秘要》):细辛　蜀椒　干姜　吴茱萸,皂角　附子　猪油　先将各药渍苦酒中一宿,再以猪脂煎至附子呈黄色为止,膏成去滓,俟凝即成

九画

荆防败毒散(《摄生众妙方》):荆芥　防风　柴胡　前胡　川芎　枳壳　羌活　独活　茯苓　桔梗　甘草

栀子清肝汤(《杂病源流犀烛》):栀子　黄连　黄芩　丹皮　菖蒲　柴胡　当归　甘草

牵正散(《杨氏家藏方》):白附子　白僵蚕　全蝎

活血止痛汤(《外科大成》):当归　苏木　落得打　川芎　红花　三七　赤芍　陈皮　地鳖虫　紫金藤

穿粉散(《医宗金鉴》):轻粉(研隔纸微炒)　穿山甲(炙)　黄丹(水飞过)共研极细,香油调敷

养金汤(《类证治裁》):沙参　麦冬　生地黄　知母　杏仁　桑白皮　阿胶　白蜜

养阴清肺汤《重楼玉钥》:玄参　生甘草　白芍　麦冬　生地　薄荷　贝母　丹皮

养心汤(《古今医统》):黄芪　茯苓　茯神　当归　川芎　半夏　炙甘草柏子仁　酸枣仁　远志　五味子　人参　肉桂

除瘟化毒汤(《白喉治法抉微》):桑叶　葛根　薄荷　川贝母　甘草　木通竹叶　金银花　苦丁香　麝香

十画

珠黄青吹口散(《张赞臣临床经验选编》):薄荷　石膏　人中白　犀黄　西瓜

霜　老月石　天竺黄　黄连　青黛　珍珠粉　大梅片　生甘草

桃红四物汤(《医宗金鉴》)：桃仁　红花　川芎　当归　熟地黄　白芍

真武汤(《伤寒论》)：茯苓　白芍　白术　生姜　附子

柴胡清肝汤(《医宗金鉴》)：生地　当归　赤芍　川芎　柴胡　黄芩　栀子　天花粉　防风　牛蒡子　连翘　甘草

柴胡栀子散(《证治准绳》)：柴胡　栀子　牡丹皮　川芎　芍药　茯苓　当归　牛蒡子(炒)　炒白术　甘草

消风散(《外科正宗》)：当归　生地　防风　蝉蜕　知母　苦参　胡麻　荆芥　苍术　牛蒡子　石膏　木通　甘草

凉膈散(《太平惠民和剂局方》)：朴硝　大黄　栀子　黄芩　连翘　薄荷　甘草

益气聪明汤(《证治准绳》)：黄芪　人参　升麻　葛根　蔓荆子　白芍　黄柏　甘草

益胃汤(《温病条辨》)：沙参　麦冬　细生地　玉竹

通气散(《医林改错》)：柴胡　香附　川芎

通窍活血汤(《医林改错》)：桃仁　红花　赤芍　川芎　老葱　麝香　红枣　黄酒

通窍汤(《古今医鉴》)：麻黄　白芷　防风　羌活　藁本　细辛　川芎　升麻　葛根　苍术　川椒　甘草

通关散(《丹溪心法附余》)：皂角　细辛

逍遥散(《太平惠民和剂局方》)：柴胡　白芍　茯苓　当归　白术　薄荷　生姜　甘草

桑菊饮(《温病条辨》)：桑叶　菊花　桔梗　连翘　杏仁　薄荷　芦根　甘草

桂附八味丸(《金匮要略》)：附子　肉桂　熟地黄　山药　山茱萸　泽泻　茯苓　牡丹皮

桂枝汤(《伤寒论》)：桂枝　白芍　甘草　生姜　大枣

涤痰汤(《奇效良方》)：胆南星　半夏　枳实　茯苓　橘红　石菖蒲　人参　竹茹　甘草

桔梗甘草汤(《伤寒论》)：桔梗　甘草

凉营清气汤(《喉痧症治概要》)：连翘　黄连　栀子　薄荷　石膏　犀角　石

斛　竹叶　芦根　赤芍　玄参　生地　丹皮

十一画

黄芩汤(《医宗金鉴》):黄芩　栀子　桑白皮　麦冬　赤芍　桔梗　薄荷　甘草　荆芥穗　连翘

黄连解毒汤(《外台秘要》引崔氏方):黄连　黄柏　黄芩　山栀子

黄连膏(《医宗金鉴》):黄连　当归尾　黄柏　生地黄　姜黄　麻油　黄蜡

黄芩滑石汤(《温病条辨》):黄芩　滑石　茯苓皮　猪苓　大腹皮　白蔻仁　通草

萆薢渗湿汤(《疡科心得集》):萆薢　薏苡仁　黄柏　赤茯苓　牡丹皮　泽泻　滑石　通草

硇砂散(《医宗金鉴》):硇砂　轻粉　冰片　雄黄

银花解毒汤(《疡科心得集》):金银花　紫花地丁　犀角　赤茯苓　连翘　丹皮　黄连　夏枯草

银翘散(《温病条辨》):金银花　连翘　薄荷　淡豆豉　荆芥穗　牛蒡子　桔梗　甘草　淡竹叶　芦根

清营汤(《温病条辨》):犀角　生地黄　玄参　竹叶心　麦冬　丹参　黄连　金银花　连翘

清咽利膈汤(《外科正宗》):连翘　栀子　黄芩　薄荷　牛蒡子　防风　荆芥　玄明粉　金银花　玄参　大黄　桔梗　黄连　甘草

清气化痰丸(《医方考》):陈皮　制半夏　杏仁　枳实　黄芩　瓜蒌仁　茯苓　胆南星　姜汁

清瘟败毒饮(《疫疹一得》):石膏　生地　玄参　竹叶　犀角　黄连　栀子　桔梗　黄芩　知母　赤芍　连翘　牡丹皮　甘草

清宫汤(《温病条辨》):玄参心　莲子芯　竹叶卷心　麦冬　连翘　犀角尖

清燥救肺汤(《医门法律》):冬桑叶　石膏　胡麻仁　麦冬　阿胶　人参　甘草　杏仁　枇杷叶

清心凉膈散(《和剂局方》):连翘　甘草　黄芩(酒炒)　薄荷　生栀子　桔梗

生石膏　竹叶

清咽养荣汤(《疫喉浅论》):西洋参　麦冬　天冬　生地　玄参　白芍　甘草　知母　天花粉　茯神

黄连阿胶鸡子黄汤(《伤寒论》):黄连　阿胶　黄芩　芍药　鸡子黄

十二画

葱豉汤(《肘后备急方》):葱白　淡豆豉

越鞠丸(《丹溪心法》):苍术　香附　川芎　神曲　栀子

雄黄解毒丸(《三因极一病证方论》):雄黄　郁金　巴豆霜　共研细末,醋糊为丸,如绿豆大,每服1.5克

紫雪丹(《外台秘要》):石膏　寒水石　滑石　磁石　犀角屑　羚羊角屑　青木香　沉香　玄参　升麻　甘草　丁香　朴硝　硝石　麝香　朱砂　黄金

紫金锭(《百一选方》):山慈菇　五倍子　千金子仁　红芽大戟　麝香

温肺止流丹(《疡医大全》):人参　荆芥　细辛　诃子　甘草　桔梗　鱼脑骨

疏风清热汤(《中医喉科学讲义》):荆芥　防风　牛蒡子　甘草　金银花　连翘　桑白皮　赤芍　桔梗　黄芩　天花粉　玄参　浙贝母

犀角地黄汤(《备急千金要方》):犀角　生地　赤芍　丹皮

十三画

锡类散(《金匮翼》):象牙屑　珍珠　青黛　冰片　壁钱　牛黄　人指甲

十四画

碧云散(《医宗金鉴》):鹅不食草　川芎　细辛　辛荑　青黛　共为细末

蔓荆子散(《东桓十书》):蔓荆子　生地黄　赤芍　甘菊　桑白皮　木通　麦

冬　升麻　前胡　炙甘草　赤茯苓

二十一画

麝香散(《喉症全科紫珍集》):麝香　冰片　黄连末　共研细末